达医达药济天下丛书

疑难杂病证治宝鉴

YINAN ZABING ZHENGZHI BAOJIAN

陈福安　主编

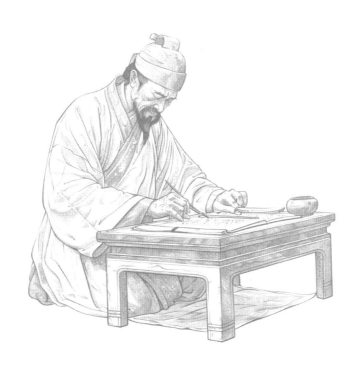

四川科学技术出版社

图书在版编目（CIP）数据

疑难杂病证治宝鉴 / 陈福安主编. —— 成都：四川科学技术出版社，2024.3
（达医达药济天下）
ISBN 978-7-5727-1267-8

Ⅰ. ①疑… Ⅱ. ①陈… Ⅲ. ①疑难病—中医临床—经验—中国—现代 Ⅳ. ①R249.7

中国国家版本馆CIP数据核字（2024）第053399号

达医达药济天下丛书
疑难杂病证治宝鉴
DA YI DA YAO JI TIANXIA CONGSHU   YINAN ZABING ZHENGZHI BAOJIAN

主　　编　陈福安

出 品 人　程佳月
策划组稿　钱丹凝
责任编辑　税萌成
营销编辑　鄢孟君
封面设计　筱　亮
责任出版　欧晓春
出版发行　四川科学技术出版社
　　　　　成都市锦江区三色路238号　邮政编码　610023
　　　　　官方微博　http://weibo.com/sckjcbs
　　　　　官方微信公众号　sckjcbs
　　　　　传真　028-86361756
成品尺寸　210 mm × 285 mm
印　　张　17
字　　数　280 千　　插页 1
印　　刷　四川华龙印务有限公司
版　　次　2024年3月第 1 版
印　　次　2024年10月第 1 次印刷
定　　价　68.00元

ISBN 978-7-5727-1267-8

邮　　购：成都市锦江区三色路238号新华之星A座25层　邮政编码：610023
电　　话：028-86361770

本书编委会

顾　问

丁应虎　尹杰霖

策　划

黄中平　马　兵　刘　强　曾小川

主　编

陈福安

副主编

陈卓玥

编　委

陈福安　陈卓玥　刘　强　王永明　孙　思

总　序

　　四川省达州市，地处四川东北部、大巴山南麓、中国南北气候分界线，历史源远流长，有近 5 000 年的考古史、2 300 余年的建制史，从商到秦汉就是巴人活动的中心地带，与中原文化交相辉映，又称"巴人故里"。4 亿年前泥盆纪海侵，隆起横亘的大巴山，成为三世纪冰川南下的"物种避难所"，保留着较为完整和原始的自然生态系统，栖息、孕育、分化了种类繁多的野生动植物，素有"秦巴药库"之称。

　　"秦巴无闲草，遍地皆灵药"。《本草经解要》和历代地方志均有记载药用资源，最新普查 2 103 种，全市中药材种植面积达 80 万亩^①、品种 89 个，规模 5 000 亩以上的中药材种植基地 16 个，乌梅、天麻、淫羊藿等大宗品种 30 多个。如达川的乌梅、白芷；宣汉的黄连、淫羊藿、党参、厚朴；万源的天麻、杜仲、黄柏；渠县的白芍、百合；大竹的百部；开江的银杏叶……建成乌梅、厚朴等 39 个现代中药科技产业、道地中药材种植基地。"达川乌梅"被评为全国十大优异农作物种质资源，万源成为国家中药材可追溯系统试点县。

　　20 世纪 50 年代，达州收集整理民间中医药偏方验方多达 5 000 个，汇聚了巴人4 000 多年的智慧结晶。近代巴渠杏坛人才济济，中医内科伍佰伦、周道成、余丹成、唐科香、覃义昌，儿科龙先明，骨科谭云成、龚益斋……至今有省市名中医 61 人、中医药高层次人才 480 人，名方验方不胜枚举。

　　近年来，达州市委、市政府高度重视中医药工作，在全国率先单独设置政府组成部门——达州市中医药管理局，全力推进中医药事业、产业、文化"三位一体"高质量发展和中医药强市建设，潜心挖掘本土中医药资源宝藏，组织编撰《达医达药济天下丛书》，赋能传承创新，浓郁杏林春暖。

---

① 1 亩 ≈ 666.7 m²。

　　如今丛书付梓，邀我写序，样书初读，感慨万千。既有陈福安老先生耄耋之年仍呕心沥血亲自主笔《疑难杂病证治宝鉴》，也有陈铁柱等青年砥柱厚朴行医、心存远志编撰《达州中药资源志要》《达州重点药用植物图鉴》，资源荟萃，经验宝鉴，达医达药，薪火相传，是目前全面阐述达州中医药资源的一套专著，对于服务百姓健康、促进达州中医药发展必有借鉴、传承和资政作用。

　　传承不泥古，创新不离宗。坚信《达医达药济天下丛书》沐浴在新时代的阳光中，一定会历久弥新、赓续辉煌！

　　诚为记。

四川省中医药科学院院长　　王超

2023 年 6 月 28 日于成都

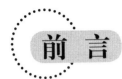

前 言

钟鼓虚故受考，笙竽虚故成音。试看诸葛武侯之集思广益，勤求启诲，此老是何等天分？
——清·袁牧《随园诗话》

　　笔者，一位普通的大巴山人、中医人，视中医中药为国之瑰宝，并矢志不渝为之奋斗了一生。人生之旅中，在渠县、原达县地区度过了四十八个春秋。自幼耳闻目染杏林俊杰悬壶济世的传奇故事，当年从医时独守孤庙、挑灯夜读、早晚出诊的艰苦岁月，虽时过境迁，仍记忆犹新。乡音、乡情、乡愁、乡恋，不时缭绕心间。为了忘却的纪念，不辞劳苦，特留下当年一些老中医的宝贵经验以及本人临床的点滴心得。若集思广益，有助于同道借鉴，也算了却一个夙愿。

名医辈出，异彩纷呈

　　大巴山区，天然的地理环境，不仅蕴藏着丰富的药材资源，近现代更涌现出了一批名老中医。他们默默无闻地为父老乡亲的健康付出了毕生精力。

　　我在兼任原达县地区振兴中医领导小组成员、办公室主任期间（1982年至1990年），广泛接触了当年全地区部分名老中医及其助手，获得了许多宝贵的医学资料。老中医们的高尚医德、精湛医术、无私奉献的精神感人至深！

　　如原达县地区中医医院副院长、中医儿科专家刘独行老先生，半路出家、弃教业医五十余载。1935年始，便精心收集了大量医案，其中不乏起死回生、力挽狂澜之奇案，世称"刘小儿"。我作为助手，负责医理设计，参与主研的《刘独行小儿泄泻·内科咳嗽中医计算机诊疗专家系统》成果经国家科委选送，1986年参加了在日本举办的国际科技博览会。

　　如原达县地区中医医院副院长徐祖辉老中医，内科、妇科与针灸并重。一生坎坷，业医五十余载，闻名遐迩，患者如云。日门诊量常逾百人，素有"徐百号"之雅称。

　　又如原开江县人民医院中医专家徐先彬老先生，原四川国医学院首届本科毕业后留校任教务员，兼《四川医药改进月刊》编辑，后返乡从事临床工作。满腹经纶，学验俱丰，善用经方处治百病，尤其擅于中医眼科，随拨随应。

　　再如原达县红旗医院名老中医伍伯伦先生，外语专业的大学毕业生，后弃教业医，潜心中医，声名远播，尤其对外感热病的治疗，颇有建树。

　　更有渠县晚清秀才、民国儒医肖汉三，因发妻不治而痛自奋发，研习中医。济世活人，名噪一时。

诸如原宣汉县中医医院年逾九秩的名宿雷子元等老先生均各具特色，不胜枚举。近现代巴山杏林卧虎藏龙，中医中药异彩纷呈。

重视传承，立志振兴

二十年前，为避免当年巴渠大地老中医们的宝贵经验被淹没，笔者于 2003 年 6 月编著出版了《疑难杂病证治精华》。该书承蒙国家中医药管理局原医政司司长、中国中西医结合学会副会长兼秘书长陈士奎先生，四川省中医药管理局原局长、四川省中医学会会长向方远先生题序；民盟原中央常委、四川省副主委、成都市政协原副主席、成都市中医药学会原会长李铟先生，中国中医药学会儿科分会及全国高等教育儿科分会原名誉会长、四川省十大名中医王静安老先生等题字、题诗，令笔者感动。香港中文大学、浸会大学将其收为馆藏图书，浸会大学图书馆还改成精装本保存。近年笔者赋闲在家，又将其他资料及个人心得编辑成《巴渠名老中医经验秘录》。为较完整地反映彼时巴渠名医风貌，现将两书浓缩汇编为一册，名曰《疑难杂病证治宝鉴》。

《疑难杂病证治宝鉴》一书共列四篇，基本涵盖了中医内科、妇科、儿科、五官及针灸推拿等内容。第一篇，名医概况。主要介绍刘独行等巴渠名老中医的生平及学术特点。其中，医论，沿用传统论辩文体，严格忠实于老中医的独特见解；医话，不拘一格，以漫话、杂谈、随笔短文反映名医心得。第二篇，医案集锦。介绍典型病案，涵盖中医儿科、内科、妇科、眼科及皮外诸科。采取实录式、追忆式的方法印证名医经验，附"按语"，力求言简意赅。第三篇，肖氏家藏。收录晚清秀才肖汉三老先生立于平民百姓"简、便、验、廉"防病治病的目的，珍藏的手抄本中 95 个家庭备用良方及临床诸方，切于实用。第四篇，民间拾遗。主要汇集笔者当年的自学手抄本，收集、整理散在民间的医学资料，供临床参考。

书中资料时间跨度较长。如验方最早见于清·光绪三十一年（1905 年），原始病案最早见于1935 年。他山之石，可以攻玉，不少医话、医案，雅俗共赏，不乏启迪。

鉴于笔者阅历有限，加之离乡久远，疏漏之处在所难免，望同道见谅。

20 世纪 90 年代四川省达县地区轰轰烈烈地开展了总结名老中医学术经验的工作中，时任达县地区振兴中医领导小组组长、行署副专员的闫华秀同志，时任副组长、地区卫生局副局长的杜开杰同志功不可没。

四十年后的今天，机缘巧合。历任西南医科大学、四川省中医药科学院党委书记，四川省人民政府文史研究馆特约馆员的尹杰霖先生得悉此书系达州本土名医史迹，乃热情引荐达州传承与推广。中共达州市委副书记丁应虎同志对此高度重视，达州市中医药管理局党组书记黄中平、局长马兵大力支持出版、发行《疑难杂病证治宝鉴》一书，并列为《达医达药济天下丛书》之一。市中医药管理局党组成员、副局长刘强专门负责。市中医药管理局办公室（党建办）主任王永明及政策法规与监督科硕士研究生孙思积极参与了此项工作。致此，一并致谢！

陈福安

2024 年季夏于成都

旁征博引，真知灼见。

杏林佳作，临床指南。

篇篇锦绣，字字珠玑。

承前启后，弘扬中医。

孙同郊

2023年 7月 11日

国医大师孙同郊先生为本书题词

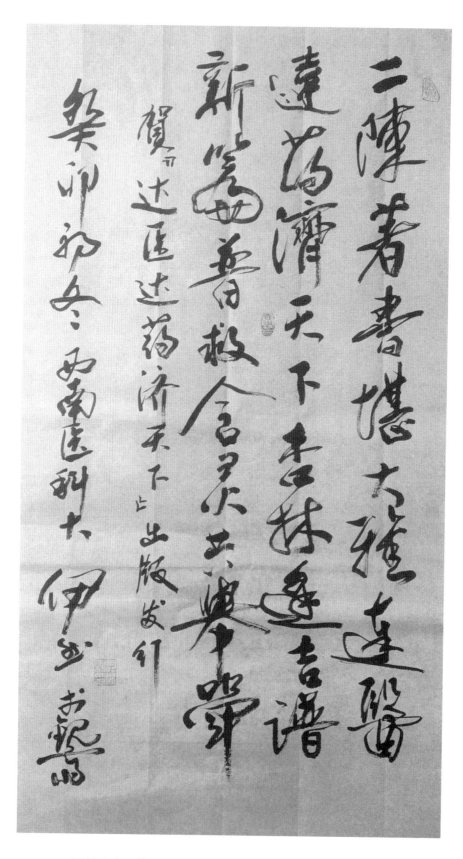

二陈著书堪大雅，达药济天下苍生，新篇普救含灵五，达医达药济天下出版发行。

四川省中医药科学院原党委书记尹杰霖先生为本书题字

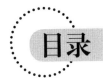

目录

第二篇　医案集锦
——临床病案逾八秩　慕名患者越五津

第三篇　肖氏家藏
——一代儒医历三朝　体恤贫民遗妙方

第四篇　民间拾遗
——星散民间中医药　经验之谈勿小觑

第一篇

名医概况

——审微穷奥察秋毫　良医用药如用兵

本篇提要

钩玄、蜻蜓点水似的对近现代部分巴山名中医生平及治病特色作简要介绍。

人物简介　刘独行，字德慎（1909—1984），四川省达县人。早年师承当地名流陈佐权、王宥山，三代业医。内、妇、儿科兼长。1941年通过国家医师考核。早年曾在万县①行医，勤奋好学，常往李重人（1909—1969，奉节县人，著名中医学家、诗人、书法家）处，多遇王渭川（1898—1988，江苏丹徒县人，1938年为避战乱迁入四川万县，曾任成都中医学院②妇科教研室副主任，中医当代妇科八大家之一）等名医。曾任四川省达县地区中医医院副院长，副主任中医师。

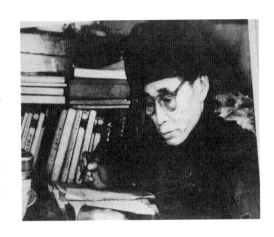

发皇古义 融会新知

刘老熟研《黄帝内经》《难经》，探讨温病，羽翼伤寒，发皇古义，博采众长。理论上，引经据典；实践中，扬长避短，且每多发挥。宋·许叔微谓"伤寒必本仲景，尤兵家之本孙吴，舍之而之他，是犹舍规矩而求方圆。"刘老认为，诊治热病之法，仲景亦非尽善，后世温病学的发展弥补了其诸多不足，临床上应将二者有机地结合。他兼二者之长，识型证，辨虚实，顾传变，执简驭繁，自成体系。将临床热病纷繁的证候分为两类七型，既用仲景的白虎撤热，承气救焚，亦用余氏清瘟败毒，王氏清营凉血，不拘一格。

"他山之石可以攻玉，断流之水可以鉴形。"自然科学，相互渗透，中医西医，亦可结合。

刘老不持偏见，衷中参西，宏观、微观有机结合。主张解剖、生理、病理，参考西医。定性、定量分析，二者互参。遵循辨证，寓辨病于辨证之中。治疗上清热生津与补液相结合，清热解毒与抗炎结合，两药并用，相得益彰。作为一位年逾古稀的中医界人士，这种观点是难能可贵的。

研究儿科 至精至诚

"民生之道，养小为大"钱乙儿科，冠绝一代。刘氏崇之，至精至诚。从1935年至1979年之四十五年的医案中，治小儿急、危、重、坏证经验不乏真知灼见，回春之术饮誉达州，素有"刘小儿"之雅称。

小儿脏腑娇嫩，形气未充，刘老用药轻灵，力戒骏猛，不得已而背城借一者，也是中病即止，十去六七便改弦更张，勿伐生生之气。连小儿伤食泄泻，焦三仙都慎之又慎。

①现重庆市万州区。
②现成都中医药大学。

小儿为纯阳之体，多偏阳性，病易热化，刘老慎用温燥，免"热甚则生风、生痰、生惊"（《幼幼集成》）之虞。即使湿热蕴结中焦之高热久羁，虽亦有投白蔻者旨在湿去而热孤，且用子芩以监之，借其燥湿之功，抑其辛热之性。

稚阴稚阳之体，易虚易实，加之小儿科喻为"哑科"，幼不善言，言不足信。刘老临证不惑，注重舌脉，认为小儿指纹难凭，力主诊脉，三岁以内小儿也是如此。

"治病体者，小医也；治病魂者，大医也。"刘老既治病体，更治病魂。力倡医患合作，方克有成。对病人家属动之以情，晓之以理，代之配药、煎药、喂药，大医恻隐之心，感人至深。医案记载，早在1939年夏，一位王姓小儿，高热不退，二便不通，神昏谵语，危在旦夕，家备棺木待告穷归天之际，刘先生规劝家长，不失信心，帮其喂药，精心救护，结果沉疴顿起，化险为夷，从死神手中夺回了患儿的生命。

内科方面，刘老善用经方。

妇科方面，他擅长治疗滑胎及月经不调。治滑胎主张补泻兼施。治经病立足于"郁热""瘀滞"二因，提纲挈领，纲举目张。

著有《小儿泄泻经验》《内科咳嗽》《小儿热性病辨证施治经验》等文，《刘独行治疗滑胎月经不调经验拾贝》及其治疗癫痫、麻疹等病的经验曾先后在《四川中医》等刊物上发表。《刘独行小儿泄泻·内科咳嗽中医计算机诊疗专家系统》这一研究成果，1985年被国家科委选送，参加了在日本筑波郡举办的国际科技博览会，深受专家好评。

"李杜文章在，光焰万丈长。"韩愈曾以此赞誉李白、杜甫给后世留下了千古绝唱，对文坛影响极大。刘老先生作为早年巴渠名医，在其50余年的业医生涯中精勤不倦，济世救人，精湛的医术，高尚的医德，有口皆碑。

第一节　民生道养小为大　高热病七法一统

历代医家重视儿科者代不乏人，早在春秋战国时期，秦越人扁鹊周游列国，随俗为变，在越为"带下医"，在周为"耳目痹医"，在秦则为"小儿医"，可谓早期中医之全才。唐代孙思邈《备急千金要方》载"夫生民之道，莫不以养小为大，若无于小，卒不成大"。当今，其养小为大的心理较之古人有过之而无不及。宋代被后世誉为"幼科冠绝一代"的儿科名家钱仲阳研究儿科更是声誉卓著，遍及朝野。原达县地区中医院刘独行老中医临证五十余载，学验俱丰。酷爱儿科，尤重小儿热病，摸索出的一整套完整的热病诊治经验，用之指导临床，每多良效。

一、熟研温病　羽翼伤寒

温热病的研究，孕育于《黄帝内经》《难经》，阐发于汉、晋、隋、唐；奠基于（刘）河间、（吴）又可，成熟于叶（天士）、薛（生伯）、吴（鞠通）、王（孟英）。其卫气营血辨证自汉代张机创立以来昭昭然，开创了理、法、方、药有机结合诊治外感热病的先河，仲圣不失为医家鼻祖。刘老不拘于温病、伤寒学派学术之争，熟研温病，羽翼伤寒。他指出，温病学说中的卫气营血及三焦辨证是从上至下纵向认识外感疾病，伤寒六经辨证则是由表入里横向认识外感疾病，只有经纬相连，纵横透析，才能洞观全貌，不致厚此薄彼。在他的一篇文章中指出，伤寒、温病学派在认识疾病上互补互参，更能有效地用于热性病的治疗。其认为由于历史的局限，六经辨证存在太阳表证详于风寒而略于风热；太阴只提虚寒未提及湿热；神昏谵语只有阳明热盛未论热入心包，存在着热入营血、伤阴动风证候等诸多不足之处，而温病学说的发展则弥补了上述之不足。将两种方法选择性地有机结合，融会贯通于热病证治之中，以伤寒六经辨证和卫气营血辨证作指导，当分即分、分而论之，当合即合、合而论之。分之，泾渭分明；合之，并行不悖。

作为弃教业医的儒雅之士，刘老熟读医籍、精勤不倦。笔者每赴家中拜访，切磋之中，其满腹经纶，令人叹服。除上述温病、伤寒学派的研讨外，对于以金代刘完素为代表的河间学派、以张从正为代表的攻邪学派、以朱震亨为代表的丹溪学派、以张元素为代表的易水学派，乃至在明代颇为盛行的温补学派的各家学说，他都能娓娓道来。一些医学典故、医事掌故，如数家珍。他对小儿疾病的研究，尤其是小儿热病的诊治无疑也得益于博览群书、学擅众长。

二、临证不惑　知常达变

小儿脏腑娇嫩，形气未充，发病急速，变化多端。其稚阴稚阳之体无论外感，抑或内伤，从阳化热者居多，阳损及阴，甚至阴绝阳亡的危急证候亦非鲜见。刘老诊治小儿热病力崇王孟英"以轩歧仲景之文为经，叶薛诸家之辨为纬"，审微穷奥，临证不惑，知常达变，独具匠心。

（一）辨小儿热病首重舌脉

陈复正（清代医家）诊小儿病注重指纹，并提出了"浮沉分表里，红紫辨寒热，淡滞定虚实，三关测轻重"的辨证要点。刘老认为小儿热病变化多端，"热甚则生风、生痰、生惊"（《幼幼集成》），粗工论治则常实实虚虚，祸不旋踵，甚则至危致命。儿科又为哑科，婴儿既不能言，孩童又言之不确，没有可靠的主诉，除了详细询问保姆、父母、爷爷、奶奶、姥姥、姥爷及其他亲戚外，四诊方面尤为直观。重要的是望舌、切脉，指纹难凭。察舌按脉是别阴阳、审清浊，以明确病情、病位，指导治疗的关键。如舌淡，苔白，苔腻，为表、为寒、为湿，宜辛温解表散寒、芳香化湿。舌红、苔黄为热，在气、在血，宜银花、连翘、水牛角、生地、丹皮等凉解之。舌红，苔黄厚燥，为里实热盛，宜苦寒下夺，清热救逆，宜大、小承气汤辈。舌红，苔黄厚腻，为湿热两盛，宜辛开苦降，寒温并用，芳香化浊，如黄芩、黄连、栀子、滑石、通草、茵陈、白蔻、石菖蒲、厚朴、生姜、陈皮等。其中又当细分湿、热的孰轻孰重而对症治之，使湿去热孤，不可片面清热。刘老对三岁以下小儿仍诊寸口脉，用"一夫法"，且脉证合参，辨证精当，屡起沉疴。

（二）判温热湿热早期定音

四时温病有新感、伏气之分，有温热、湿热之别。清代雷丰《时病论》对四时温病论之亦详，但刘老不离于古，亦不泥于古，主张按温热、湿热分类，不囿于新感、伏气之说。温热类、湿热类温病治法有别。温热类温病治同风温，湿热类温病治同湿温。若失治、误治，变证蜂起，故须早期定音。刘老指出，在卫分、气分阶段，明确病性至关重要。长夏多湿是其常，素有痰湿，复感温邪，暑温夹湿者是其变。若辨证不明，孟浪用药，必然贻误病情。

三、治列七法　执简驭繁

历代医家对四时温病论之颇详，治疗方法各有千秋。仅《温病条辨》一书就有238法、198方，令初学者颇有高深莫测、"望文兴叹"之感。刘老根据诊治小儿热病的实践经验，"舍长求短，去繁就简，卷舒有自，盈缩随机，斟酌其宜，增减允当"（《圣惠方》）。他在错综复杂的临床证候中提炼出了治小儿热病七法。七法对应七大主型，在主型基础上，逐一分解成一些亚型，提纲挈领、持简驭繁、纲举目张，在临床上具有一定的指导意义。兹分别论述于后。

（一）解表散邪退热法

主治表热证，即表邪外束（太阳证、温病卫分证）以及各种热性病初期有表证发热者。其主要有风热表证、湿热表证两型。

1. 风热表证

［主证］发热重，恶寒轻（或寒战），口渴，舌尖红，苔薄黄，脉浮数。

［常用方药］表热为主者银翘散；兼肺热而咳者桑菊饮；表证兼胃肠症状（呕吐）者宜小柴胡汤；湿热下利者宜葛根芩连汤。

［病案举例］感冒：太少合病。

向某某，男，3岁。发热1周，于1957年夏季（注：时日不详）就诊。

起病发热，前医予以口服中西药（品名不详），肌注青霉素（剂量不详），五日不愈，遂入城更医。刘老诊之：患儿时热时寒，干呕不欲食，烦躁不安，舌边尖红，脉浮数。思之，此乃表邪未解，邪犯少阳，系太阳少阳合病，宜解表散邪退热，小柴胡汤和解之。

柴胡6克，黄芩5克，法夏3克，葛根5克，薄荷5克，广藿香5克，陈皮3克，甘草3克。

一剂告愈。

［按］《伤寒论》谓"伤寒中风，有柴胡证，但见一证便是，不必悉具"（第101条）。又谓"呕而发热者，小柴胡汤主之"（第379条）。刘老此案谨守病机，药证相符，故应手而愈。病家欣慰，前医叹服，足见并非古方今病不相容也。

2. 湿热表证

［主证］恶寒，身热不扬，头痛如裹，倦怠，少食，呕恶不渴，胸脘痞闷，大便溏，舌红苔白腻或微黄，脉滑数或濡数。

［常用方药］藿香正气散加减。咳嗽加前胡；食滞加神曲、莱菔子；泄泻、苔白厚腻加苍术、白豆蔻。

湿热外感，徒清其热，热反不解，须调理肠胃，除湿清热以解表。

［病案举例］感冒：湿遏热伏。

周某某，男，4岁。高热稽留4天，于1976年秋就诊。

患儿因起居不慎，恶寒、发热，继之高热不退。前医予以口服解热剂，静滴抗生素（药品不详），连续4日，体温不降（T 40℃），夕加夜重，乃延医诊治，求助刘独行先生。刘老诊之：发热，饥不欲食，渴不欲饮，舌尖红，苔白滑腻，脉浮濡数。脉证合参，系湿遏热伏。刘老辨证：湿热性外感证，宜解表散热化湿，藿香正气散合小柴胡汤加减。

藿香6克，香薷3克，柴胡6克，黄芩9克，连翘9克，银花9克，佩兰6克，厚朴6克，陈皮6克，茯苓9克，茵陈9克。

水煎服。药后是夜渐安，次晨热退，食欲好转，原方去香薷再进一剂告愈。

［按］湿为阴邪，遏伤阳气，阻碍气机。湿滞中焦，饥不欲食；津不上潮，渴不欲饮；日晡所热，状若阴虚；湿与热合，如油入面，难解难分；湿热相搏，高热不退；舌尖红、苔白滑腻、脉浮濡

数为湿热在表之证。刘老认为，前医单清其热，又大输其液，乃"增水增湿"，助纣为虐，故缠绵难愈。以《太平惠民和剂局方》一书中的藿香正气散配仲景小柴胡汤加减，解表化湿、和解退热，湿去热孤，邪有出路。虽轻描淡写，却效如桴鼓。小儿此证，夏季尤为多见，笔者用之，亦屡用屡验。

（二）辛寒清热，存阴通下解热法

[主治]里热证（气分热证、阳明经证、里实证、阳明腑证）。

[主证]壮热，烦躁，口渴，多汗，舌红苔黄，脉洪大。便秘或热结旁流，甚者可见神昏、谵语、惊厥、抽搐等。

[常用方药]肺胃热盛，即阳明经证，白虎汤加栀子、黄芩之属；热结便秘，即阳明腑实证，宜小承气汤；热而下利者葛根芩连汤主之；热而咳喘宜麻杏石甘汤、栀芩清肺饮；尿频短赤或如米泔，湿热下注，宜龙胆泻肝汤；热盛，动风，羚羊钩藤汤化裁。

[病案举例]春温气分实热证。

杨某某，男，1岁半。高热、抽搐4天，于1962年春就诊。

患儿初起即高热（T 40℃）、抽搐，西医投以大队解热、镇痉、抗菌之品（药品及剂量不详），四日不解，邀刘老诊之。患儿3日不大便，腹满，溲赤，舌红苔黄，脉数有力。此气分热炽、阳明腑实，宜清热通下解热，白虎承气汤加减。

生石膏12克，知母9克，银花12克，连翘12克，芒硝6克，钩藤12克，全蝎2条，僵蚕6克，枳实3克。水煎服。

二诊：服上药二次后大便渐通，体温下降，入夜搐止，次日热退。原方加减，三剂收功，再益胃养阴调理旬余康复。

[按]《内经》谓"冬伤于寒，春必病温"，视为伏气温病。《伤寒补亡论》首创"春温"病名，王安道、叶天士崇其说。邵仙根的《伤寒指掌》又补其"感而即发之春温"之说。初起即高热，抽搐，热甚动风，来势较猛，杯水车薪，扬汤止沸，里热益甚，方以白虎撤热，承气救焚，釜底抽薪，热随便泄，急下存阴，"毒"从便"出"，故邪去正安，调理气阴，日臻康复。中药治急症，此案昭昭然。

（三）辛开苦降，寒温并用解热法

[主治]里湿热证（包括寒热错杂证）。

[主证]身热不扬，呕恶不食，脘闷，腹胀，口渴不欲饮，便溏，舌红或尖红，苔黄厚腻，脉濡数。

[常用方药]王氏连朴饮、甘露消毒丹、菖蒲郁金汤。湿热酿痰，蒙蔽心包，偏于热者菖蒲郁金汤送服至宝丹。如秽浊甚者，可服苏合香丸；若湿热化燥入营，舌绛下血者犀角地黄汤加味；若上焦湿热未消、气虚邪陷，神识如蒙，苔滑脉缓者，人参泻心汤主之；气脱者独参汤益气固脱，然后随证治之。

[病案举例]湿温痰蒙清窍。

周某某，女，4岁。高热6天，1941年夏末就诊。

患者发热，更医治之，6日不解，病情转剧遂入城就医。症见高热，昏迷，呕恶，腹满不欲食，大便溏，小便黄少，舌尖红，苔灰厚腻，脉濡数。此本湿温，观前医屡投大多清热滋腻之品（石膏、知母、芦根、天花粉、麦冬等）致使凉遏湿邪，湿热蕴结，灼津成痰，上蒙清窍，而变见诸证。患者体弱，高热稽留伤津耗气，邪盛正衰，病势危急，乃以辛开苦降、寒温并用之解热法，菖蒲郁金汤合人参泻心汤化裁。

石菖蒲5克，郁金6克，黄连3克，黄芩6克，干姜2克，全党参3克，连翘9克，滑石9克，竹茹6克，法夏3克，生姜汁5滴，白豆蔻3克。遵医嘱煎服。

二诊：二剂后病情转佳，神识渐清，口开能言，小便通利，守方续服。午后患儿闹着回家，其母误为回光返照、病入膏肓，其祖母亦弃药欲归。刘老闻之，以大医恻隐之心，苦口相劝，病家权从其言，静观后效，遂重煎弃地之药。次日神识更清、诸证悉减，二便通畅，灰苔渐化，再改弦更张，予以理脾化湿清热之品调治。

佩兰6克，陈皮6克，厚朴6克，石菖蒲6克，黄芩6克，黄连3克，木通9克，竹茹9克，白豆蔻6克，茯苓9克。

二剂后病情痊愈而归。

［按］本案患儿持续高热，相对缓脉，食欲不振，神志恍惚，表情淡漠，谵妄昏迷，虽病在八十多年前，条件所限，未查肝脾功能，未查血象，但临床表现酷似现代医学中急性肠道传染病之一的伤寒病，中医属"湿温"范畴。扁鹊《难经·五十八难》首先提出此病名，载其脉"阳濡而弱，阴小而急"，王叔和《脉经》指出"治在足太阴，不可发汗"，薛生白《湿热病篇》论之更详。其病情危重，来势峻猛，邪稽气分，病势缠绵。前医也煞费苦心，惜药未对症，故难奏效。刘老审微穷奥，辛开苦泄，湿热两治，不纯以治温热之法治湿温，切中病机，转危为安。正是：熟读王叔和，不如临证多。精诚所至，金石为开，刘老以唐代孙思邈《大医精诚》之旨，上工治人之心，济世活人，其高风亮节，良可慨叹！

（四）清热凉血解热法

［主治］血热证。凡温热由气入营入血、邪陷心包，出现循环系统、神经系统症状者。

［主证］高热不退，烦躁口渴，神昏，谵语，或有抽搐，皮下隐疹，舌绛苔黄，脉滑而数。

［常用方药］邪初入营，气营合病者透营转气，用清营汤；入血直须凉血散血，用犀角地黄汤（犀角可代之以水牛角）；气血两燔宜化斑汤、清瘟败毒饮；抽搐者加羚羊角、钩藤、地龙、全蝎等，酌配紫雪丹、至宝丹、安宫牛黄丸。

［病案举例］暑温气营合病。

刘某某，女，4岁。发热，头痛，呕吐7天，1955年夏末就诊。

患儿不明原因病起高热、头痛、呕吐，先求某院西医诊治，予以口服、肌注西药（药物不详），未见好转。转求某中医，以《伤寒论》中的少阳病论治，投以小柴胡汤，无效。又疑为阳明气分热证，改用白虎汤，枉然。复返某医院再诊，确诊为"乙型脑炎"。服药二日，病势增剧，家人束手，乃邀刘老诊之。证见：高热（T 40℃）已持续1周不解，口渴，烦躁，呕逆，项背强直，抽搐频作，神识不清，时有谵语，舌绛，苔黄腻，脉滑数。此为气热未罢、热深入营、气营合病之征，宜气营两清，解毒为急务，予以清瘟败毒饮加减。

犀角（水磨）5克，生地12克，赤芍6克，丹皮6克，石膏24克，知母12克，栀子9克，银花15克，连翘12克，大青叶15克，石菖蒲5克，钩藤12克，蜈蚣2条，朱砂3克，代赭石9克。

每日一剂，连服三剂。兼服安宫牛黄丸2粒。

二诊：三剂热减，神识转清，余症缓解，守方四剂。

三诊：原方七剂后热退、神清、食欲渐增、活动自如，惟倦怠、舌红（不绛），口干欲饮，手足心热，脉细数无力。此乃邪热伤阴、余热未清，宜滋阴清热，加减复脉汤合益胃汤加减，四剂收功。后遗智力减退、反应迟钝的精神症状。

［按］《素问·热论篇》谓："凡病伤寒而成温者，先夏至日者为病温，后夏至日者为病暑"。此案病在夏末，壮热、烦渴、头痛、颈强，刘老诊之为"暑温"，言之凿凿。西医诊之为"流行性乙型脑炎"，根据流行病学资料（明显季节性）、临床表现及实验室检查报告，依据充分。前医数易其法，刘老临证不惑，初试见效，击鼓再进，三剂知、七剂已，起沉疴于逆流之中。

吴鞠通在《温病条辨》中指出："暑兼湿热，偏于暑之热者为暑温，多手太阴证而宜清；偏于暑之湿者为湿温，多足太阴证而宜温；湿热平等者两解之。各宜分晓，不可混也。"上述两例患者，一为暑温，一为湿温；同在长夏，一治在肺，一治在脾；同为救误，却"各宜分晓，不可混"，实吴论之证验也。

（五）滋阴降火解热法

［主治］阴虚发热证。凡一切热性病，热邪久稽，屡清不退，阴液耗损者。

［主证］肺胃津伤者：唇干，舌燥，烦渴引饮。肝肾阴伤者：身热面赤，手足心热，口燥，反不渴，舌红或绛而干，脉细数。

［常用方药］前者宜五汁饮、沙参麦门冬汤，热重加知母、石膏、竹叶等。后者宜增液汤、清骨散、加减复脉汤，阴虚血热者宜青蒿鳖甲汤。刘老指出，临床上肺胃津伤、肝肾阴伤两者往往同时出现，故可配合应用。邪热亢盛而津伤者，与清热药同用。此法不可用于湿热证，以免恋滞其邪，胶柱鼓瑟。

［病案举例］温病久热伤阴

李某某，男，2岁。反复发热5月，于1962年夏就诊。

患儿病温，频频清热，数更其医，5月不愈。曾多方会诊，诊断不明，遂转诊于刘老。诊之，高热（T 39.8℃）时，手足蠕动，舌深红，少苔，脉细数，此属阴虚发热证。思之，前医"寒之不寒，是无水也"，今宜"壮水之主，以镇阳光"，予以滋阴降火解热法，方用青蒿鳖甲汤加减。

青蒿9克，鳖甲6克，知母6克，生地6克，丹皮3克，沙参6克，麦冬6克，石斛6克，地骨皮6克。

连服二剂，每日一剂。

二诊：药后一剂安，二剂热减，微烦微渴，夜间安睡，食欲渐增，养阴益胃善其后。

沙参9克，麦冬6克，淮山药9克，麦芽6克，连翘6克，石斛6克，白扁豆9克，玉竹6克，竹茹6克，佩兰6克。

三剂霍然，随访两月，康复如常。

［按］《景岳全书·寒热》篇记载："阴虚之热者，宜壮水以平之。"《医贯·五行论》谓："阴虚火旺者，此肾水干涸而火偏盛，宜补水以配火，亦不宜苦寒之品以灭火，壮水之主，以镇阳光，正谓此也。"阴虚发热，故多低热，但高热亦有之，此案即是。热盛阴伤，前医"频频清热"，犯"不宜苦寒之品以灭火"之戒，事倍功半。刘老以其手足蠕动、舌深红、少苔、脉细数等脉证，以水不制火为因，滋阴透热为法，虽体温高达39.8℃，仍不用苦寒撤热而热自退。贵在辨证，法无定

法，此之谓也。

（六）益气养血清热法

［主治］气虚发热证。

［主证］发热时高时低，久而不退，食少，口淡或渴，心下痞满，舌质红，苔薄白，脉数无力。

［常用方药］补中益气汤、逍遥散、当归补血汤、参苓白术散等。

［病案举例］湿温气虚发热。

姚某某，男，7岁。反复发热3月，于1944年秋就诊。

湿温发热，3月不愈，时时发热，汗出热退，继而复热，状若阴虚。前医以清骨散等养阴退热，其热益盛。刘老诊之：患儿神萎体倦，胸胁痞满，呕不欲食，舌淡，苔薄白润，脉数细弱，辨为久病伤正，肝脾两虚之气虚发热证。治拟甘温除热、益气养血，逍遥散主之：

黄芪9克，党参9克，白术9克，当归6克，白芍9克，陈皮9克，茯苓9克，柴胡6克，青蒿9克，竹茹9克，甘草3克。

二诊：药后发热、汗出顿减，守方二剂。

三诊：药进三帖，热退汗止，胸胁宽舒，食欲渐增，以参苓白术散收功。

［按］湿为阴邪，遏伤阳气；温为阳邪，耗气伤津；湿与温合，缠绵久稽，正气不足，中阳下陷。前医养阴退热，徒伤其阳，阴乘土位，变生诸证。刘老宗李东垣《脾胃论》"惟当以辛甘温之剂补其中而升其阳，甘寒以泻其火"之说，补益中气，调理肝脾，切中病机，发热告愈。

（七）回阳固脱法

［主治］亡阳虚脱证。

［主证］

1. 气阴两虚气虚欲脱，血压下降，汗多，神倦，舌淡，苔白，脉细弱。

2. 亡阳虚脱。温病过程中由阳转阴或内闭外脱，手足厥冷，恶寒倦卧，下利清谷，舌淡苔白，脉沉微。

［常用方剂］前者生脉散，后者四逆汤。

［病案举例］温病亡阳虚脱证。

彭某某，男，8岁。发热数日（时间不详）后吐衄、发斑、气微，于1941年7月就诊。

患儿温病高热，清之数日不解（药物不详），四肢发斑，大量吐血、衄血。前医见状，投以犀角地黄汤凉血化斑，血仍不止，病情危重，遂邀刘老与另一老中医会诊。症见：吐血不止，一身尽痛（血不营经），倦卧，呻吟，气微，奄奄一息，四肢斑点紫暗，舌边尖有紫点，苔滑，脉象微弱。慎思之，病本为热，热者寒之本正治，今视其脉证，已从阴化寒，气不摄血，变见诸证，当易其法，遂"寒者热之"，甘草干姜汤加味。

甘草3克，干姜9克，侧柏叶12克，茜草12克，炒蒲黄15克。

上药服后，病无转机，似有杯水车薪之嫌，病更危殆，乃独邀刘老诊视。刻诊：患儿吐衄如故，手足厥冷，颜面反赤（戴阳），苔灰滑，脉微欲绝。此时非但脾阳虚衰、气不摄血，且肾阳将亡，大厦将倾，危在旦夕。精血不能骤升，元气所当急固，故以回阳固脱为先，人参四逆汤加味。

乌附片30克，炮干姜15克，炙甘草6克，全光参6克，炒茜根12克，童便每次三匙兑药服。

是夜病情稳定，次日午后吐衄渐止，时吐白色泡沫，手足渐温。仍守方两剂，吐衄止，身痛已，手足温，斑点消退，转危为安。后改用附子理中汤调理1周，病愈。

[按]温病过程中伤津伤阴者固多，但亦可见素体虚弱，禀赋不足，或清、下、汗法太过，真阴大伤，阴不敛阳，虚阳外越之真寒假热或苦寒太过损及阳气而致亡阳虚脱者。此刻，阳脱为主要矛盾，当回阳为主，待阳回气顺再"谨守病机，各司其属"。此案病起热病后期，由变证所致，故将"回阳固脱法"列入热病证治中。

热病治疗本在"救阴"，"留得一分津液，便有一分生机"，叶天士更具体指出"救阴不在血，而在津与汗"。温病治疗中的养阴学说为历代医家所公认，并有育阴、滋阴、益阴、补阴等多种提法，有甘凉濡润、甘寒生津、咸寒增液、滋肾填精等多种治法，有"热淫于内，治以咸寒，佐以甘苦""实其阴以补其不足""泻热存阴""温热存阴，最为紧要""温热为法，法在救阴"等纲领。热盛津伤，养阴清热是其常，刘老上述七法中亦体现出了其客观规律；而温病亡阳，温阳固脱是其变。温热药用于温病与用于伤寒不同，当注意适应证及禁忌证，否则祸不旋踵。

温病初起，若见表寒束其内热，头疼肢痛，口渴不甚，无汗而咳，权用辛温以祛外寒；温邪伏郁又感寒邪，叶天士曾用桂枝汤加杏仁、天花粉、黄芩；温病后期，营卫不和或阳虚不复，可用桂枝汤调营和卫；温病夹湿，配伍温燥之品；里虚邪陷或内闭外脱常温清并治。温病的亡阳固脱法在使用时则须注意，一是中病即止，二是佐以护阴，尤其是小儿热病。刘老在其临证中，无论是用伤寒六经辨证处理兼证、合病、并病、顺传、越经之候，还是用温病卫气营血或三焦辨证处理合病、并病、顺传、逆传之证、逆流挽舟处理误治、失治的变证、坏证，均特别强调"阴平阳秘""阴阳互根"，此在以后的病案中不时可见，不再赘述。

四、衷中参西　事半功倍

刘老治病，遵古而不泥于古。作为一位德高望重的老中医，能勇于接受现代医学的新知识，将两种不同的医学体系有机结合，并大胆用于临床，难能可贵。其理论与实践相结合，与张锡纯阿司匹林加石膏汤有异曲同工之妙。他中西医结合的有益尝试，值得一提。

刘老集五十余年的临床经验，将小儿热病中温热类温病分为风寒客表、时疫感冒、风热袭肺、毒热闭肺、痰热阻肺、胃热炽盛、热结肠道、热灼营阴、气血两燔、热盛动风等十种证型。将湿热类温病分湿热阻遏卫气、暑温夹湿、湿遏热伏、湿热蒙蔽、湿热吐泻、脾胃湿热、湿热泄泻、气分湿热弥漫三焦、湿温之热不退等九种证型。将热病正虚分为肺胃热盛津伤、热劫真阴、久热伤阴、中气不足、气虚久热不退、气虚亡阳、亡阳虚脱、气阴两脱、脾肾阳虚、脾胃虚弱等十种证型。其中在诊断上衷中参西，治疗上衷中参西，愈后调理上仍思及中西汇通。刘老在论治小儿热病中强调：

1. 诊断小儿热病，除弄清病因外尚需了解清楚前医的治疗经过，借鉴经验，吸取教训，少走弯路，避免重蹈覆辙，延误病情。

2. 发热初期，无汗苔薄或恶寒者，表证多。发热稍久，需解表者，只宜柴胡、葛根、薄荷、藿香等疏散之。

3. 脉数有力为热甚，脉数无力为热虚，小儿仅观指纹难以为凭。

4. 小儿病热，若舌淡苔白，为兼表、寒湿，宜辛温解表散寒、芳香化湿。

5. 舌红苔黄，为气分热，宜清之，如石膏、黄芩、栀子、黄连等。

6. 舌绛苔少，为血热，宜犀角[①]、地黄、赤芍、丹皮、玄参等凉解之。

---

① 犀角现已不用，可用水牛角代之。

7. 舌红苔黄厚燥，腹满拒按，便秘，为热结，宜苦寒下夺、清热救液，如大、小承气汤。

8. 舌红苔黄厚腻滑润，胸闷，口渴，便溏，为湿热两盛，宜辛开苦降，清利、芳化湿邪，如黄芩、黄连、栀子、滑石、通草、茵陈、白豆蔻、菖蒲、厚朴、陈皮等，辨其湿与热孰轻孰重，兼而治之。此不可片面清热，"更不可润之或输液以增水增湿"以留其热，病必不除，甚或反剧。

9. 有些热性传染病，可与西药磺胺类或青霉素等抗生素药合用，效果更佳，如麻疹合并肺炎、湿温病（伤寒）、肠炎等，不失为中西医结合的经验之谈。

10. 中药的解热、镇静、镇痉等作用明显、可靠，且有很好的解毒、"消炎"作用（蕴含了近年医家指出的"菌毒学说"），如石膏、知母、黄芩、黄连、犀角、羚羊角、牛黄、朱砂、钩藤、蜈蚣、全蝎、麝香等。

第二节 吴鞠通名方新用 刘独行治泻囊珍

一、电脑模拟小儿泻 成果东渡越重洋

刘独行老先生1930年毕业于达县师范学校[①]。兴趣广泛，从事教学，兼学中医。刘独行教学之余从事诊务，且拜当时达县医学名流陈左权、王宥山为师，加之潜心自学，已小有名气，对中医内、妇、儿科情有独钟。

刘老诊治小儿胃肠道疾病，涉及的危症、重症，不亚于上述的小儿热症。

1939年，达县霍乱暴发流行，哀鸿遍野。刘老先生初生牛犊不怕虎，不顾个人安危，接触了大量霍乱流行期间的腹泻病儿。其间他对小儿泄泻、痢疾及霍乱吐泻进行了悉心的研究，留下了不少可贵的第一手资料。在总结中，对中医认识小儿泄泻、中医诊治肠道急性传染病的认识感触良多。对刘老的这一独特经验，兹分"囊底珍继承在即""古稀年慷慨传真""小儿泻模拟有成"三部分予以介绍。

（一）囊底珍继承在即

众所周知，祖国医学源远流长，医学典籍汗牛充栋。有人将其比喻为我国古代宝贵文化遗产中的一颗耀眼夺目的明珠，言之在理。它确实为中华民族的繁衍、百姓的休养生息作出了不可磨灭的贡献。神农尝百草，黄帝立九针，岐伯雷公备论诊脉，华佗、扁鹊广著群书，思接千载，视通万里，名医迭现，时贤辈出。自春秋战国年间秦、楚、燕、齐、韩、赵、魏七国对峙，秦始皇统一六国后，书同文，车同轨，百业兴旺，《黄帝内经》应运而生以来，至今已2 500余个春秋。祖国医学日趋发展，可谓琳琅满目，美不胜收。无论是《黄帝内经》，还是仲景《伤寒杂病论》《金匮玉函经》；不管是刘（河间）、李（东垣）、朱（丹溪）、张（子和）金元四大家的争鸣，还是明清时代叶（天士）、薛（生伯）、吴（鞠通）、王（孟英）温病学派的崛起，留下的大量文献资料，富含的许多合理内核，都令国人引以为豪，李时珍、孙思邈等塑像还被陈列入一些国家的皇家博物馆或高等学府。然而，人们对中医的重视远远逊色于西医。德国慕尼黑大学东亚问题研究所所长波克特教授曾大声疾呼：中医是中国对人类的知识宝库的最辉煌贡献之一。

中医事业要后继有人、有术，有待继承、发扬、整理、提高。不仅要求诊断、治疗有质的分析，

___

① 现四川文理学院。

而且有量的指标，容后将要介绍的刘老诊治小儿泄泻湿热型就客观纳入了湿与热的质与量的分析，尽管量化是模糊的，但有了这种质与量的结合，全貌与局部的分析，主观与客观的统一，自觉与他觉的比较，朴素的中医的自然辩证法与现代边缘学科的渗透的思维方式反映在一位年逾古稀的老中医身上确非易事，值得继承、发扬光大。

（二）古稀年慷慨传真

老中医经验继承是基础，发展是目的，推广是关键。刘老在交谈中特别强调中医经验推广应用的"三因制宜"，在小儿科方面更注重剂量与体质、地域、时令诸因素间的关系，主张中医也要现代化，但中医事业发展的研究课题还是广泛的。例如：①用现代方法继承、整理祖国医学，电子计算机网络，名中医远程会诊。②实现中医基础理论研究的现代化，诸如脾肾阴虚动物模型对虚证实质的研究。③研究各种仪器实现中医诊断的现代化、客观化、数据化，诸如舌诊仪、脉诊仪等。④实现中医临床治疗的现代化，诊断依据、疗效标准的客观化。⑤开展中药药性及方剂组成的现代化研究，目前市面上的若干"纯中药制剂"的新药亦可算其成果之一。诸如此类，交相辉映，组成了一曲发展中医、发掘遗产的悦耳交响乐。刘独行老先生十分开明，十分认同类似观点。

在继承和发扬老中医经验的问题上，却不是那么容易形成共识的。一是中医的致命弱点——门户之见，唯我最佳，互不尊重，颇有点"廉颇与蔺相如"的滋味。别人的经验难以认可，导致认识上的鸿沟。二是由于历史的原因，老中医们"科班"出身的较少，但"学历不等于学力，文凭不等于水平"，实践是检验真理的唯一标准，他们吸取了临床中的成功经验或失败教训，领悟"他山之石可以攻玉，断流之水可以鉴形，壁影萤光，能资志士，竹头木屑，曾利兵家"的哲理，至少让后生们少走若干弯路。跟随刘老，总结发现的若干救误的病案，可折射出"大医医人"的星星之火。三是有的老中医思想保守，沿袭传统的"传子不传婿，传媳不传女"的习俗，独特之术秘而不传，一鳞半爪，难成体系。四是阅历坎坷，毕生所受冲击太大，尽管有关部门落实了政策，有的老者仍心有余悸，不愿和盘托出自身特技。所幸刘老贤良方正，豁达开朗，与之交谈中心无芥蒂，虽年事已高，记忆力减退，但勤于思考，师生配合默契，点点滴滴，日积月累，有问必答，乐于交谈。足见身为人大代表、政协委员、社会贤达之士的高风亮节。

（三）小儿泻模拟有成

根据犹太籍数学家冯·诺依曼原理，1946年成功研制了世界上第一台计算机。50多年来，电子工业有了飞速的发展，计算机走进了各行各业，走进了千家万户。

早在20世纪80年代初期，计算机从电子管、晶体管、集成电路，发展到了大规模集成电路。其应用从科学工程方面的计算发展到了多个领域，诸如自动控制、智能模拟、系统工程、信息科学等方面都替代了部分人脑的功能。在医学方面，电子计算机用于医院管理，处理医学信息，用作自动诊断、自动检验、自动监护、自动显示等辅助诊断已普及到了各级医疗机构。

20世纪80年代初期，国内不少单位致力于中医计算机诊疗专家系统的研究，并取得了可喜的成绩。北京市中医医院研制了原院长、全国中医学会常务理事、北京中医学会理事长关幼波教授的肝病诊疗程序（1982年10月笔者曾专程前往参观）。清华大学同南开医院协作，应用计算机对胆道感染、胆石症诊疗系统进行了研究；湖南中医学院与湖南省计算技术研究所协作研制的中医数字辨证机；福建老中医林如高骨伤电脑诊疗程序等曾名噪一时。成都中医学院同中国科学院成都分院计算机应用研究所协作研制的中医痹证诊疗系统，泸州医学院同泸州市电子研究所协作研制的"四逆散临床应用"，省中医研究所、成都市第一人民医院、重庆市中医研究所等致力于中医电子计算机诊疗程序的研制，曾一度形成了一个中医学与计算机有机结合的良好氛围。当时，四川作为"振兴中医的先声"，可谓发展中医学的大好时机。我们对刘独行老先生独特的中医诊疗技术是推崇的，对其高尚的医德是敬仰的，对其每况愈下的病体是担忧的。为在有生之年真实可靠、积极有效地总结出刘老的经验，1982年8月，笔者作为负责医理设计的主研人员，同中国科学院成都分院计算机应用研究所负责程序设计的科技人员朱学增、孙惠英老师友好合作，开展了应用微机总结刘独行老先生诊治常见病、多发病的学术思想的单病种诊疗专家系统的工作。在此领域，虽然存在着"电脑不如人脑""机械不如人体思维"的争论，但电脑原本地记录人的思想、思维定式，信息量之大是任何一个高智商的人难于比拟的。因此，微机总结名中医经验不失为一种有效的方法，它对疾病诊断、鉴别诊断的分析、复诊的处理、处方及划价、医嘱、疗效判定均能反映老中医的学术思想，这可以从我们的电脑治疗小儿泄泻的程序中得到印证。人工智能模拟刘老先生的学术思想是成功的。

　　达县地区中医医院与中国科学院成都计算机应用研究所合作研制的《刘独行小儿泄泻·内科咳嗽中医计算机诊疗专家系统》，1984年10月通过国家鉴定后先后参加了成都、北京、深圳计算机成果展览会，被国家科委选送，1985年3月17日—9月15日，参加了在日本举办的国际科技博览会，深受好评。《健康报》《四川日报》《通川日报》及国际广播电台先后进行了报道。

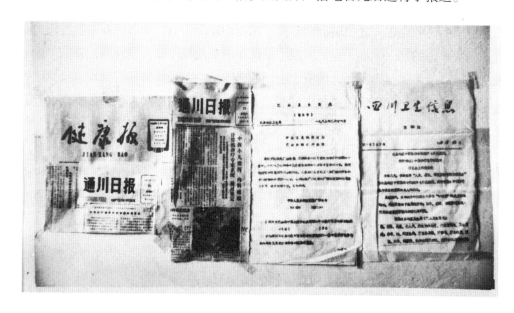

《健康报》等报刊报道资料汇集

二、小儿泻十型又七　察秋毫随拨随应

　　刘老中医名闻遐迩，妇孺皆知。其"刘小儿"的美誉，除来自其擅治小儿热病外，便是诊治小儿泄泻了。

　　历代医家对小儿疾病论述颇多。隋·巢元方《诸病源候论》介绍小儿凡六卷二百二十五候。唐·孙思邈《千金方》将小儿病列于卷首，共分九门。唐·王焘《外台秘要》论儿科凡四十卷八十门。宋·钱乙《小儿药证直诀》、刘昉《幼幼新书》，元·曾世荣《活幼新书》，明·寇平《全幼心鉴》、王肯堂《幼科证治准绳》，清·吴谦《医宗金鉴幼科心法》、陈飞霞《幼幼集成》、雷丰

《时病论》等对小儿病的潜心研究，既是历代医家对中医事业的杰出贡献，也是后世医家吸取营养的知识源泉。

我们在充分了解刘老诊治小儿泄泻的学术思想，真实、精细、系统地整理出其思维活动纪要，构成初步的诊疗方案网络的基础上，将系统资料交刘老本人认可后，再从科研立题查新的角度，参阅大量藏书（当时文献资料检索条件较差），诸如上述医籍及《伤寒论》《金匮要略》《医门法律》《医方类聚》，以及高校教材和医学杂志，《中医杂志》《上海中医杂志》《新中医》《新医学杂志》《陕西中医》《陕西新医学》《新医学资料》《浙江中医》《中医文摘》《国外医学·消化系统分册》《国外医学·中医中药分册》《国外医学情报》《计算机技术》《医学信息处理》等数十种刊物。足迹遍及本院图书室、达县地区图书馆、达县师范专科学校（现四川文理学院）图书馆。根据中医整体观念和辨证施治的特点，将刘老的学术思想与中医基础理论进行有机的结合，组成"知识基"；根据临床表现特点设计了特制的病历（门诊），作为"数据基"。整个系统资料稿凡七易，既请教了成都中医学院计算机研究室主任陈德济老师等专家，更广泛听取了刘老本人的意见，从而形成了一个比较完整的诊疗系统。我们将刘独行老中医诊治小儿泄泻的学术思想体系分为11个主型、23个亚型，并根据常见病儿的具体情况设计了10个兼证，76个随证加减。设计了对痢疾、协热下利、热结旁流等病、证的鉴别诊断及自动处理系统。该系统共涉及219个变量，138味中药，构成了五级判别结构网络，由主证决定主型，根据"八纲辨证""脏腑经络辨证""气血津液辨证"决定亚型，再根据不同兼证及病儿体质特点进行调整，完成最后方案。当时的计算机尚无汉字库，对信息必须进行拼音编码，转换成初期的BASIC语言，由软件工程技术人员进行软件的设计、调试、输入信息，打印出拼音处方，再翻译成汉字，交病员使用。40多年过去了，与目前计算机的结构、功能、存储量乃至价格相比，那时是比较原始的、昂贵的，但就当时的时间和空间而言，却是超前的。尽管全国已开始在中医领域应用计算机对疾病进行诊断与治疗，但对地处贫瘠的大巴山区，在经济比较落后的专县一级，地方政府能给予高度重视，地方财力能给予专款扶持，能得到当时分管这一工作的地区行署闫华秀副专员、地区卫生局杜开杰副局长等领导的支持，却是少有的。难得时任北京中国科学院技术科学部郝景洲处长、中国科学院成都分院高福晖院长、成都科技大学计算机系主任腾福生教授、成都中医学院医学系主任郁文骏教授、泸州医学院[①]中医系主任汪新象教授等知名专家、学者能亲临达城参加鉴定。鉴定意见中，肯定了该系统"是在我国专县一级首次研制成功并投入应用的中医计算机诊疗专家系统"（见《中医小儿泄泻、内科咳嗽计算机诊疗专家系统科学技术成果鉴定证书》）。在整个刘老的小儿泄泻计算机诊疗系统的研制中，我们力求做到清代赵濂《医门补要·序》中所主张的"十贵"，即"医贵乎精，学贵乎博，识贵乎卓，心贵乎虚，业贵乎专，言贵乎显，法贵乎活，方贵乎纯，治贵乎巧，效贵乎捷"。兹将其证治经验分述于下。

刘独行老中医小儿泄泻诊治经验

【定义】泄泻是针对排便次数增多，粪便清稀，甚至如水而言，又称腹泻。《内经》谓"泄"，有"濡泻""飧泄""洞泄""注泻"之别。汉唐医书多称"下利"，宋以后统称"泄泻"，如《丹台玉案·泄泻门》所云："泄者，如水之泄也，势犹沛缓；泻者，势似直下，微有不同，而其病则一，故总名之曰泄泻"。

【病因病理】脾虚湿盛为主要因素。

1.感受外邪（寒、热、湿、暑）——脾运失职，升降失司。

---

① 现西南医科大学。

2.饮食所伤——食湿相合（饮食自备），脾胃失调（肠胃乃伤）。

3.情志失调——肝木侮土，脾气受伤。

4.脾胃虚弱——仓廪不藏，清浊不分，合污而下。

5.肾阳虚衰——火不生土，完谷不化。

6.水饮留肠——遏伤脾阳，运化失司。

7.血瘀肠络——泌别失职，脾失健运。

现代医学认为，泄泻多责之于分泌功能障碍，肠黏膜的双向屏障作用功能失调；消化功能障碍，肠内容物呈高渗状态；吸收功能障碍，包括对水、电解质及已消化食物的吸收；运动紊乱，肠蠕动增快，食糜在肠管停留时间缩短。

【病位】脾、胃、大肠、小肠（肝、胆、胰）。

【治则】调理脾胃、分清水谷、断下止泻。

刘老对小儿泄泻的病理机制推崇张景岳的观点，《景岳全书·泄泻论证》指出："泄泻之本，无不由于脾胃。盖脾胃为水谷之海，而脾主运化，使脾健胃和，则水谷熟腐而化气化血，以行营卫。若饮食失节，起居不时，以致脾胃受伤，则水反为湿，谷反为滞，精华之气不能输化，乃致合污下降而泻痢作矣。"又云："泄泻……或为饮食所伤，或为时气所犯……因食生冷寒滞者。"《素问·阴阳应象大论》谓："清气在下，则生飧泄，……湿胜则濡泄。"又云："春伤于风，夏生泄泻；邪气流连，乃为洞泄。"《素问·金匮真言论篇》又指出"长夏善病洞泄寒中""无湿不成泻"。临床上小儿泄泻常见于夏秋季。经刘独行老中医 260 例临床资料分析，夏、秋季病例 208 例，占 80%（《小儿泄泻诊疗系统临床验证总结》，1984）。实践证明，泄泻"长夏善病""夏生泄泻"。

至于泄泻，尤其是小儿泄泻的临床表现及治疗原则，刘老折服雷丰《时病论》及李中梓《医宗必读》的论述，言简意赅，形象生动。雷丰在《时病论》中论述"春伤于内，夏生飧泄"时指出："飧泄则完谷不化"；"洞泄则直倾于下"；"寒泄则脉迟溺白，腹中绵痛"；"火泄则脉数溺赤，痛一阵、泻一阵"；"烦渴面垢为暑泻"；"胸痞不渴为湿泻"；"时泻，时不泻为痰泻"；"嗳气作酸，泻下腐臭为食泻"。同时指出："脾虚以补中为先，肾虚以固下为亟，风胜佐之疏透，湿胜佐之渗利，临证之顷，神而明之，则旋踵之祸，庶几免焉。"李中梓在《医宗必读》中对泄泻的治疗提出了"九法四不可"。九法即：淡渗、升提、清凉、疏利、甘缓、酸收、燥脾、温肾、固涩。四个不可即："补虚不可纯用甘温，太甘则生湿；清热不可纯用苦寒，太苦则伤脾；兜湿不可太早，恐留滞余邪；淡渗不可太多，恐津伤阳陷"。刘老体会，临床上治疗小儿泄泻，淡渗、清凉、甘缓之法用得较多；而对苦寒、收涩、消导之品十分谨慎。此既反映了他的学术思想，也体现了"大医精诚"的良好医风。《临证指南》也谓："下者升，滑者固，寒者温，热者清，脉弦治风，脉濡渗湿"，脉、因、证、治，言之凿凿，大法俱在。

【辨证论治】

（一）风寒泄泻

[主证]发病急，病程短，肠鸣腹泻，质稀，多沫，臭气轻，腹痛多啼，小便清长，舌质不红，苔薄白腻或白润，脉浮，或纹红而浮。

[治法]解表化湿，理气和中。

［方药］藿香正气散加减。药用藿香、紫苏、苍术、茯苓、陈皮。恶寒发热加防风、荆芥；大便腐臭加麦芽、谷芽；呕吐，苔厚腻加法半夏、生姜；食少、纳呆加白豆蔻、佩兰或白扁豆、砂仁；倦怠少气加潞党参、白术。

［宜忌］适寒温、节饮食，暂停授乳，代以米粥。

（二）寒湿泄泻

［主证］大便稀溏如水，脘痞不渴，肠鸣，畏寒，倦怠，苔白腻，脉濡缓。

［治法］散寒化湿，行气和中。

［方药］五加减正气散加减。药用藿香、佩兰、苍术、茯苓、厚朴、陈皮。腹痛胀加砂仁；倦卧肢冷加炮姜，甚则加制附片；嗳腐吞酸加麦芽、山楂或神曲；身重、身痛加薏苡仁或羌活；头痛恶寒加荆芥或紫苏；脱肛加炙黄芪、蜜升麻。

［宜忌］忌生冷瓜果。

（三）暑湿泄泻

［主证］时值盛夏，暴注如水，或泻少稠黏，面赤，烦渴饮冷，纳呆，溲赤，舌质红，苔黄腻，脉濡数。

［治法］升清降浊，祛暑利湿。

［方药］三加减正气散合鸡苏散加减。药用藿香、厚朴、陈皮、茯苓、银花、连翘、薄荷、六一散。高热汗多，去陈皮、厚朴、茯苓，藿香减量，酌加芦根或石膏；胸闷、呕恶加竹茹；烦渴甚去陈皮、茯苓，加黄连、麦冬；嗳腐吞酸加麦芽、谷芽或神曲；表寒无汗去连翘、薄荷，加香薷；食少、纳呆加荷叶、白扁豆或白豆蔻；舌红少津，脉细数或纹紫，去陈皮、厚朴、茯苓，加北沙参、知母。

（四）湿热泄泻

湿热泄泻临床多见，夏季为甚。刘老先生将其分为湿重热轻、热重湿轻、湿热并重、正虚邪盛四型。

1.湿重热轻

［主证］脘痞腹胀，大便溏泻，泻而不爽，渴不欲饮，小便微黄，舌苔厚腻，白多黄少，脉濡数。

［治法］运脾化湿，佐以清热。

［主药］三加减正气散加减。药用藿香、佩兰、厚朴、陈皮、茯苓、杏仁、滑石、连翘。呕逆甚加法夏；食少、纳呆加砂仁、白扁豆；伴恶寒发热表证，配防风、荆芥穗；黄疸加茵陈。

2.热重湿轻

［主证］发病急，病程短，肠鸣，腹痛，暴注下迫，大便黄臭，痛一阵、泻一阵，泻复涩滞，烦热口渴，吮乳口热，小便赤涩，舌质红，苔薄腻，黄多白少，脉滑数。

［治法］苦寒清热，佐以渗湿。

［方药］葛根芩连汤主之。药用葛根、黄芩、黄连、银花、连翘、藿香、通草，六一散。高热、神昏去藿香、通草，加犀角或水牛角；神昏、痰鸣去藿香、通草，加石菖蒲、郁金，兑服鲜竹沥；高热、手足颤动去藿香、通草，加钩藤、白蒺藜，送服安宫牛黄丸；腹痛甚、啼闹不安，去藿香加白芍；呕吐，去葛根加竹茹；下利，恶风去藿香，葛根加倍，加防风；里急下迫，去通草，加木香、升

麻；大便酸臭，加麦芽、谷芽或焦神曲；口干、饮冷去连翘、通草，加天花粉；食少、纳呆，加荷叶、扁豆；热退、体倦、口干、少津，去黄芩、黄连、藿香、滑石、通草，加太子参、石斛或沙参、玉竹。

3. 湿热并重

〔主证〕发病急，肠鸣，腹痛，暴注如水，高热，烦渴，脘痞，纳呆，小便黄短，大便热臭，肛门灼热，舌质红，苔黄腻，脉滑数，纹紫透关。

〔治法〕清热化湿、和中止泻。

〔方药〕葛根芩连汤合藿香正气散加减。药用葛根、黄芩、黄连、藿香、佩兰、法夏、茯苓、白豆蔻、六一散。高热神昏，去藿香加郁金或石菖蒲；神昏痰鸣，去藿香，加石菖蒲、郁金、兑服竹沥；高热惊厥，去藿香、法夏，加钩藤、白蒺藜，送服安宫牛黄丸；呕吐，加竹茹；气少懒言，口干不欲食，去黄芩、法夏，加太子参、荷叶，或北沙参、玉竹。

4. 正虚邪盛

〔主证〕肠鸣，腹泻，高热，烦渴，脘腹痞满，少气懒言，便稀如水，呕吐量多，舌边尖红，苔腻微黄，脉数无力。

〔治法〕扶正祛邪，辛开苦降，寒温并用。

〔方药〕半夏泻心汤主之。药用半夏、炮姜、黄芩、黄连、泡参、竹茹、陈皮、白豆蔻、甘草。吐蛔，加蜀椒、乌梅；嗳腐吞酸，加山楂、麦芽或神曲；少气懒言去泡参，加党参或太子参；舌红少津、脉细数，去陈皮，加麦冬、知母或石斛。

（五）伤食泄泻

〔主证〕发病较急，腹痛即泻，泻前哭闹，泻后痛减，大便腐臭，形如败卵，或夹乳食残渣，矢气臭秽，常伴呕吐，嗳腐吞酸，胸脘痞硬，口臭纳呆，小便浑浊，舌苔垢腻，微黄，脉滑有力，指纹滞。

〔治法〕消食导滞，和中健脾。

〔方药〕保和丸主之。药用神曲、山楂、莱菔子、茯苓、法夏、陈皮、连翘。伴呕吐，加藿香或竹茹；泻后腹满，减不足言或不减，加酒大黄；腹痛甚，加木香或枳壳；兼发热恶寒或恶风，头痛，加防风、藿香；伤面食，加麦芽、谷芽；伤生冷，加砂仁、草果；伤肉食，加重山楂用量；食少懒言，加党参、淮山药。

（六）阴绝阳亡

〔主证〕暴泻如倾，暴泻如脱，呕吐频繁，吐泻交作，身冷汗出，神萎少气，面色苍白，哭而无泪，脉细弱。

〔治法〕回阳救脱，温中止泻。

〔方药〕浆水散主之。药用乌附片、炮姜、肉桂、人参、姜半夏、炙甘草、浆水。药入即吐加童便；冷汗淋漓加炙黄芪；舌红少津，去姜半夏，加乌梅。

（七）脾胃气虚

〔主证〕发病缓，病程长，食即腹泻，时泻时止，大便清稀，或完谷不化，倦怠无力，少气懒言，面色苍白，或萎黄无华，舌淡，苔白，脉弱，纹淡。

〔治法〕健脾止泻。

[方药] 七味白术散加减。药用党参、白术、茯苓、淮山药、砂仁、木香、葛根、甘草。腹泻窘迫，加黄连；呕吐清水，加伏龙肝、生姜或法半夏；脘腹冷痛，加炮姜；纳呆、苔腻，加陈皮、法夏或佩兰、扁豆；大便酸臭，加麦芽、鸡内金或神曲；寒热往来，加柴胡；脱肛，加蜜升麻、炙黄芪。

（八）脾胃阳虚

[主证] 发病缓，病程长，大便溏泻，完谷不化，腹痛绵绵，喜温喜按，舌淡，苔薄白，脉弱无力。

[治法] 温中止泻。

[方药] 理中汤主之。药用党参、白术、干姜、陈皮、砂仁、甘草。四肢逆冷，加乌附片；黏液便、舌尖红，加黄连；脘痞、食少、苔腻，加白豆蔻、木香。

（九）脾胃阴虚

[主证] 久泻不止，口渴，微热微咳，食则烦热愈加，或午后颧红，舌红少津，苔少，脉细数。

[治法] 养阴生津。

[方药] 人参乌梅汤主之。药用人参或太子参、乌梅、木瓜、莲米、淮山药、沙参、甘草。潮热、盗汗，加青蒿、鳖甲；口渴甚，加石斛、花粉或麦冬。

（十）脾虚受惊

[主证] 受惊即泻，粪青如苔，腹痛多啼，睡时惊叫，舌边尖红，苔薄，脉弦，纹青。

[治法] 平肝补脾，镇惊安神。

[主药] 柴芍六君子汤主之。药用柴胡、白芍、党参、白术、茯苓、陈皮、朱砂。惊啼加钩藤、白蒺藜；腹痛较甚，加木香或枳实；呕逆，加竹茹；大便酸腐，加麦芽、谷芽或神曲；面色萎黄、食少、苔腻，去白芍加白扁豆、白豆蔻或薏苡仁。

（十一）肝气乘脾

[主证] 性格乖张，每因怒后，腹痛即泻，胸胁痞闷，嗳气食少，舌质淡红，苔少，脉弦。

[治法] 泻肝扶脾。

[方药] 痛泻要方加味。药用柴胡、白芍、防风、白术、淮山药、白扁豆、陈皮、甘草。腹痛甚，加枳壳，倍白芍；胸胁满痛、腹胀肠鸣，加制香附、枳壳；肛门灼痛、泻下稠黏，加白头翁、黄连或黄芩、马齿苋；久泻不止，加煨诃子、煨草果肉；泻下腐臭，加神曲、山楂；便稀如水，加苍术、茯苓；食少、纳呆、腹痛喜按，加党参、炮姜。

（十二）脾肾气虚

[主证] 发病缓慢，病程较长，食少便溏，身倦神疲，脚软无力，夜多小便，或腰酸痛，睡后露睛，舌淡苔少，脉微弱。

[治法] 健脾固肾。

[方药] 双补汤主之。药用党参、淮山药、茯苓、芡实、补骨脂、菟丝子、五味子；尿床，不寐，加益智仁；畏寒，倦卧，加乌附片；脘痞，苔腻，加白豆蔻、薏苡仁。

（十三）脾肾阳虚

[主证] 起病缓，病程长，黎明腹痛，肠鸣即泻，泻下痛减，下利清谷，腰酸腹冷，神疲倦怠，

四肢不温，舌质淡，苔白，脉弱无力。

　　［治法］温肾健脾，固涩止泻。

　　［方药］四神丸合附子理中丸加减。药用补骨脂、吴茱萸、煨豆蔻、乌附片、潞党参、焦白术、炮姜片、炙甘草。滑脱不禁，加煨诃子或赤石脂；肢体浮肿，去甘草，加白芍、茯苓、生姜；嗳腐吞酸，加谷芽、麦芽。少气、纳呆，加淮山药或白扁豆；脱肛，加炙黄芪、蜜升麻。

（十四）水饮留肠

　　［主证］肠鸣辘辘，呕吐清水，便泻清稀，或如泡沫状，腹胀，尿少，头晕，恶心，舌淡，苔白腻，脉濡滑。

　　［治法］温阳化饮，和胃消痞。

　　［方药］苓桂术甘汤合生姜泻心汤加减。药用茯苓、桂枝、白术、生姜、干姜、党参、法夏。腹痛，加佛手片，或香橼皮；眩晕，尿少，加泽泻；失眠，去干姜，加秫米。

（十五）血瘀肠络

　　［主证］少腹刺痛，泻而不爽，或有黏液，夹脓带血，面色晦滞，唇色青紫，舌边见瘀斑，舌质暗红，脉细或涩。

　　［治法］化瘀通络，理气畅中。

　　［方药］四物汤合失笑散加减。药用丹参、赤芍、川芎、生蒲黄、五灵脂、木香、延胡、白术。大便脓血，加黄连或地榆炭；腹胀，失眠，加金铃炭、夜交藤，或枳壳、合欢皮；少气，纳呆，苔厚腻，加党参、砂仁或佩兰、白豆蔻。

（十六）阳虚欲脱

　　［主证］久泻不止，滑脱不禁，便稀如水，腹痛绵绵，喜温喜按，面色苍白，四肢厥冷，哭声低微，舌淡苔白，脉细微。

　　［治法］补气回阳，涩肠止泻。

　　［方药］人参四逆汤主之。药用红人参、乌附片、炮姜、白术、牡蛎、煨豆蔻、煨诃子、甘草。脱肛，汗出不止，加炙黄芪；食少、纳呆，加淮山药、白豆蔻。

（十七）阴虚欲脱

　　［主证］久泻不止，形体羸瘦，眼眶下陷，皮肤干燥，神萎，烦躁，小便短少，泻下黄水，口渴唇红，哭而无泪，舌绛少津，脉微而数。

　　［治法］酸甘化阴，佐以清热。

　　［方药］连梅汤主之。药用红人参、乌梅、白芍、黄连、炙甘草。药入即吐，加竹茹；饥不欲食，加淮山药、白扁豆。

　　综上所述，刘老先生临证五十余载，治腹泻分类繁多，治法千差万别，方药权衡规矩，加减不失法度。虽分暴泻、久泻两大门类，湿热泄泻又细分四型，共20个临床证型，但水饮留肠、血瘀肠络、肝气乘脾及脾虚受惊等临床表现病例不多，而失治、误治的小儿泄泻致虚致脱的证候，在刘老数十年业医生涯中却屡见不鲜，屡起沉疴，此在《临证医案》篇中还将述及。

　　笔者效法刘老治泻经验，验诸临床，每获良效，且老少皆宜，非专为小儿设也。必须提及的是，临床上需注意泄泻与痢疾的鉴别诊断，虽均有大便次数增多，均多见于夏秋季，均可见类似的舌、脉等体征，但后者有里急后重，下痢脓血，或赤多白少，或白多赤少，或下痢白冻，清稀而腥，或纯下白冻，次数较多，肛门坠胀，当按湿热痢或寒湿痢论治，不可含混。

三、攻玉假他山之石　鉴形借断流之水

就中医而言，人们将其视为经验医学亦好，或实验医学也罢，其不离乎具体实践过程，临床实践中的真知灼见是十分重要的。总结、发扬其真知灼见，毫无保留地流传于世，昭示后人的人们是十分可敬的，他们集毕生精力所积累的宝贵的，乃至独特的、警示同仁临证理应吸取的经验和教训是十分珍贵的，人们绝不可充耳不闻，视而不见，不屑一顾。而当以深山探宝、大海拾贝的精神，孜孜不倦地求索，谦逊谨慎地学习，注重前贤垂教，为我临床所用，治病救人，积善积德。刘老便是如此，既认真总结自身验案，勤于笔耕，最早的临证医案记录始见于1935年，更重视向同道学习，向老师请教，向书中探索，"路漫漫其修远兮"，故不少观点，是"英雄所见略同"，治疗小儿泄泻，亦不例外。不少医家，经验颇佳。

（一）注意辨证

相对暴泻、久泻而言，虚证、实证常常互见。暴泻可致虚，久泻常夹湿、夹热、夹瘀等实证。注意大便的性状、色泽、气味；注意腹胀、腹痛的性质；注意诱因，尤其是与饮食的关系；注意肠鸣的性状。若进食油腻之品而致泄泻，吸收功能较差，责之脾虚。进食蟹、蚌肉类水族寒性食物类而致小儿（成人）泄泻，消化功能较差，"火不腐谷"，责之脾胃虚寒。陈修园谓"五更泄，近天明，四神丸，勿分更"（《医学三字经》），陈之才补"五更泻，腹不痛者为肾阳虚，腹痛者尚有肝气乘脾"（上海中医药杂志：9（5）；1980）。张仲景谓"其人素盛今瘦，水走肠间，沥沥有声，谓之痰饮"（《金匮要略·痰饮咳嗽病脉证并治第十二》），辨其病；陈之才分"水走肠间，辘辘有声，腹不痛者属寒湿，腹痛肠鸣，肛门涩滞，暴注下迫，溲赤者属火"（同上），辨其性；刘独行思《素问·经脉别论》所云"饮入于胃，游溢精气，上输于脾，脾气散精，上归于肺，通调水道，下输膀胱，水精四布，五经并行"之理，当饮留肠间，清浊不分，合污而下，以致泄泻之际，在温阳化饮的同时，由于"胃不和，则卧不安"，当小儿因之不寐时予以秫米（寓半夏秫米汤意），论其治。良医良策，良效可观。

（二）注意分利

利小便而实大便，"疏利"虽不失为治泻一法，但切忌皂白不分，动辄分利。刘老先生诊治小儿泄泻，纵观二十种证型，慎用"疏利"，分利水谷。在"淡渗"之中尚须视其病之新久、性之寒热、体之强弱而酌施渗湿之品。秦伯未先生对此论之甚详，秦老先生治疗泄泻的经验之一就是分清病机，慎用分利：暴注新病者可利；形气强壮者可利；酒食过度，口食不慎者可利；实热闭涩者可利；小腹胀满，小便短赤者可利；久病者不可利；口干不渴者不可利；脉症多寒者不可利；形虚气弱者不可利；阴不足者不可利。"五可五不可"，不可不慎。

（三）注意扶阳

虽有"阳虚易补，阴虚难扶"之说，但小儿作为稚阴稚阳之体，易虚易实之际，腹泻之倾，应注意顾护阳气。温、清、补、消之中均不宜"药过病所"，以伤伐正气，尤其脾阳、胃阳、肾阳之气。刘老先生在诊治小儿泄泻中时常注意阴中求阳，阳中顾阴，中阳得运、肾阳得扶、"离照当空"，其

湿自退，切中脾虚湿盛的病机，故治泻事半功倍。此种观点，孙谨呈先生与之不谋而合，主张小儿病，以"扶阳"为第一要义。他指出："虚证宜补，但不可骤补，补中寓泻（消），善调脾胃之偏；满证宜消，但不可剧消，消中兼补，防损脾胃之气；湿证宜燥，但不可过燥，燥中寓濡，适应脾胃之性；阴虚宜滋，但不可过滋，阴中潜化，勿遏脾胃之阳"（中医杂志：10（4）；1980）。言简意赅，抽丝剥茧，透彻明了。

（四）注意收涩

小儿泄泻，腹软、溲通、舌淡、身无热时方可使用酸敛收劫涩止泻法。湿热不清不涩，里急不除不涩，滑脱者方可止涩。

此外，城镇婴幼儿腹泻，往往恣啖冰饮所致，寒湿多见，用药当稍温。乳儿泄泻，肠道吸收欠佳，宜暂停母乳、奶酪，代之以米粥，否则泄泻迁延难愈，亦不可不慎。

刘老先生治疗小儿泄泻，上溯医源，下承先师，旁及医家，复参己见，辨证立法，提要钩玄，土缘稼穑，万物以荣。诊治泄泻，调中化湿，围绕"脾虚湿盛"之主因，把握"理脾扶阳"之关键，着眼一个"调"字，顾及一个"兼"字。虚者补之曰调；满者消之曰调；湿者燥之曰调，调治之法又当活用。补中寓泻，消中兼补，燥中寓濡，阴中潜化，寒温合用，阴阳并调。熟玩加减正气散、半夏泻心汤、连理汤、七味白术散等方，调理脾胃，无虚虚、实实之虞，有兼容并包之意，用于泄泻病儿，随拨随应。

第三节　宣清润和宁咳嗽　冬病夏治分时辰

咳嗽，既是肺系疾患的一个主要证候，也是中医的一个独立的常见病、多发病。明·徐春甫《古今医统·咳嗽二字取义辩》中分析道："咳字从亥，亥者有形之物也，如果核、草亥皆从亥，亥复有隔关之义，声欲上出，为痰所膈。"嗽字从束从欠（肺管为寒气所束，声出不利），此古人制字之妙，乃二证之所以分也。李杲也谓："说诗者不以文害辞，不以辞害意。"（《东垣十书·伤于湿冬必咳嗽论》）《黄帝内经·咳论》谓："五脏六腑皆令人咳，非独肺也。"凡外感内伤导致脏腑功能失调，肺失清肃，皆可发生咳嗽。若治不得法，迁延难愈，正如俗语所云："咳嗽、咳嗽，医家的对头"。金·刘完素在《河间六书·咳嗽证》中谓："咳谓无痰而有声……嗽是无声而有痰……咳嗽，谓有痰而有声。"清·吴谦等著《医宗金鉴》亦云："有声曰咳有痰嗽，声痰俱有咳嗽名，虽云脏腑皆咳嗽，要在聚胃关肺中。"且强调《内经》之说，病位"非独肺"，但"要在"肺胃。历代医家亦有将咳嗽笼而统之者，认为"咳嗽本一证者"。元·张从政在《儒门事亲·嗽分六气勿拘以寒说》中言及："阴阳应象大论云：'秋伤于湿，冬生咳嗽'；又五脏生成篇云：'咳嗽上气'，又诊要经终篇云：'春刺秋分，坏为咳嗽'；又示从容篇云：'咳嗽烦冤者，肾气逆也。素问惟以四处连言咳嗽，其余篇中，止言咳不言嗽，乃知咳嗽一证也'。"又如明·李梴《医学入门·辨咳嗽》篇就指出："肺气动则嗽，脾湿动则咳，脾肺俱动则咳嗽俱作，然以肺为主，故多言咳，则包嗽在其中。"时下临床皆咳嗽并提，作为一个症状，常见于现代医学的上呼吸道感染、支气管炎、支气管扩张、肺炎、肺结核等疾病中。刘独行老先生不仅对儿科造诣颇深，对内科杂病也不乏真知灼见，尤其对咳嗽证治，别具匠心，兹介绍如下。

一、辨内外　分道扬镳

刘老论咳嗽，辨证求因。首分外感，抑或内伤，执简驭繁。分清内外，泾渭分明，审因论治，并行不悖，"治外感于实处求虚，治内伤于虚中求实"，酌施补泻。

倘若病程较短，咳而有力，其声高亢，或声闷不扬，金实则不鸣，鼻流清涕，或鼻塞涕黄，恶寒发热，或咽痛喉痒。参合舌脉，脉浮有力，或右寸脉大，两尺不虚者，多为外感咳嗽。再进而细辨风寒、燥热诸性。

倘若病程较长，时发时愈，冬春好发，早晚咳剧，呼多吸少，动辄益甚，咳而遗尿，或咳嗽声哑（金破亦不鸣，真阴受损，非气虚即精虚也）或咳而遗矢，伴少气懒言，或胸闷纳呆，舌淡脉弱，两尺尤虚者，多为内伤咳嗽。辨明内伤，再细推是禀赋不足，土不生金，还是膏粱之变，痰浊内生；是五志化火，上刑肺金，还是"岁水太过，寒气流行"，停饮犯肺；是肺气本虚，清肃失职，还是肾气亏虚，摄纳无权。

外感重苔，杂病重脉，内伤复兼外感，舌脉并重，同时参合痰之量、色、质、气味之阳性体征。俗云："伤风不愈变成劳（痨）。"张介宾谓："咳嗽之要，止惟二证。何为二证？一曰外感，一曰内伤，而尽之矣。"且指出，就内伤而言，"五脏之气分受伤，病必自上而下，由肺由脾，以极于肾；五脏之精分受伤，则病必自下而上，由肾由脾，以极于肺；肺肾俱病，则他脏不免矣。"

"谁治外，六安行"（陈修园《医学三字经》）。外感之咳，以清、宣、润为主。张介宾谓："治外感之嗽，惟二陈之属为最效"（《景岳全书》）。刘老对外感咳嗽，习用辛凉轻剂桑菊饮，温润之剂杏苏散，凉润之方桑杏汤。初发时属寒居多，当用温宣法，兼喘用仲景小青龙汤；寒郁化热者，温清并用，方如小青龙加石膏汤；肺热咳喘，用麻杏石甘汤；咳嗽咽痒，寒热不显，用程钟龄止嗽散，"本方温润平和，不寒不热，既无攻击过当之虞，大有启门逐贼之势。是以客邪易散，肺气安宁"（《医学心悟》）。"治上焦如羽，非轻不举"，肺为娇脏，药不宜峻。刘老强调，外邪侵袭，肺气壅塞，宣以散之，热者清之，燥者润之，切忌重浊之品。

"谁治内，虚劳成"（陈修园《医学三字经》）。内伤咳嗽，早在《黄帝内经》中便分十一证，元·李杲配以十一方，主张：肝咳，小柴胡汤；胆咳，黄芩加半夏生姜汤；心咳，桔梗汤；小肠失气，芍药甘草汤；脾咳，升麻汤；胃吐长虫，乌梅丸；肺咳，麻黄汤；大肠遗矢，赤石脂禹余粮汤；不止，猪苓汤分水；肾咳，附子细辛汤；膀胱遗溺，茯苓甘草汤；久咳不已，三焦受之，其状咳而腹满，不欲食饮，此皆聚于胃，关于肺，使人多涕唾，面浮肿气逆也，钱氏异功散，论之凿凿。邪自内生之咳，刘老主张"和为贵"。和者，平也，和解少阳，调和脏腑，平衡阴阳。高者削之，陷者举之，因"胃浊脾湿痰嗽本，肺失清肃咳因生"（《医宗金鉴》）故以悦脾和胃为至要。他极力推崇喻嘉言的主张："内伤之咳，治各不同。火盛壮水，金虚崇土，郁甚舒肝，气逆理肺，气积和中，房劳补下，用热远热，用寒远寒，内已先伤，药不宜峻"（《医门法律·杂论》）。脾旺能胜湿，培土可生金。再则，脾为阴枢，转枢正常，则三阴受益，咳有宁日。刘老主张，治内伤咳嗽，药宜甘淡平和，补而不滞，勿过燥过腻，伤津敛邪，习用泡参、淮山药、白扁豆、薏苡仁、白茯苓等。金虚崇土，主以六君子汤（补泻兼施，寓燥湿化痰，理气和中的二陈汤意）。郁火刑金，小柴胡汤化裁。轻描淡写，看似寻常，验诸临床，多获良效。

二、分燥湿　纲举目张

刘老不囿于咳与嗽概念之争，但从中悟出了辨证规矩。在辨内外、分清病因的同时则从痰之有无及多少，分清病性，列出燥咳、湿咳两大门类。干咳无痰，或痰少难咯者为燥咳；痰多易出者为湿咳。燥咳再分外燥与内燥，外燥之中遂细分凉燥与温燥。内燥之中则按脏归属，分而治之。楚河、汉界，列阵分明，纲举目张。

燥者润之。外燥者，分凉燥、温燥，酌选杏苏散、桑杏汤。内燥者，清润之品可酌选沙参、麦冬、天花粉、玉竹、百合、阿胶，刘老习用喻氏清燥救肺汤（清·喻嘉言《医门法律》）。温润之品推崇雷氏温润辛金法（清·雷丰《时病论》），酌选紫菀、百部、款冬花、松子仁、杏仁、陈皮、冰糖，习用方为仲景甘草干姜汤、金匮麦门冬汤加减。

湿者燥之。痰湿咳嗽，老年多见，常为慢性咳嗽。脾为生痰之源，肺为储痰之器，百病多因痰作祟，狭义的痰与咳嗽尤其相关。正如明·楼英《医学纲目》所云："夫咳之为病，有一咳即出痰者，脾胜湿而痰滑也。有连咳十数不能出痰者，肺燥胜痰湿也。"刘老力主前贤垂教，"因痰而致咳者，痰为重，主治在脾……痰气上升以致咳嗽，只治其痰，消其积，而咳自止，不必用肺药以治咳也"，观时下一些江湖术士，走马郎中治咳处方洋洋洒洒，大队肺药（多则二十余味）以治痰，了无章法，害人匪浅，不亦悲乎！刘老治痰湿之嗽，习用局方二陈汤化裁，老年、小儿用京半夏，呕者姜半夏，一般用法夏。痰多者加杏仁、白芥子（即六安煎）；喘者用苏杏二陈汤；顽痰、老痰，用三子养亲汤；兼阴虚者用归地二陈汤（即金水六君煎）；脾虚胃弱者用参术二陈汤（即六君子汤）；头眩配金匮泽泻汤，病痰饮者加桂枝、白术，以温药和之（寓苓桂术甘汤意）。痰从热化者用温胆止嗽散，舌尖红加连翘，热重配黄芩，热痰在胸，仲景小陷胸汤加鱼腥草主之，胁痛加柴胡，或橘络。与此同时，也极为推崇明·李延《医学入门·咳嗽总论》中水咳三证之说，"水咳者有三证，青龙汤治太阳之表水有寒；十枣汤治太阳之里水有癖；真武汤治阴证之里水有寒"。

三、判虚实　审微穷奥

外感咳嗽，实证常见；内伤咳嗽，虚证为多，但虚中夹实、实中夹虚者临床屡见不鲜。虚实之辨不可拘泥于病程的长短。《素问·气交变论》谓："岁火太过，炎暑流行，金肺受邪，民病疟，少气咳喘……岁金太过，燥气流行，肝木受邪……甚则喘，咳逆气……咳逆甚而血溢；岁水太过，寒气流行，邪害心火……喘咳（注：水气凌心）。"《素问·至真要大论》谓："少阴司天，热淫所胜，民病寒热咳喘，甚则肺胀，腹大满膨而喘咳。"《六元正纪大论》谓："金郁之发，民病咳逆。"《素问·调经论》谓："气有余，则喘咳上气。"诸论所及火（暑）燥、水（湿）、热、气郁化火、气盛等病因致咳乃实证范畴，有外感，亦有内伤。至于《素问·胀论》所述"肺胀者，虚满而喘咳"则属虚实夹杂的证候。慢性支气管炎、慢性阻塞性肺气肿、肺源性心脏病临床多见虚实夹杂的证候。虚实夹杂，辨之宜慎。刘老推崇程门雪的观点："久嗽脉不数，口不渴，未必即成虚损，多属痰饮为患。"

内伤咳嗽，根治颇难。一则难在虚实错杂，辨证不详；二则难在用药不精，了无章法；三则难在煎服不当，"治上焦如羽，非轻不举"，药宜轻灵，非滋补重浊之品均不宜久煎；又则服药不重时机，饭前、饭后、白昼、夜间，古有明训，却不分时辰；五则难在病员摄生不慎，反复发作，频频更医。

刘老主张在分清内外、明辨燥湿之性的基础上，结合临床症状和体征，察病候疾，审微穷奥，掌握虚实的盛衰状况，治疗时以免犯虚虚实实之戒。虚证之中，又须定位，病在何脏，伤在何腑，朗若列目。他认为虚证之中尤以脾胃之虚多见。脾虚痰湿乘肺，肾虚子盗母气。病程久、虚中挟瘀，亦不可忽视，常用当归、桃仁之类。且崇仲景之说，久病重脉，"久咳数岁，其脉弱者可治，实大数者死。其脉虚者必苦冒，其人本有支饮在胸中故也，治属饮家"（《金匮要略》）。但不排除实证的脉因辨证，如晋·王叔和《脉经》中所论"咳脉"，刘老亦甚赞其审微穷奥之良苦用心。"右手寸口气以前，脉阳实者，于阳明大肠经实也。病苦腹满善喘咳，面赤身热，咽喉中如核状"。清人吴谦亦云："寸滑膈痰生呕吐，吞酸舌强或咳嗽""促脉唯将火病医，其因有五细推之。时时喘咳皆痰积，或发狂斑与毒疽"。

四、防为先 冬病夏治

早在《黄帝内经》一书中便认识到了病理变化的规律性，一日之中，旦惠、夕加、夜重。《灵枢》经云："夫百病者，旦惠，昼安，夕加夜重，何也？朝者，人气始生，病气良，故旦惠；日中人气长，长则胜邪，故昼安；夕者，人气始衰，邪气始甚，故加；夜半，人气入脏，邪气独居于身，故甚也。"一年之中，春风、夏热、秋燥、冬寒，长夏多湿。春秋易时，寒暑易节，疾病的发生亦有一定的规律可循。咳嗽虽然终年可见，但冬春好发。如何"法于阴阳，合于术数"，"必先岁气，无伐天和"，未雨绸缪，防患于未然，既是当前时间生物医学理论研究的重要课题，也是咳嗽尤其是内伤咳嗽防治工作的研究课题。刘老潜心研究了该病冬病夏治的防治方法。久嗽冬病夏治，以增强机体的自身免疫力，延至冬日减少发病率。呼出心与肺，吸入肝与肾，新病治肺为主，久嗽治肾为先。培土生金，健脾补肺。脾虚者用六君子汤；肺气虚者用补肺汤；气阴两虚者用生脉散；肾虚者酌选七味都气丸、八仙长寿丸、金匮肾气丸等以丸药缓服，贵在预防，药宜常服，勿轻易改弦易辙，或时服时停。

五、顺阴阳 择时用药

我国传统文化的根基《周易》中的易学逻辑体系的一个重要法则，即一分为二阴阳法则，是中医思维模式的渊源。医源于易，易源于数，数源于天文。太极阴阳一分为二法则即为宇宙时空规律。《素问·阴阳应象大论》中指出："阴阳者，天地之道也，万物之纲纪，变化之父母，生杀之本始，神明之府也。治病必求其本。"《易经》谓："一阴一阳谓之道。"大则天体日月星辰，小则人体脏腑表里内外雌雄，均可以一阴一阳以概之，如《素问·阴阳离合论》所云："阴阳者，数之可十，推之可百，数之可千，推之可万，万之大不可胜数，然其要一也。"同时指出："天覆地载，万物方生，未出地者，命曰阴处，名曰阴中之阴。则出地者，命曰阴中之阳。阳予之正，阴为之主。故生因春，长因夏，收因秋，藏因冬，失常则天地四塞，阴阳之变，其在人者数之可数。"阳正其气，万物乃生，阴为主持，群形乃立。"阴在内，阳之守也。阳在外，阴之使也。""阴阳之要，阳密乃固……阳强不能密，阴气乃绝。阴平阳秘，精神乃至，阴阳离决，精气乃绝。"（《素问·生气通天论》）春生、夏长、秋收、冬藏，一年之中有阴阳。子、丑、寅、卯、辰、巳、午、未、申、酉、戌、亥，一日之中有阴阳。《素问·金匮真言论》有专论："阴中有阳，阳中有阴。平旦至日中，天之阳，阳中之阳也；日中至黄昏，天之阳，阳中之阴也；合夜至鸡鸣，天之阴，阴中之阴也；鸡鸣至平旦，天之阴，阴中之阳也。故人应之。"一日之中，十二时辰，应十二脏腑（六脏含心包）。中医阴阳学说为临床治病用药打下了坚实的理论基础，历代医家从中悟出了难以数计的择时用药的宝贵经验，在治疗咳嗽病中亦不例外。刘老作为一代儒医，精究方术，海纳百川，崇前贤垂教，在吸取前人精髓之中亦多发挥。

一年之中，四季治咳，刘老折服河间之说，"春气上升，润肺抑肝；夏火上炎，清金降火；秋湿热甚，清热泻湿；冬风寒重，解表行痰"。反对不分皂白，套用清凉，不分新久，妄予劫涩，实为至理之言。在具体用药上，明·王纶《明医杂著》所论贴切。"春多上升之气，宜润肺抑肝，加川芎、芍药、半夏……麦冬、黄芩、知母……夏多火热，炎上最重，宜清金降火，加桑白皮、知母、黄芩（炒）、麦冬、石膏……秋多湿热伤肺，宜清热泻湿，加苍术、桑白皮……防风、黄芩、山栀（炒）……冬多风寒外感，宜解表行痰，加麻黄、桂枝、半夏、干姜、防风……"

一日之中，阴阳互根，阴阳交变，治咳用药亦宗《金匮真言论》之旨，因时而异。"上半日咳者，胃中有火，加贝母、石膏、黄连。五更咳者同上。其五更咳嗽者，当作脾虚有食为痰治之。黄昏咳者，火浮于肺，不可用寒凉药，宜加五味子、五倍子、诃子皮敛而降之。若午后嗽者属阴虚，即痨嗽也，宜补阴降火，当归、芍药、熟地、黄柏、知母、竹沥、姜汁、天门冬、瓜蒌仁、贝母，此专补阴血也。夫早间吐痰咳嗽属食积，喘促咳嗽属肺气虚火旺，大抵当助胃壮气为主，不可专攻其痰"（《明医杂著·咳嗽证治》）。明·李梴也认为"火咳声多痰少，五更咳多者，食积湿热火流肺中……上半午咳多者，胃有实火……下半午咳多者，阴虚……"（《医学入门》）。刘老谓："夜咳三焦火，晨咳肺家寒。"火分虚实，寒中括饮，虚火滋阴，壮水之主以镇阳光；实火清热，直折其势以保津宁嗽；寒伤中阳，温化痰饮。师古而不泥古，且强调肺为娇脏，慎用苦寒，切忌孟浪。药不宜峻攻、峻敛，免药过病所而伤正，收敛邪气而延病。

六、重证治　不肯掠美

咳嗽一证，病因病机十分复杂，以咳嗽为主症的临床疾病，不仅限于呼吸系统，而且涉及心血管系统的多种慢性疾病，治之失度，有害无益。刘老按外感、内伤分门别类，脉因证治，浑然一体，用药轻灵，清、宣、润、和，不肯掠美，于平淡中求真效、显真情。

外感之中风寒束肺，则肺气失宣；风热袭肺，则肺失清肃；燥热伤肺，则肺失清润；凉燥犯肺，则肺失温润；风动伏痰，则壅塞气逆。内伤之中胃浊脾湿，则肺失宣肃；肝火犯肺，则火刑肺金；辛辣炙炉，则痰热犯肺；肺气亏虚，则清肃失权；肺阴亏损，则虚火灼金；肾气亏虚，则摄纳无权；肾阳不足，则停饮犯肺。刘老以因之内外，邪之燥湿，气之虚实为纲与目，型分十四，各司其属。

1. 风寒束肺

治宜疏风散寒、宣肺止咳。药用紫苏、荆芥、白前、杏仁、桔梗、百部、陈皮、甘草。

2. 凉燥犯肺

治宜疏风散寒、润肺止咳。药用杏仁、紫苏、前胡、枳壳、紫菀、百部、桔梗、甘草。

3. 风热袭肺

治宜疏风清热、宣肺止咳。药用桑叶、薄荷、连翘、桔梗、芦根、前胡、瓜蒌仁、甘草。

4. 燥热伤肺

治宜疏风清热、清肺润燥。药用霜桑叶、沙参、杏仁、浙贝、炙枇杷叶、瓜蒌仁、前胡。

5. 暑湿犯肺

治宜祛暑化湿、宣肺止咳。药用银花、连翘、香薷、白扁豆、厚朴、全瓜蒌、桔梗、六一散。

6. 外寒内饮

治宜温肺散寒、解表化饮。药用桂枝、麻黄、白芍、干姜、细辛、五味子、清半夏、紫菀。

7. 肺热咳喘

治宜清热化痰、止咳平喘。药用麻黄绒、石膏、杏仁、黄芩、连翘、瓜蒌仁、浙贝、生甘草。

8. 肝火犯肺

治宜清肝泻肺、止咳宁嗽。药用桑白皮、地骨皮、黄芩、柴胡、桔梗、瓜蒌仁、杏仁、甘草。

9. 痰湿犯肺

治宜健脾燥湿、化痰止咳。药用法半夏、陈皮、茯苓、苍术、白术、厚朴、款冬花、紫菀、甘草。

10. 痰热壅肺

治宜清热肃肺、豁痰止咳。药用黄芩、栀子、瓜蒌仁、川贝母、竹茹、陈皮、茵陈。

11. 阴虚挟痰

治宜化痰止咳、养血滋阴。药用当归、熟地、法夏、陈皮、茯苓、川贝母、瓜蒌仁、百部、甘草。

12. 阴虚肺燥

治宜养阴润肺、止咳宁嗽。药用沙参、麦冬、花粉、川贝母、百部、炙枇杷叶、藕节、地骨皮、甘草。

13. 肾气亏虚

治宜补益肾气、止咳平喘。药用附片、熟地、淮山药、山萸肉、紫菀、冬花、五味子、茯苓、百部。

14. 脾肺气虚

治宜健脾化湿、补肺祛痰。药用党参、白术、茯苓、淮山药、陈皮、半夏、紫菀、款冬花、炙甘草。

王节斋说："痰之本水也，原于肾；痰之动，湿也，主于脾……若阴火炎上，熏于上焦，肺气被郁，故其津液之随气而升者，凝结而成痰。"观上述各型，凡与痰之与饮相关者，要么顾及"水"之上源；要么涉及"水"之下源；要么念及"水"之转输；要么滋其"水"之本源；总之，立足于一个"化"字，"痰""湿""水"化则"气化"，治痰与治气，相辅相成，轻描淡写之品，宁喘咳不息之候。

《备急千金要方·咳嗽》有十咳之论，即风咳、寒咳、支咳、肝咳、心咳、脾咳、肾咳、胆咳、厥阴咳等，十咳之状各异，十咳之灸穴有别，实《内经·咳论》"五脏六腑皆令人咳，非独肺也"之发挥，简单明了。刘老十四咳之分型与《千金》十咳之谓，同中有异，治之有别，一为灸治，一为药疗，足见中医治病，异曲而同工。

七、纳群言 尤见令德

刘老，可谓一代儒医。弃教业医，治学严谨，稍有闲暇，便爱不释卷，与之谈医论道，师徒唱和，津津乐道。议及部分医籍，吾言上句，他点下句，吾诵前段，他续后文。交往之中，得悉其诸多见解得益于前贤的论著，广纳群言，尤见令德。

诸如清·喻昌《医门法律》一书中所论治咳《律六条》中："凡治咳不分外感内伤，虚实新久，套用清凉药，少加疏散者，因循苟且，贻患实深，良医所不为也""凡治咳遇阴虚火盛干燥少痰及痰咯难出者，妄用二陈汤，转劫其阴而生大患者，医之罪也""凡邪盛咳频，断不可用劫涩药，咳久邪衰，其势不锐，方可涩之，误则伤肺，必至咳无休止，坐以待毙，医之罪也""凡咳而渐致气高汗溃，宜不候喘急痰鸣，急补其下。若仍治标亡本，必致气脱卒亡，医之罪也"等观点，刘老十分推崇。

又如清·吴谦等《医宗金鉴·内科杂病心法》对痰证的论述："痰因津液不四布，阴盛为饮阳盛痰；稠粘黄色为燥热，清稀色白为湿寒""燥痰肺燥涩难出，气逆喘咳卧不舒；面红口干小便赤，清气化痰滚痰孚""湿痰脾湿嗽饮食，倦怠嗜卧面色黄；痰多枳桔二陈剂，饮多苓桂术甘汤"等，刘老从中得到颇多启迪。

再如医家程门雪"痰热阻塞肺络者，不一定表现在苔，而应当注意在脉，右寸滑大，则为依据"；王孟英之谓"治外感须于实处求虚，治内伤须于虚中求实，治实必顾虚，治虚必顾实。"所谓肺实当右寸滑大，还要按其两尺，两尺虚弱才是上实下虚之据，如果两尺不虚，右寸独大，那就可能是实证了。内伤久病，苔脉相参，脉为重要。姜春华之谓："痰黏如丝，似痰非痰，其色透明，非寒非热；此系气虚不能化津，阴虚不能润津之故。"诸论更是刘老临床"证治准绳"，难怪他诊小儿也常舍舌苔从脉，此以为据。

医圣仲景治咳，全不从咳起见，去其支饮，下其冲气，且及下冲气法中之法，游刃空虚，全然已解。因咳而有痰者，咳为重，主治在肺。因痰而致咳者，痰为重，主治在脾。治表者药不宜静；治内者药不息动，在虚人老人皆以温养脾肺为主，稍稍治标可也，皆为经验之谈，刘老崇之，终身受益。

第二章　清虚静泰　"徐百号"　　猛药去疴有妙招

人物简介　徐祖辉，字丕先，（1911—1988），通川区（原达县）复兴乡人。四岁丧父，家徒四壁，才识明敏，勤奋好学。1925年联立中学上学三个月后便去达县同仁药房当学徒。三年后在该药房半工半读。1932年独立行医。1937年开设了"宏仁药房。"中华人民共和国成立前曾历任达县初中、通川中学、达县高中及师范学校校医。1951年任达县医务工作者协会总务长。1952年，与刘独行、龚劲夫创办达县中西联合医院，任主任。曾任达县地区中医医院副院长，副主任中医师。

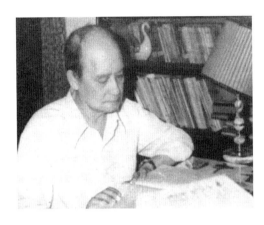

弱冠之年即悬壶济世，业医五十余载。医术精湛，闻名遐迩，四方患者，归之若水，日门诊常逾百人，素有"徐百号"之雅称。

我初访徐老是在1982年金秋。他年届古稀，步履蹒跚，言謇肢颤，病瘫在榻。为光大其学术思想，继承其独特经验，作为徐老助手，尔后与之过从甚密。其人其事，虽经数载，却记忆犹新，历历在目。其鞠躬尽瘁，死而后已的精神催人奋进。

重医德 性甘淡泊

徐老出自寒门，自幼清苦。他忠信笃敬，慎交游；与人相接，无戏言。清虚静泰，淡泊明志，"知名位之伤德，忽而不营；识厚味之害性，弃而弗顾"。1975年中风偏瘫，一病不起。如此残烛，仍满堂生辉，还主动坚持半天门诊，直至完全丧失工作能力。徐老身残志坚，良可慨叹！

勤耕耘 博采众长

徐老自幼学医，师从名流，博采众长，不拘一格。虽有师门授受，继承其说而光大之，但不持门户之见。自非伤寒、温病、河间、丹溪、易水、攻邪、滋阴各派的传人，却孜孜不倦、涉猎诸书，各取所长。徐老伤寒杂病六经辨证择仲景为优；卫气营血及三焦辨证借助温病学说；发挥病因、病机，仿效河间宏论；研究脏腑辨证，取决易水流派；倡导温补脾胃折服东垣、立斋。他攻邪之法，远则取法《素问》《伤寒论》，近则私淑完素、张从正；治妇科崩漏、滋阴降火，效法乎丹溪；治崩漏善后又借鉴于子和，"补脾胃以滋血之源，养肾气以安血之室"。徐老先生可谓"杂家"，博览群书，吸取精华，以丰富自己的知识宝库。《经络学说在中医辨证论治中的指导作用》《中风后遗症的治疗体会》《咳嗽的辨证与治疗》《百日咳》《当归四逆汤加减在临床上的应用》等文中，其学术思想可窥见一斑。

善针灸 用药峻猛

自神农尝百草，黄帝立九针始，药疗、针灸就渐自成为中医治疗疾病的主要手段，至今也是国内外学者研究传统医学中的重要课题。

徐老兼二者之长，两法并用，屡起沉疴。

据文字记载，1937年达县霍乱大流行，哀鸿遍野。时仅弱冠之年的徐先生药以清热化湿、益气生津之剂效果欠佳。乃"结合金津玉液放血，加刺足三里、天穴"，收到很好的疗效。

学针灸不畏艰辛，长途跋涉，1938年远赴重庆拜曾无智为师。在当地，于名医吴卢初、王宥三门下为徒，多得其传。他常筛选药物做穴位薄贴，内病外治，不少疾病，针灸配药物，双管齐下。对高热、遗尿、牛皮癣、惊风、耳聋等尤其如此，用之得法，效如桴鼓。长于对伤寒、肝病、老年病、妇科病及中医外科等多病种的治疗。其自制的"紫霜膏"对淋巴结核破溃及久治不愈的疮疹有显著疗效。

徐老在漫长的业医生涯中，遵古训"胆欲大而心欲细，智欲圆而行欲方"，诊断周密谨慎，用药大胆果断。药虽较猛，但不孟浪。他治疗红斑性狼疮，处方中土茯苓多用至150克，他认为甘淡平和之品非重用不能捣其巢穴。实践证明，量专力宏，无药过病所而伤正之虞。

治崩漏 匠心独具

徐老治崩漏久负盛名。将错综复杂的症候以热、瘀、虚为纲，究明三因，合参脉证。

他认为"热不去则血不宁，虚不扶则血不摄。"虽有澄源、塞流、复旧之古训，但清热凉血、祛瘀止血、益气摄血之法不同阶段均可成立。

治疗中用药精当，经水暴下之血热实证用子芩治阳乘阴位；瘀热并见以童便一杯为引，咸寒清热，祛瘀止血，并指出童便治崩中、漏下，寒、热、虚、实皆宜，而尤多用于瘀热。阴虚血热之证善用生地凉血止血，主张治疗崩漏慎用当归，匠心独具。

徐祖辉先生一生，持脉问病，至精至诚，如唐代王维所言："一片冰心在玉壶"！

老先生医德高尚，善解人意，虚怀若谷，历尽磨难，却矢志不渝。能与之交往，三生有幸。1988年1月3日因脑溢血病故，享年77岁。为寄托哀思，笔者曾草拟挽联一副，悬于灵堂：

贤达怀智德普济百姓，

徐老祖仲圣辉映杏林。

治崩漏单刀祛邪　　澄源流双管齐下

非时而下的阴道出血谓之崩漏，相当于现代医学中的功能性子宫出血。它是多种妇科疾病所表现的共有症状，除功能性子宫出血外，中医还将女性生殖器炎症、肿瘤所出现的阴道出血，纳入崩漏的范畴。

历代医家，对崩漏一证论之者众。《黄帝内经》曰："阴虚阳搏谓之崩。"巢氏《诸病源候论》谓之："如月水非时而下，淋漓不断谓之漏下，忽然暴下谓之崩中。"《济生方》云："崩漏之疾本乎一症，轻者谓之漏下，重者谓之崩中。"李太素云："崩为急疾，漏为缓疾。"

崩漏发病源于冲任损伤，固摄无权。《巢氏病源》谓："若劳伤者以冲任之气虚损，不能约制其经脉，故血非时而下，淋漓不断。"《万氏女科》则从虚的角度分析："妇人崩中之病，皆因中气虚不能收敛其血。"《千金要方》却指出："瘀结占据血室，使血不能归经。"对其病因，论之较详者，《济阴纲目》为是："其为患，因脾胃虚损不能摄血归源；或因肝经有热，血得热而下行；或因肝经有风，血得风而妄行；或因怒动肝火，血热而沸腾；或因脾经郁热，血伤而不归经；或因悲哀太过，胞络伤而下崩。"清代吴谦等著《医宗金鉴·妇科心法要诀》中归纳百家之言，统谓之热、瘀、虚。歌曰："淋漓不断名为漏，忽然大下谓之崩，紫黑块痛多属热，日久行多损冲任。脾虚不摄中气陷，暴怒伤肝血妄行，临症审因须细辨，虚补瘀消热用清。"

徐祖辉先生，治疗崩漏，闻名遐迩。

一、识隐曲　知难而进疗崩漏

《素问·阴阳别论》谓："二阳之病发心脾，有不得隐曲，女子不月，其传为风消，其传为息贲者，死不治。"七情之疾，隐曲难伸，妇人尤多。由于历史上男尊女卑封建伦理观的影响，"唯女子与小人为难养也"，"宁治十男子，不治一妇人"。历代王朝，妇女未受到社会应有的重视，妇女地位卑贱，经、带、胎、产、杂病得不到积极、妥善的治疗，往往病入膏肓，命归黄泉。

笔者在与老先生交往中得悉，他自幼大发恻隐之心，誓救含灵之苦，对妇科患者寄予深切的同情，于是克服阅读的困难，虚心求教，广拜名师，熟谙妇科，古方活用，勤于总结，在崩漏的诊治上积累了丰富的经验，1985年其单病种治疗的学术思想被输入电脑，用于临床。

二、论证治　师古不泥创新意

崩漏二证，首辨热、瘀、虚。凡血色鲜红，量多质稠，心烦易怒，伴头痛、面赤、便秘、溲黄，舌红，苔黄，脉数者，多为热；凡血色紫暗，夹有瘀块，少腹刺痛、胸胁、乳房胀痛或刺痛，舌紫暗，边有瘀斑，脉涩者，多为瘀；凡经血色淡清稀，少气懒言，畏寒，肢冷，腰膝酸软，大便稀溏，舌淡，脉弱或脉沉无力者，多为气虚或阳虚；凡血色鲜红，头晕，耳鸣，目珠干涩，咽干，舌红苔少，脉细数者，多为阴虚。

治之之法，徐老既坚持塞流、澄源、复旧之古训，同时主张审慎澄源。气阴两虚，阴虚内热，或余热未尽者，不可专事收涩。复旧旨在调气血，和脾胃，固冲任。妇人以血为本，"留得一分自家之血，即减一分上升之火"，主张临证留有余地，不可推车碰撞，以致进退维谷，周旋不能，"不得不背城借一时，亦不可草率从事"。徐老极重临床，以虚实为纲，热盛、气滞、寒凝、气血阴阳不足为目，分型论治。其中，热为主者分四型；瘀为主者，分三型；虚为主者分九型，综合自身经验，重药不重方。

（一）邪热实证

1. 邪热炽盛

治宜清热凉血。药用生地、丹皮、黄芩、焦栀子、地榆、煅龟板、侧柏炭、陈棕炭。

2. 湿热内蕴

治宜清热化湿。药用黄芩、黄连、丹皮、焦栀子、白茅根、法夏、萆薢、苍术、厚朴、六一散。

3. 肝郁化火

治宜平肝清热。药用丹皮，焦栀子、黄芩、生地、柴胡、金铃炭、白芍、茜草、海螵蛸、甘草。

4. 肝经风热

治宜息风清热。药用钩藤、菊花、刺蒺藜、生地、白芍、丹皮、蝉衣、焦栀子、黄芩、荆芥炭。

（二）血瘀崩漏

1. 气滞血瘀

治宜行气活血。药用桃仁、红花、当归、川芎、白芍、香附、五灵脂、三七粉、艾叶炭、甘草。

2. 气虚血瘀

治宜益气和血。药用黄芪、党参、川芎、红花、地龙、赤芍、三七须、甘草、丹参、桃仁。

3. 寒凝血瘀

治宜温经通络。药用当归、桂枝、吴茱萸、细辛、赤芍、炮姜、艾叶、川芎、三七粉、甘草。

（三）正虚崩漏

1. 脾不摄血

治宜补气摄血。药用红参须、黄芪、白术、炮姜炭、砂仁、白芍、当归、续断、茜草、乌贼骨。

2. 肾阴亏虚

治宜滋阴补肾，止血固冲。药用熟地、淮山药、枣皮、枸杞、沙参、龟胶、鹿角胶、旱莲草、海螵蛸、甘草。

3. 肾阳不足

治宜温阳止血。药用制附片、淮山药、熟地、鹿角胶、淫羊藿、菟丝子、人参须、杜仲、炮姜、煅牡蛎。

4. 脾肾阳虚

治宜温肾扶阳、健脾止血。药用制附片、参须、白术、茯苓、炮姜、补骨脂、淮山药、潼蒺藜、续断、煅牡蛎。

5. 肝肾阴虚

治宜滋补肝肾、固冲止血。药用生地、淮山药、枣皮、枸杞、地骨皮、龟板、麦冬、丹皮、阿胶、旱莲草。

6. 肾阴阳俱虚

治宜阴阳双补。药用制附片、淮山药、枣皮、熟地、巴戟天、紫石英、枸杞、续断、旱莲草、益智仁、煅牡蛎、生甘草。

7. 气虚血热

治宜益气固冲，清热凉血。药用人参须、黄芪、淮山药、白扁豆、丹皮、生地、煅龟板、地骨皮、知母、旱莲草。

8. 阴虚内热

治宜滋阴清热。药用龟板、生地、丹皮、青蒿、地骨皮、石斛、阿胶、旱莲草、淮山药、血余炭。

9. 劳伤冲任

治宜固冲止血。药用红参须、仙鹤草、续断、三七粉、煅牡蛎、海螵蛸、茜草、甘草。

（四）典型病例

陈某某，女，42 岁。达县河市区农民。因反复阴道出血，淋漓不尽 1 月，于 1962 年 9 月 18 日就诊。

患者操劳过度，既往月经量多，经期延长 5 ～ 7 天。末次月经于 8 月 10 日，经血色淡红质稀，量多，淋漓不尽，伴头昏、心悸、气短乏力、纳呆、寐差、大便稀溏、面色萎黄，舌淡苔薄白润，脉虚数无力。证属脾虚，摄纳无权。精血不能骤升，元气所当急固，治以益气摄血法。药用红参 8 克，炙黄芪 30 克，白术 12 克，炮姜炭 10 克，阿胶 15 克，枣皮 12 克，熟地 30 克，白芍 12 克，赤石脂 15 克，禹余粮 15 克，炙甘草 10 克，童便 1 杯兑服，4 剂。

9 月 22 日二诊：药中病机，血量减少，心悸、气短等全身症状好转，原方去白芍，去红参加参须 12 克，4 剂。

9 月 26 日三诊：出血大减，感腰膝痿软，耳鸣，纳呆，佐以补肾固冲。药用党参 30 克，白术 12 克，淮山药 30 克，茯苓 12 克，续断 15 克，桑寄生 15 克，枣皮 15 克，枸杞 12 克，阿胶 12 克，熟地 12 克，炙甘草 10 克。

10 月 1 日四诊：出血止，诸恙悉平，补益气血，以善其后。药用党参 30 克，白术 12 克，茯苓 12 克，炙黄芪 30 克，当归 12 克，枣皮 12 克，枸杞 12 克，淮山药 30 克，熟地 30 克，阿胶 12 克，炙甘草 10 克。

随访半年，月经来潮，经期 3 ~ 5 天，色量正常，余无不适。

三、出奇兵 斩旗夺关用单刀

用药如用兵。轻浅之病，过于胆大用方，无异小题大做；重危之病，过于小心慎药，无异杯水车薪。徐老先生治病用药以量专力宏著称，不囿于前人复方、大方之说，在辨证准确的基础上，以精锐之师直捣巢穴，克敌制胜。"有故无陨亦无陨也"，无"药过病所"之虞，一些内科杂病屡起沉疴，用治妇科崩漏一证亦如此，普普通通的单品可收立竿见影的奇效。

四、重澄源 童便导引祛瘀热

徐老先生勤求古训，治崩止漏，酌情塞流、澄源、复旧。"急则治其标"，塞流为先；缓解阶段，审慎澄源；复旧重在调气血。气阴两虚，阴虚内热，或余热未尽者，澄源之中推崇"久漏宜通"之说，常用童便一味通瘀热，便是其崩漏治法中的特色之一。

他治崩漏，药远滋腻，慎用收涩，突出"活"字，血活归经，循其常道，其漏自止。他以为离经之血，蓄于体内，瘀血不去，新血妄行。故在崩漏病中，勿论其虚、实何如，只要有瘀热证候，皆以童便一杯为引，咸寒入肾，直达冲任，滋阴降火，止血行瘀，固崩止漏，屡用屡验。于当时环境，均用 7 ～ 9 岁男孩中段尿，趁热服用，又寓"热因热用"之意。农村囿于"童尿赠人易短寿"的传统说法，非亲非故之人难于索取。有条件时，此经验之谈不妨一试。从现代医学角度而言，小便为代谢物，以此为药，难以理喻。中医以此入药，确有奇效，且不仅见于崩漏一证之治。特不厌其烦，记录在案，以此存疑，供学者探索，医者参考。

五、清血热　独钟子芩与细地

早在《医部全录》中就指出："崩漏中，多是止血药及补血药，惟黄芩为末，用霹雳酒下一法，乃是治阳乘阴，所谓治天暑地热、经水沸溢者。"张璐《本经逢原》也提到："古方有一味子芩丸，治女子血热、经水暴下者最效。"《济阴纲目·论崩漏杂治法》中也指出"因热者用黄芩"。明·王肯堂《证治准绳》中指出："热者脉洪、四肢温、心烦口苦燥血沸而成，用黄芩汤、荆芥散……生地黄汁，甚者生地黄汁磨京墨配百草霜冷服。"朱丹溪也指出："崩漏有虚有热则下溜，热则通流"，故主张"气虚、血虚者皆以四物汤加黄芪"。徐老在自己的临床工作中，从先贤的宝贵经验中悟出了子芩、生地在崩漏治疗中的妙用。

考黄芩有枯芩和子芩之分，枯芩中空如肺以清肺热，子芩细实如肠以清大肠热，古人象形之说，正如葛根一茎直上、旁根四达，故用以解项背之强几几一样。前人谓：黄芩味苦，性寒、平，无毒，可升可降也，阴也。其用有四：中枯而飘者泻肺火，消痰利气；细实而坚者泻大肠火，养阴退阳；中枯而飘者，除风湿留热于肌表；细实而坚者滋化源退热于膀胱。《神农本草经百种录》将其列为中品，《本草纲目》也指出黄芩"治风热、湿热……诸失血""得酒上行，得猪胆汁除肝胆火，得柴胡退寒热、得芍药治下痢，得桑白皮泻肺火，得白术安胎"。其经验之谈，至今仍屡用屡验。现代药理研究表明，本品有解热、镇静、降压、利尿、降低毛细血管通透性及抑制肠管蠕动等作用。子芩用于热扰血室、崩中漏下之阴道出血，无论从中医理论，还是西医的实验研究均可得以证实其科学性。徐老的毕生临床验证，虽一鳞半爪，治疗崩漏之奇效亦可窥见一斑，值得效法。

至于生地，清热凉血、养阴生津、滋补肝肾，也成公论。生地，别名地髓，甘、苦、寒，归心、肝、肾经。《神农本草经》谓："逐血痹，填骨髓，长肌肉……"《名医别录》谓："主男子五劳七伤，女子伤中胞漏下血。"《大明本草》也载其"治吐血、鼻衄、妇人崩中、血晕。"生地的提取物能促进血液凝固而有止血作用。鲜生地黄，凉血、生津，效果尤佳。崩中漏下，用之凉血止血、滋阴填髓，四物汤中为君药，也"当之无愧"。徐老用其细生地，量专力宏，但因其性滞而碍胃，故遇胃虚弱、湿滞中满者，常以砂仁拌之，亦不失经验之谈。

第三章　弃教业医五十年　外感热病谱新篇

人物简介

伍伯伦先生（1894—1988），1920年毕业于成都外语学院。早年从事英语及国文教学。

大学执教期间，他染上了痨瘵之疾。咳嗽、咯血、形瘦、乏力，延医诊治（包括在法国人开设的医院治疗）药无良效。若无强健身躯，徒为饱学之士。经反复思索，萌生学习中医之志。

其父伍谵川，乃当地名中医。伯伦先生便一边执教，一边学医。1935年始弃教业医。半路出家，涉足杏林凡50余年，辛勤耕耘，学验俱丰。

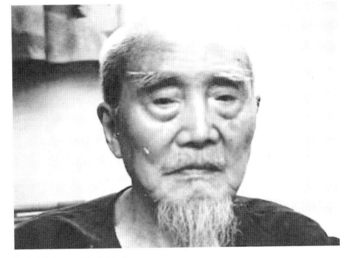

伍伯伦先生暮年身体欠佳，养病在家，杜绝会客。精诚所至，金石为开。为抢救名中医宝贵经验，1983年，我作为达县地区总结名老中医经验领导小组成员，经多方引荐，始得以面见老先生。伍老情钟中医，愿意将其宝贵经验留传后世，济世活人。方物色助手，本章所述仅为昆山片玉。

他在临床工作中，不落俗套，同中求异，辨证精当，常出奇制胜。拜访中，他曾讲到一个早年用失笑散治疗产后大出血（席汉氏综合征）的典型病案。患者系初产妇，大户人家千金。产后出血不止，请来当地中西医名家坐诊治疗。前医给予了常规的补液、补气、补血等对症治疗，仍无显效，出血淋漓不止。日久人瘫式微，众医束手无策，认为已病入膏肓。当年，伍先生虽较年轻，但已小有名气，于是病家请其出诊。他临危不惧，详审舌脉，发现脉微，舌淡，舌下有散在瘀点，认为仍有蓄血。瘀血不去，则新血妄行，下其蓄血，疏其脉道，引血归经，出血当止。遂提出在扶正的基础上，以蒲黄、五灵脂去离经之血。众医赫然，不以为然。病家无可奈何，只得一试。患者在补液、补气、补血的前提下，服用失笑散，患者化险为夷，转危为安！非胆大心细，辨证精当，难得有此逆流挽舟之奇效，令同道叹服，一度传为佳话。据载，他同样用失笑散治愈了一位农村少妇的产后大出血。患者经他医治疗无效，不得已坐以待毙。家属抬其返家途中，经人介绍，转求伍先生，仍用"失笑散"救人一命（注：失笑散，出自宋·《太平惠民和剂局方》，由蒲黄、五灵脂两味药物组成。主治瘀血停滞症。原本用于瘀血阻滞，胸脘疼痛、产后腹痛、痛经等症。孕妇及血虚者不宜。古代记载这种病患者是"心腹痛欲死"之人，服此药后"不觉诸证悉除，只可以一笑而置之矣"，故称它为失笑散）。

伍老先生对脑病、外感热病亦有独到见解。其外感热病的治疗经验有专篇论述。

伍老先生大医精诚，不愧为一代名医。

外感热病君柴葛　伯伦儒医济苍生

一、辟蹊径　外感热病崇柴葛

伍老先生凭借扎实的文化功底，兼之教员特有的逻辑思维能力，弃教业医，一丝不苟。他以审慎的目光、严谨的求实态度研读医书，研读病人，从临床中印证前人经验，在实践中摸索规律，从而在一些方法学上有所创新，在当地当时的医学界以药少而精、量专力宏著称。其诊治外感热病经验兹整理如下。

（一）受启迪，外感热病柴葛解肌

外感热病，病种复杂。伤寒病热、感染性急性热病，历代医家著述浩瀚，琳琅满目。原始社会的神农时代，《淮南子》记"神农尝百草……一日而遇七十毒"。黄帝时代出现了象形文字。黄帝与岐伯，君臣应对，以明经旨。公元前3世纪战国末期形成的《黄帝内经》不乏热病的阐述及针法的治疗。奴隶社会时进入青铜器时代，用铜针放血治痧，有了汤液醪醴（酒）的治疗方法。封建社会进入医学百家争鸣时期后，对热病的认识、治疗可谓"百花齐放，异彩纷呈"。《尚书·洪范》始论木、火、土、金、水，后世论及生、克、制、化。《诗经》亦载中药，包括清热解毒及"杀药（由著名炼丹家生产的化学药物）"。《周礼》天官一事，出现了内科、外科的分科雏形——"疾医""疡医"。《汉书艺文志》记载了医学基础理论的形成即"三世医学"：伏羲制九针、黄帝论脉经、神农尝百草。均不乏热病的论治。此期至今可考的经典就有《黄帝内经》《伤寒杂病论》《神农本草经》《难经》（后世的《中藏经》，托名华佗著）、陈无择的《三因极一病证方论》、巢元方的《诸病源候论》、王叔和的《脉经》、吴又可的《温疫论》、龚庆之的《刘娟子鬼遗方》、孙思邈的《千金翼方》、晋代的《小儿颅囟经》、宋代钱乙的《小儿药证真诀》（有的谓《小儿药证直诀》）、皇甫谧的《黄帝针灸甲乙经》。金、元时期主火派的代表刘元素及其代表作《素问玄机原病式》，反对多用香燥的药物，认为一般疾病皆有火。他将火分为相火与君火，引申"亢害承制"的理论，指出：火潜则无恙，亢则为害。攻下派的代表张子和及其代表作《戴人书》《儒门事亲》，从《内经·六元正纪大论》中一句话："发表不远热、攻里不远寒"引申其义，提出：发表用热药、攻里用寒咸，发表攻里是寒热殊途。其认为："医之法，果多乎哉？否，攻里以寒，发表以热"，归纳了汗、吐、下三法，天、地、人三因：在天，风、寒、暑、湿、燥、火；在地，雾、露、雨、雹、冰、冻；在人，酸、苦、甘、辛、咸、淡。养阴派的代表朱震亨，作为刘河间的弟子，学术渊源于相火致病，提出了"阴虚阳亢"的观点，认为"阳常有余、阴常不足"，《丹溪心法》一书对后世影响极大。明代王安道将温病单列一类，提出温病不得混称于伤寒，将狭义的伤寒及中风、温病、热病、湿温统归入广义的伤寒之中（伤寒有五）。清代叶天士的《临证指南》、吴鞠通的《温病条辨》、王孟英的《温热经纬》、薛生白的《湿热病篇》、雷丰的《时病论》、吴又可的《温疫论》以及近代不少医家对热病的论述，林林总总，洋洋大观，均不乏真知灼见。伍老先生对上述著作博览的基础上，勤于思考，汲取精华，验诸临床，勇于实践，颇多启迪，并敢于同中求异、标新立异。就用药而言，在半个世纪的临证中整理出了自己的临证用药经验，尤其推崇外感热病用柴胡、葛根。

（二）柴葛清热，应用广泛

柴胡，《神农本草经》列为上品，味苦平，主心腹，去肠胃中结气（注：轻扬之体能疏肠胃之滞气）、积聚（疏肠胃之滞气）、寒热邪气（驱经络之外邪），推陈致新（综上三者言之，邪去则正复也），久服轻身明目益精（诸邪不能容，则正气流通故有此效）。《神农本草经百种录》注："柴胡，肠胃之药也，观经中所言治效皆主肠胃，以其气味轻清，能于顽土中疏理滞气，故其功如此。天下唯木能疏土，前人皆指为少阳之药，是知其末而未知其本也。张仲景小柴胡汤专治少阳，以此为主药。何也？按，太阳阳明之间而传经。伤寒论传经次第，先太阳、次阳明、次少阳，然则少阳虽在，乃居阳明之后，过阳明而后少阳，则少阳反在阳明之内也。盖以所居之位言之，则少阳在太阳、阳明之间；以从入之，导言之，则少阳在太阳阳明之内，故治少阳，与太阳绝不相干，而与阳明为近。如小柴胡汤之半夏、甘草，皆阳明之药也。唯其然，故气味须轻清疏达而后邪能透土以出，知此则仲景用柴胡之义明而柴胡为肠胃之药亦明矣。"《药性论》谓："治热劳骨节烦疼，热气肩背疼痛……主时疾内外热不解。"《本草纲目》言："治阳气下陷，平肝、胆、三焦、包络相火……妇人热入血室……小儿痘疹余热，五疳羸热。"《本草正义》："约而言之，柴胡主治，止有二层：一为邪实，则为外邪主在半表半里者，引而出之，使达于表而外邪自散；一为正虚，则为清气之陷于阳分者，举而升之，返其宅而中气自振。"柴胡，归手足少阳阴厥阴经，具和解退热、疏肝解郁、升举阳气之功。现代药理研究表明，柴胡含柴胡醇等挥发油、脂肪油、三萜皂戒、葡萄糖等成分，能抑制结核分枝杆菌，其煎剂有解热作用。动物试验证明，柴胡还有利胆、抗脂肪肝和抗肝损伤等作用，目前已制成复方柴胡注射液以解热抗病毒。综上所述，伍老先生从中悟出两点：一是病位而言，太阳在表、阳明在里、少阳位居半表半里，具表里枢转的重要地位；二是柴胡入少阳之经，可将本经之邪及深入阳明之邪借其转枢之力从里或从半表半里经太阳之表而外出。柴胡具清热作用，其性轻清疏透，故治外感所致热病，以之为君。

葛根，性甘、凉，为阳明之引经，归脾、胃经。《神农本草经》："主消渴，身大热，呕吐，诸痹，起阴气，解诸毒。"《名医别录》谓："疗伤寒中风头痛，解肌发表，出汗，开腠理，疗金疮止痛，胁风痛。"又谓："生根汁大寒，疗消渴、伤寒壮热。"该品具有发表解肌、升阳透疹、生津止渴之功；含黄酮类及淀粉。有解热和降低血糖、温和地降压、改善脑循环及外周循环等作用。临床报道，其水煎剂治疗高血压病伴颈项强痛，它与汉代张仲景用治太阳病"项背强几几"及清代陈修园谓"其茎直上，旁根四达、故解太阳之经输"的象形注释有"远源杂交"，异曲同工之妙。葛根既能解肌表热，又能生津止渴，而温热阳邪，易伤津耗液，伍老选取此药治外感热病，兼具君、佐之功。柴、葛合用，相得益彰，正应了《药性赋》中"疗肌解表，甘葛先而柴胡次之"的论述。

将柴、葛同用为主药，组成一方，始见于《伤寒六书》，原名葛根汤，"治足阳明胃经病证，目疼、鼻干、不眠、头痛、目眶痛，脉来微洪……"

伍老认为，外感病中属温热病邪引起的十之有八，寒邪所致者十之一二，前者用桑菊饮、银翘散诸方往往效果欠佳，用麻黄、桂枝等品，于后者尚可，但对前者不宜，遂寻求一种临床疗效较好、加减又方便的方药组合形式，于是以柴胡、葛根为主药自拟新方，以求邪自外入者仍从外出，强调祛邪务尽，但又避免孟浪，欲速则不达，并以一种日常生活中的自然现象来比喻：如人脱衣，外衣未脱掉，内衣怎能去之？朴实无华，形象生动。

外感热病夹湿，柴葛平胃散主之。

外感高热，诸如肺炎、肺脓肿、急性扁桃体炎、腮腺炎等急性热病的早期，柴葛清热汤主之。药用柴胡、葛根、枳壳、黄芩、白芍、草果仁、六一散，即柴葛疏风散化载。用药时主张时时顾护正气，重视脾胃，方中炒枳壳、煨粉葛，理胃调中，升发清气。脾胃虚弱，宁可再剂，不可重剂。腮腺炎，即温毒发颐，柴葛清热汤去枳壳、草果，加银花、连翘、僵蚕、青黛（包煎）、浙贝母，赤芍易白芍。外用青黛、清水拌蛋清调和，毛笔涂之患处，其效更佳。

乳蛾（化脓性扁桃体炎），柴胡清热汤去黄芩、白芍、草果仁，加银花、连翘、射干、马勃，合碧玉散。

肠澼（菌痢），柴葛清热汤加黄连、当归。热退和解调中，四逆散加神曲；热退津伤，四逆散加玉竹；养阴息风，四逆散加菊花、钩藤。

王孟英谓："精之未尽者，尚有一线生机可望，若耗尽而阴竭，如旱苗枯矣，沛然下雨，亦曷济耶。"伍老对热病用生津止渴的煨葛时时顾及津液，既不恋邪、又能扶正。未雨绸缪，防患未然，愚以为医者不可以为寻常之品而忽视之。

二、治热病　条分缕析起沉疴

伍老先生对外感热病研究颇深，分型论治不拘一格。辨证简明，用药简练，柴胡、葛根巧用方中，游刃有余，兹介绍如下。

（一）风温（热伤风）

证见发热恶风，清涕，鼻塞，咽痛，咽痒。治宜疏风解热，疏风散主之，药用苏薄荷、葛根、荆芥穗、苍耳子、炒枳壳、六一散。

（二）风温伤卫

证见发热微恶风寒，头痛，目眩，身痛不堪，脉浮数，右大于左。治宜辛凉解表，柴葛解肌汤主之，药用柴胡、粉葛、炒枳壳、黄芩、白芍、六一散。

（三）冬温犯卫

证见冬令应寒反温，头痛发热，心烦口渴，微恶寒，溲赤，舌红。治宜清温解表，柴葛解肌方去滑石，加竹叶、桑叶。

（四）寒热如疟

证见午后发热，微恶寒，寒热往来如疟状，伴头昏、身软乏力、厌食、思睡、溲黄，舌红。治宜和解少阳，药用柴胡、青蒿、青皮、黄芩、草果、白芍、六一散。

（五）风毒在卫

证见发热微恶风寒，面垢，皮肤斑疹红肿痒痛，伴口燥、咽干、欲饮冷。治宜疏风透表、清热解毒，药用银花、僵蚕、葛根、柴胡、连翘、枳壳、六一散。

（六）风热在卫

证见热重寒轻，微恶风，口燥咽干，喉痛微渴，咳嗽，舌边尖红。治宜疏风清热，药用柴胡、葛根、银花、桔梗、黄芩、前胡、枇杷叶。

（七）阳明腑证

证见日晡潮热，大便秘结，或热结旁流，腹部按痛，甚则时有谵语，苔黄燥，脉沉有力。治宜通腑泄热，药用葛根、厚朴、黄芩、白芍、风化硝、甘草。

（八）热灼营阴

证见身热夜甚，心烦躁扰，口不甚渴，舌质红绛无苔，脉细数。治宜清热泄热、透热转气，药用柴胡、粉葛、炙鳖甲、炒枳壳、白芍、六一散。

（九）肺热发疹

证见身热咳嗽，红疹瘙痒，舌尖红，脉浮数。治宜宣肺泄热、凉营透疹，药用葛根、薄荷、银花、连翘、赤芍、丹皮、生地、前胡、杏仁、甘草。

（十）热中气分

证见初即高热烦渴，头痛，面赤，咽红，脉洪大有力。治宜清气解热，药用柴胡、粉葛、石膏、知母、天花粉、芦根、甘草。

（十一）暑热

证见夏热，面赤烦渴，头痛，有汗，脉数。治之首用辛凉，次用甘寒，终用甘酸。药用柴胡、葛根、竹叶、炒枳壳、黄芩、天花粉、白芍、六一散。汗多、脉洪大，加生石膏、炒知母；心烦、舌赤，加栀子，合碧玉散；汗多、脉散大，加太子参、麦冬、五味子；昏厥、抽搐，加安宫牛黄丸。

（十二）湿温犯卫

证见汗出热不解，恶寒身困重，头胀痛如裹，脘腹满闷，呕恶，苔薄微腻，脉濡数。治宜解表化湿。药用柴胡、藿香、佩兰、竹叶、杏仁、苡仁、白蔻仁、竹茹、甘草。

（十三）邪伏膜原

证见寒甚热微，苔白厚腻浊，伴身痛无汗、肢体沉重、呕逆胀满，脉弦。治宜开达膜原、辟秽化浊，药用柴胡、炒枳壳、白芍、草果仁、黄芩、法夏、厚朴、甘草。

（十四）中焦湿热

证见烦闷身热，脘痞泛恶，口渴不饮，苔黄腻。治宜清热利湿、和中止逆。药用煨粉葛、苍术、炒厚朴、陈皮、法夏、竹茹、黄芩、六一散。

（十五）湿热食滞

证见脘痞，低热，便溏不爽，胸脘痞闷，腹痛绵绵，苔黄腻。治宜祛湿清热、泻下积滞，药用葛根、炒厚朴、枯芩、炒枳壳、白芍、大黄、茯苓、神曲、甘草。

（十六）大头瘟

证见初起憎寒壮热，头颈掀肿或咽喉疼痛，热势鸱张，口渴引饮，苔黄，脉洪数。治宜疏风透邪、清热解毒，药用柴胡、葛根、薄荷、僵蚕、赤芍、连翘、黄芩、板蓝根、马勃、桔梗、六一散。

（十七）烂喉痧

证见咽喉红肿疼痛或溃烂，肌肤丹痧隐隐，初起憎寒发热，继则壮热烦渴，苔白干燥，舌红，脉弦或弦数。治宜疏表透邪、毒从汗解，药用银花、薄荷、僵蚕、柴胡、葛根、赤芍、桔梗、射干、板蓝根、碧玉散。

由是观之，伍老先生毕生医业，不仅皓首穷经，熟研热病，无论时病、疫病，一览无余；而且在用药上熟玩柴葛，游刃有余，别开生面，独树一帜。其以药统方，一方多病，启迪后学。

第四章　眼科名师重经方　耄耋之秋仍精勤

人物简介

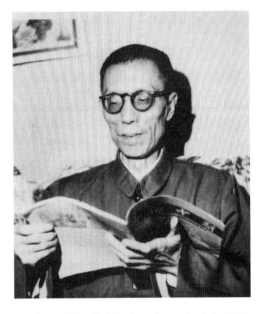

徐先彬，（1913.12—2004.11），开江县人。1939年毕业于四川国医学院[①]本科第一班。留校任教务员、副教授，兼任《四川医药改进月刊》编辑。1952年任开江县任市区卫生所所长，1962年调入开江县人民医院，副主任中医师。

徐先生善于运用经方治疗各种疑难杂症，尤其以中医内科、眼科见长。

1983—1984年间，在其助手肖启美医生的陪同下，笔者有幸拜访了老先生，受益匪浅。

他记闻赅博，满腹经纶，勤于笔耕，著述颇丰。其豁达大度，矢志不渝，1983年，年届七旬还光荣地加入了中国共产党。

徐老学术上博采众长，且多发挥，尤其眼科。眼科的五轮学说是在《黄帝内经》的基础上形成的。它将眼自外向内分为肉轮、血轮、气轮、风轮、水轮五个部分，分别内应脾、心、肺、肝、肾五脏。脏有所病，可现于轮，以轮为标，以脏为本。之所以谓之为"轮"，是取其形圆如车轮，能灵活运动之意。五轮学说强调"眼通五脏，气贯五轮"。所以，五脏功能健旺，精、气、血、津液充盈和调，上注头目，则视清目明。五脏有病，则可影响视觉，甚至出现目睛相应部分（即"轮"）的形色的异常变化。老先生通过长期的临床观察，认为传统的五轮辨证法存在缺陷，提出了眼的"整体观念"和"五轮定位，病因、八纲定性"的综合辨证方法，实有见地。

徐先生善于总结临床经验。先后著有《中医眼科新义》《近世纪开江县卫生历史资料》《实用单验方》诸书，省级刊物发表了《小陷胸汤治疗胆道蛔虫病》《黄汗治验》等10余篇论文。

徐先生注重青年中医人才的培养。工余之际，撰写了20余万字的《古典原著》教案，独自一人，在县医院举办了《中医古典医著》提高班，难能可贵。

老先生更注重德育。九十高龄，为了教育后代传承中华民族的传统美德，自编了1 500字的《社会公德四字经》，奉献给全院职工，传为美谈。

徐先生实至名归，先后担任开江县政协第五、六届委员，第四、五、八、九届县人大代表，第九届县人民委员会委员。获"省卫生工作先进工作者""四川省职工劳动模范""四川省名老中医"，

[①] 现成都中医药大学。

以及"地区老有所为精英奖"等荣誉称号。

第一节　小儿泻扶阳为要兼补阴

小儿腹泻，无不损脾。长期以来，在李东垣《脾胃论》的影响下，历代医家大都对脾阳虚损较为重视，而对脾阴不足论之不多、重视不够，偶有述及，皆脾胃阴虚笼而统之。故在一定程度上影响了在小儿腹泻等临床治疗的疗效。开江县名老中医徐先彬先生就此进行了专题讨论，兹整理如下。

一、脾藏营　脾阴可考

脾有阴阳，早在战国时期的《黄帝内经》中就有相关记载。《灵枢·本神篇》说："脾藏营。"《素问·经脉别论》说："脾气散精。"不但阐明了脾阴的存在，而且言简意赅，阐明了脾阴的实质是有形的物质，即营血和水谷之精气。《素问·平人气象论》中更进一步地指出："脏真濡于脾，脾藏肌肉之气也。"濡具有滋养、润泽之意，即脾得精气、营血的滋养，则脾气始健，肌肉乃充，概括了脾阴的功能。

自明代以来，随着认识的不断深化，脾阴理论被视为一种学说，有了一定程度的发展。其中特别值得一提的是清代吴鞠通的《温病条辨》，该书指出："泻而腹满甚，脾阴病重也"。觉察到了脾阴虚亦可致腹泻的重要性。所以吴澄在《不居集》十分中肯地指出："古方理脾健胃，多补脾胃之阳而不及脾胃之阴。"近些年来，国内一些学者对此进行了卓有成效的研究，虽有争鸣，但脾阴理论在脾胃学说中的重要位置已被认识。

二、阴阳悖　运化无序

众所周知，脾主运化、升清、喜燥、恶湿，但运之与化、清之与浊、燥之与湿则是矛盾对立统一的两个方面，分属阴之与阳，"阴平阳秘"，则"精神乃治"，就脾胃功能而言，阴阳乖张，则运化无序。

脾主运化，是由脾阴与脾阳共同完成的。脾阴是脾气（阳）活动的物质基础，脾气（阳）是脾阴生成的力量源泉，"阳生阴长"，相辅相成。

运之与化，对立统一，不能混为一谈。从生理学角度而言，运，指吸收；化，指分解、消化。吸收，是小肠的功能活动，属阳；消化，是消化液里所含的多种消化酶，属阴。消化液（阴）的生成，有赖于有关脏腑的功能活动（阳），有关脏腑的功能活动（阳）又必须依靠经消化后的营养物质（阴）为之滋养，才能保持正常。如果两者失去协调，运而不化，或化而不运，都会因之导致腹泻等病的发生。

升清之义，清，指水谷之精气。升清，即《素问·经脉别论》所谓："脾气散精，上归于肺"之意，反映了脾阴的存在和气阴之间的关系。设想，如果脾无阴精，即无可升之清；脾无阳气，何来助升之力？阴阳平调，升降有序，乃复其常。

关于燥湿问题，人们难免对"脾喜燥恶湿"持怀疑态度。这是因为，设或脾阴不足理当滋养，照此办理不正是顺脾之所恶（湿）而逆其所喜（燥）吗？其实，喜燥与恶湿是相对而言的。喜燥的目的，在于除湿，如脾为湿困（邪气），必须用温燥、芳化、淡渗等法以祛之，从而保持脾的正常运转，而并非意味着燥伤脾的阴精（正气）。如果分割开来，盲目地温燥，必将导致脾之气阴两伤的不良后果。

三、同为阴　脾胃有别

脾有脾阴、脾阳，胃有胃阴、胃阳。脾胃同属于土，但脾为坤土，胃为乾土。坤土属地为阴，乾土属天为阳。同为阴者，脾阴、胃阴虽然密切相关，但又不可等同。胃之腐熟功能有赖胃阴、胃阳协同作用。从某种意义上讲："胃为水谷之海"，对阴精的需要量还更大。从解剖而言，脾之与胃，以膜相连；从功能而言，一升一降，互相滋渗；从临床而言，脾阴胃阴，交互并见。正如唐容川在其《血证论》中说："脾阳不足，水谷固不化，脾阴不足，水谷亦不化也。"譬如煮饭，釜底无火固不熟，釜中无水也不熟也，十分形象与深刻。因此，不少医家认为脾阴、胃阴，在治疗上无须细分，可统称为脾胃之阴。也有人认为，脾阴与胃阴理论上可分，实际上难分。这些观点，不够恰当。因为脾、胃两者功能、性质等完全不同。如胃阴多指津液，脾阴重在营血。胃阴之伤，多由热灼，其来也，速；脾阴之伤，多由渐损，其来也，缓。若不细分，则治疗用药就会失去重点，贻误病情。

王九峰谓："脾阴不足，不能运食"，临床上常表现为纳食不化，食后腹胀，面色无华，精神不振，皮肤松弛，肌肉瘦削，口干不欲饮，或饮亦不多，伴手足烦热，表情不安，舌质淡红，少苔，脉细数或涩等。

李中梓说："不能食者病在胃"，临床可见饥不欲食，口渴欲冷，干呕，呃逆，胃部灼热，心烦不安，舌红少津或无津，脉来细数等。

脾阴、胃阴不足，临床治疗上方法亦有差异。脾阴虚，治宜甘淡补脾，药如莲米、淮山药、扁豆、芡实、薏苡仁等。胃阴虚，治宜甘寒养胃，药如麦冬、天花粉、石斛、梨汁、蔗浆之类。

四、脾阴虚　小儿致泻

脾阴虚，在成人常表现为大便难，在小儿又常表现为小儿泻。这是因为乳食不节，损伤脾阴，阴（消化液）虚则无可运化，致水谷（母乳）并走大肠而为泄泻，且泻出物多为未消化物。针对病因及小儿稚阴稚阳的生理特点，宜用甘淡之品，此即《素问·刺法论》中所云："欲令实脾……宜甘宜淡也。"参苓白术散、资生丸等方剂，均可选用。其中人参、白术，在一般情况下，似嫌过温，可酌情取舍，但当阴损及阳时，又颇为适宜。由于脾气喜升，葛根、荷叶适时加用。食滞须化，麦芽、谷芽、焦山楂等，不可或缺。若脾病及胃，或加沙参、麦冬、石斛等以生津；或加藿香、陈皮等以和胃，随证加减，灵活化裁。

小儿泄泻，常多兼证，如脾阴虚而兼有外感者，可根据气候、季节、机体素质的不同情况酌加解表药，诸如香薷、藿香、防风、银花之类。如属湿热内蕴，泻下黄浊臭秽，甚或带有黏液者，则加用黄连、黄芩等品。

至于后期恢复阶段，用锅巴莲肉汤颇为适宜。方用莲米（去心）、芡实等份，共煮熟，加入焦锅巴一块，冰糖适量再煮片刻，食用。每天一次，不宜过量，缓缓调补，收效良好。

脾处中州，与其他四脏亦有不可分割的关系，其中尤其与肝的关系密切。当泄泻而兼有腹痛、脉弦者，为木乘土位，可加白芍以平肝镇痛；泻久气阴两伤，散精不足，（肺）金气大虚，下陷而直肠脱出者，亟宜大量参、芪以益气举陷；肾虚不固，大肠失约，宜加用补骨脂。

　　总之，调补脾阴，目的在于使脾阴、脾阳保持相对平衡，特别是在小儿泄泻的病例中，既不可只重脾阳而忽视脾阴，亦不应强调脾阴而忽视脾阳，只有从整体观念出发，才能收到较好的临床效果。

五、重实践　临床应验

　　例1　伤暑夹食腹泻案

　　李某某，男，3岁。于1983年7月18日初诊。

　　患儿因产下后即缺乳，用米糊、稀粥喂养。饥饱不匀，曾多次发生腹泻，身体虚弱，发育不良，家长乃劝食各种富含营养的食品。此次时值盛夏，突然腹泻，排泄物初为黄色浆液便，夹有未消化食物，续之为白色黏稠液，尿少，口渴，饮不多，腹泻每日4～6次，因西药无效，遂于1983年7月18日转求徐先彬先生中医治疗。

　　症见：面色苍白，形瘦，心烦不安，泻时呼腹痛，泻后痛减，手心热，舌质淡红，苔薄白，微腻，脉濡数。诊为泄泻，暑热夹食，脾阴素虚，乃虚实夹杂、本虚标实之候，治宜标本兼顾，法当祛暑消食、运脾助化、升清降浊。

　　处方：

　　白扁豆10克，茯苓10克，白芍6克，麦芽6克，黄连2克，藿香3克，滑石10克，鲜荷叶5寸见方1块。水煎服。严格控制饮食。

　　服一剂后尿量增多，病情好转，续服一剂泻止，急性症状消失，改用参苓白术散去白术、砂仁，人参改用太子参，加入麦芽、鸡内金，调理半月痊愈。

　　〔按〕扁豆、茯苓调补脾阴以助运，麦芽消食助化，荷叶清暑升清，滑石渗湿热以别浊，藿香芳香除秽，黄连清热燥湿，佐白芍柔肝止痛。诸药合用，切中病机，收效甚捷。

　　例2　脾虚泄泻案

　　朱某某，男，6岁。因反复腹泻2年，复发半月，于1982年4月20日初诊。

　　患儿两年前不明原因出现腹泻，时发时止，时增时减，一般每日2～4次，为稀溏便，夹有食物残渣。初起，服黄连素、氯霉素等可暂时缓解，半年后服之无效，此次复发半月，乃转求徐先生中医诊治。

　　症见：面色黄晦，中度消瘦，表情淡漠，精神萎靡，手足心热，食后腹胀，口干不欲饮，睡时流涎，舌质淡红少苔，脉细数而涩。此属脾阴不足，运化无力，治宜健脾助化、敛阴止泻。

　　处方：

　　淮山药12克，芡实10克，鸡内金3克，麦芽10克，太子参10克，白扁豆10克，乌梅10克，甘草3克，葛根6克。

　　上方连服4剂，泻止，食欲渐增，减去乌梅，加黄精10克，陈皮3克，续服10剂，痊愈。一年半后随访，很少复发。

　　〔按〕久泻伤阴，脾运无力，故用大量甘淡之品，佐以麦芽、鸡内金，补脾阴以助运化；由于脾气喜升，故用葛根以升清；因久泻宜固，故用乌梅以涩肠，诸药合用，共奏补脾阴、助运化、敛阴涩肠之功。

第二节 漫话仲景医德观

医之仲圣犹儒之孔子，盖明药性始于《神农本草经》，论病情始于《灵枢》《素问》，以药治病始于《伊尹汤液》，而集伊圣及上古相传之方，奠定理论与实践相结合之基础者乃张仲景其人，以大医恻隐之心普救含灵之苦。开江县名医徐先彬先生对张仲景所著《伤寒论》原序的学习，颇有心得，从中领悟到积德行善、急病人之急的医德观。

徐氏认为，"《伤寒论》原序扼要叙述了张仲景所著《伤寒杂病论》成书的原因和经过，全文六百余字，充分体现了中华民族的优良传统。"

一、治病救人　匹夫有责

东汉末年，群雄割据，硝烟弥漫，战火不息，百姓饱受战乱之苦，又感伤寒之疫，哀鸿遍野，满目疮痍。仲景"感往昔之沦丧，伤横夭之莫救"，慨然以治病救人为己任。于是弃儒业医，"乃勤求古训，博采众方"，广览群书，复参己见，刻苦钻研，条分缕析，编辑了《伤寒杂病论》一书，奠定了理论与实践相结合的基础，为临床医学的发展，星火燎原，激发了明艳的曙光，旨在如其原序所言，"若能寻所集，思过半矣"。

治病救人，需淡泊名利。仲景针对时弊，鞭挞了那些"不留神医药，精究方术"而唯以"竞逐荣势、企踵权豪、孜孜汲汲、唯名利是务"的居世之士，同时又对"越人入虢之诊，望齐侯之色"之超群绝伦的高超技艺赞叹不已。两相对照，为己及人，爱憎分明。对当时庸医的鞭挞，也是唤后世同道之警醒。历史上弃儒业医者不乏其人，"救人一命，胜造七级浮屠"，崇尚良好医德与唐代孙思邈《大医精诚》之宏论同声相助，隔世而鸣矣。

二、批评守旧　力倡创新

中医药学作为一门来自自然、服务社会、造福人类的自然科学，有其独特的理论体系，"经络府俞，阴阳会通，玄冥幽微，变化难极"，必须"才高识妙"，融会贯通，才能"探其至理"。仲景一针见血，对那种"不念思求经旨以演其所知"，仅"各承家技，始终顺旧"的医匠持鲜明的批判态度。如此"省疾问病，务在口给""按寸不及尺，握手不及足"，不过是"窥管而已"，必然草菅人命，涂炭生灵。这种敢于抨击医界时弊的大无畏精神在当时是十分可贵的。

中医学作为一门实验医学，经验的积累应避免低水平的重复，无论家传秘方，还是临证心得，理应是祖国医学的一个重要组成部分，是一笔不可忽视的宝贵财富。当今政府组织抢救总结名老中医经验，也基于此。仲景的态度，并非否定继承前人经验，而是反对不求甚解，不思创新，"始终顺旧"的时弊。

不破不立，不塞不流，破字当头，立在其中。仲景一部《伤寒杂病论》，兼论伤寒及杂病，创造性地运用太阳、少阳、阳明、太阴、少阴和厥阴六经辨证论治外感热病。六经分证之中又寓"阴、阳、表、里、寒、热、虚、实"八纲辨证。如《伤寒论·太阳篇》云："病有发热恶寒者，发于阳也，无热恶寒者，发于阴也。"用了阴、阳辨别疾病的属性。以太阳病在表、阳明病在里、少阳病在半表半里来辨别病位的浅深，等等。又其六经病的治法亦包含了"汗、吐、下、和、温、清、消、补"八法，如麻黄汤的汗法、瓜蒂散的吐法、承气汤的下法、小柴胡汤的和法、四逆汤的温法、白虎汤的清法、生姜泻心汤的消法、炙甘草汤的补法，等等。由是观之，六经之辨八纲备焉，论治之中八法备焉，以六经为纲，条分节判。"见病知源""视死别生"，实为张仲景指导外感热病的历史性贡献，为后世的卫、气、营、血及三焦辨证等奠定了良好的基础，仲景其人亦不失为我国古代的一位伟大的医学家，时至今日，不仅国人景仰，也令世人叹服。

三、医无贫富　一视同仁

用什么态度对待患者，是一个医者恻隐之心的试金石。在《伤寒论》原序中，仲景明确指出，既要"上以疗君亲之疾"，又要"下以救贫贱之厄"，正如后世孙思邈所谓"不分老幼妍媸、怨亲善友、华夷愚智、普同一等"，是其最好的诠释。文中之"贱"指地位低下。治病不得以相貌取人，不得以贫富别论，摒弃"看人说话"的陈腐观念，可见古人之心灵与日月辉映，但愿"医无贫富"的美德光照千秋！

仲景对那些"相对斯须，便处汤药"的不负责任的医疗态度十分光火。纵观《伤寒论》113方，398条，法度严谨，用药精当，加减得体，煎熬有度，服法有别。医圣至精至诚之心、一丝不苟之意的治学精神，"多闻博识"，良可慨叹。

张仲景《伤寒杂病论》原序，反映出了其正确人生观，先天下之忧而忧；折射出了其刻苦学习，敢于创新的奋斗精神；表达了鲜明的爱憎思想；主张爱岗敬业，"宿尚方术"，值得充分肯定。

第三节　久泻病目调脾胃

小儿腹泻的脉因证治及"刘小儿"宝贵经验前已述及。作为小儿久泻病目的危害及救治，徐先彬先生也独具匠心。小儿腹泻日久，常常继发诸多眼部疾病，失治、误治，每易导致小儿失明，对孩子及家庭造成终身痛苦。作为著名的中医眼科专家，徐先彬老先生积毕生经验，指出小儿久泻常继发中医眼科分类中的"眼球干燥""小儿雀目""云雾移睛"等疾病。

其中"小儿雀目"相当于现代医学的视网膜色素变性，以暗处不见，亮处复明，视界逐渐缩小为主要症状，中医又称高风雀目。本证常双眼发病，病程漫长，后期多发展成青盲内障的眼底病，相当于晚期的视神经萎缩。其表现常外眼端好，一如常人，但视力缓慢下降，而至不辨人物，不分明暗，治疗更棘手。"云雾移睛"又习称"黑睛云翳"，患眼也是外观端好，唯自觉眼前似有蚊蝇或云雾样黑影飞舞，甚者视物昏蒙，相当于现代医学的玻璃体混浊。

一、久泻病目有三因

一因先天不足，脾胃气虚，脾虚运化失职，胃虚受纳失司，水谷精微因久泻耗散，不上荣于目。二因腹泻用药不当，克伐过甚，稚阴稚阳受伤，再犯"脾阳不伤不泻"之戒，火不生土，气血乏源，目失其养。三因腹泻治疗过程中，乳食失节，寒温失调，脾胃愈虚，愈虚愈泻，愈泻愈虚，脾虚及肾，肾精不足，目昏眼燥。

脾胃为仓廪之官、"后天之本"，升清降浊，为生化气血之源，五脏六腑、四肢百骸赖之以养。目之五轮所属，各有所司，但五脏之精皆上注于目，因此，眼与脏腑关系极为密切。黑睛属肝，瞳仁属肾，构成了眼的关键部分。"肾者主水，受五脏六腑之精而藏之"（《素问·至真要大论》），"肝受血而能视"（《素问·五脏生成篇》），肾精、肝血之盛衰，事关双目之明暗。张景岳指出："五脏六腑之精气皆禀受于脾，上贯于目"（《张景岳·兰室秘藏》）。小儿久泻脾胃两虚，气阴两耗，久之源竭流枯，精不上荣，眼底诸疾，随之而生。

二、诊断鉴别有五要

1. 要有长期的、反复发作的慢性腹泻病史。
2. 要有较明显的、营养不良的症状和体征。
3. 眼球干燥，要与沙眼后遗症因泪腺、睑板腺被阻塞或破坏所致眼球干燥相鉴别。
4. 肝虚雀目，要注意与高风雀目相鉴别。
5. 黑睛云翳，应注意与各种继发眼病所致之黑睛云翳相鉴别。

三、辨证治疗贵培土

久泻多虚，故凡因久泻所致的本类变证，虚证为多，并均有明显营养不良的共同体征。诸如面色无华，肌肉消瘦，皮肤松弛，体重减轻，甚者减轻 25% ～ 30%，表情呆钝，精神萎靡。由于身体素质、环境条件、致病因素、发病程度有别，则病理机制、临床表现各异。若素体阴虚，或以津亏为主者，多烦躁不安，手足心热；素体阳虚，或以气耗为主者，多四肢不温，神疲思睡；兼虫证食积者，常表现为腹大筋青，磨牙咬指；单纯脾虚者，腹如舟状，按之无物；肝血不足者，面苍甲淡；肾精耗竭者，发疏齿槁。

随着全身症状、体征的加重，眼部局部症状也相继出现。当气阴消耗到一定程度时，即开始出现眼球干燥、频频眨眼、揉鼻、按眉。若进一步发展，即演变成肝虚雀目，以黄昏不见为主要证候特征。最后出现黑睛云翳，甚至溃陷，继续演变成蟹睛或黄液上冲，终至完全失明。

治疗上，贵在培补后天，调理脾胃。土缘稼穑，胃能受纳，脾能运化，升降复常，营卫调畅，化气取汁，变化而赤，目得血养，肝肾得滋，视力乃佳。总的治疗原则是：标本兼治，治本为主。治疗主法是：饮食调养与药物治疗相结合，以前者为主；局部与整体相结合，以后者为要。

调理脾胃，首先应注意改善营养及改进哺育方法。这一点，应根据不同的环境条件采取相应的措施。一般多食新鲜蔬菜，尤其是富含维生素 A 的食品，诸如胡萝卜、菠菜、猪肝、禽蛋等，综合调配，切忌偏食。注意定时定量，少吃多餐，循序渐进，恢复脾胃功能，枢转气机，化生精微，调和五脏，洒陈六腑，以利于药物的治疗。

药物治疗久泻病目，仍然要顾及小儿生理病理特点：脏肺娇嫩，形气未充，易虚易实。单纯脾虚者，健脾益气，参苓白术散加减。脾虚夹积者，消补兼施，杀虫消积，健中补脾，健脾药中加用一捻金（大黄、黑丑、白丑、槟榔、胡黄连）或鸡肝散（中成药），俟邪去正安，脾胃自和。肝血不足者，在补脾益胃基础上加用补肝汤（砂拌生地、熟地、菟丝子、夜明砂、当归、决明子、淮山药、鸡内金、羊肝）。气血两虚者，益气养血，用万氏肥儿丸（即五味异功散加淮山药、莲米、当归、乌梅、鸡血藤、龙眼肉、黄芪、焦山楂）。脾肾俱虚者，温补脾肾，理中地黄汤加减。总之，其治以培土为主，佐以滋水涵木。久泻伤目，重在调治肝、脾、肾三脏。

四、验案举隅及宜忌

徐老先生本一代儒医，十年浩劫幸免于难，但数十年临证笔录被散失殆尽。但典型验案，记忆犹新，且纯中药治疗，屡获奇效，兹就眼球干燥证、黑睛云翳、肝虚雀目三病因久泻所致者各列一案，以窥见一斑，因时过境迁略其舌脉体征。

例1　干眼症案

谭姓男孩，5岁。因腹泻3月，眨眼揉鼻半月，于1959年春就诊。其母代诉：患儿腹泻已3月余，初起每日10余次，尔后减至每日2～4次，大便稀溏。半月来，发现其频频眨眼、揉鼻、按眉，家父误其故作怪象，多次责骂，仍无见效，乃虑其真病。延医治疗，诸药无效，遂邀就诊。刻诊：面色苍白，形体消瘦，毛发干燥，精神萎靡，腹软，两眼光泽减弱，干燥，排除沙眼。拟诊为久泻病目之眼干燥症，系脾阳不振、运化无权、精不上承所致。治宜以温中健脾、升清降浊，方选理中汤加茯苓、益智仁、葛根、藿梗，嘱服五剂。同时饮食调理，猪骨汤煮粥或各种鲜菜，控制零食，定量进餐，适当增加其他营养品。二诊：五剂后大便成形，继用参苓白术散加鸡内金、麦芽、神曲等品，每次3～4克，与粥同服，每日3次。如是半月，精神大振，眨眼减少。改弦更张，补肝养血，改用明目补肝汤（生地、熟地、淮山药、菟丝子、车前仁、夜明砂、冬桑叶），十余剂后，诸恙悉平。

［按］本例患儿因久泻不止，脾阳不振，精不上承，眼球干燥。正如《灵枢·口问篇》所谓："液，所以灌精濡空窍者也……液竭则精不灌，精不灌则目无所见矣。"故先予温阳运脾，继以补肝养血，俟脾气旺、肝血充、目得养，"怪症"痊愈。

例2　黑睛云翳案

蒋某，男，2岁。反复腹泻2月，视物模糊20天，于1954年秋就诊。

其父代诉：小儿患麻疹后腹泻，反复近3月。视物逐渐减弱，喜暗恶明，常伏母怀。近两旬来发现两眼黑睛有灰白色云翳，能左右移动，移开瞳孔时，能模糊见物，遮盖瞳孔时，即一无所见。检视两眼失去光泽，眼干燥，黑睛有翳膜，面黄肌瘦，毛发枯槁，腹大胀满，但无包块，大便每日2～3次，稀溏，含未消化物，间有蛲虫，烦躁不安，善食易肌，神萎。诊为久泻病目之黑睛云翳，脾虚食滞型。本虚标实，标本兼治，以曲麦四君子汤合鸡肝散（中成药）主之。同时调节饮食，改善营养，10剂后腹胀消除，大便成形。窃思翳膜浮动，久之固定，不易消除，法当速去，故以理中地黄汤加减温补脾肾，佐以退翳。处方：党参、白术、茯苓、炮姜、淮山药、熟地、枣皮、肉桂、附片、石决明、鸡内金。服药四剂，果见奇效，翳膜全消，至今记忆犹新。嘱服万氏肥儿丸调理月余，复明如初。

［按］本例患儿，在翳膜出现之前，视力即已减退。视力减退之前，腹泻已愈2月，说明脾病已及肝肾。治以消积杀虫治其标，健脾安胃固其本。胀除便调后益火之源以消阴霾，明目去翳复其光明，浮动之翳膜顿除，最后仍以健脾益气为法，加以补肝养血，标本缓急，权衡规矩，事半功倍。

例3　肝虚雀目案

1966年，徐先生巡回医疗在开江县新太公社（现为乡的建制），遇一吴姓小儿，4岁。据称患麻疹后腹泻已3月有余，近月来每至黄昏，夜幕降临时，即不见物，不时眨眼。检视眼干燥，暗淡无泽，精神萎靡，面黄肌瘦，发疏爪白，食欲大减，腹如舟状。诊为久泻病目之肝虚雀目证，脾肾亏虚，目失血养。治之改善营养，调节饮食，投以参苓白术散加鸡内金、夜明砂，每次3克，每日3

次，连服 20 日，大便成形，纳食渐增，随用羊肝丸补肝养血（当时羊肝难觅，改服鱼肝油），半月后始见好转，继以桑蚕丸（桑叶、晚蚕沙）加夜明砂、决明子，服用 1 月，以巩固疗效。

［按］本例患儿久泻致雀目，因补肝之品碍脾助泻，故先予健脾止泻，后以养肝明目。若腹泻已止，仍可肝脾同治，缩短疗程，见效更速。

小儿久泻变证颇多，久泻病目，治之亦难，贵在控制腹泻。为人父母，不宜溺爱孩子，唯恐食之不饱，乳食杂投，毫无限制，往往事与愿违。兼之小儿脾胃虚弱，嗜好零食、偏食，缺乏卫生常识，腹泻难免。对此关键在于澄源以塞流，预防为主，改进育儿方法，而单靠药物治疗绝非上策。

积徐老先生毕生经验，病目患儿之腹泻常两月左右，因此警示家长，大凡小儿腹泻超过 1 月，必须注意眼球的活动情况，及早采取预防措施，严格控制久泻病目之发生，以确保婴幼儿拥有一双明眸，洞察世界，造福人类。此至精至诚之言，显示了大医恻隐之心。

第四节 漫话活用《温热论》

相传《外感温热篇》名著，系清代叶香岩游洞庭山时，门人顾景文随行舟中，录其口授之语而成，华岫云将其载入《临证指南》，名《叶天士温热论》。王孟英又从华本收入《温热经纬》，更名为《叶香岩外感温热篇》。徐先彬先生运用叶氏《温热论》中观点治疗临床杂证，亦颇有心得。

胆道蛔虫病为常见急腹症之一，以左胁下钻顶样疼痛为其典型特征，突然发作，突然缓解，间期如常人。发作时常伴有明显的恶心、呕吐，有时可吐出蛔虫。蛔虫在其通过奥狄括约肌的过程中，可引起强烈的痉挛而发生剧烈的绞痛，《伤寒论》《金匮要略》立乌梅丸治之，《外台秘要》用苦楝汤驱蛔，徐先生则从《温热论》得到启发，另辟蹊径。《外感温热篇》云："再人之体，脘在腹上，其地位处于中，按之痛，或自痛，或痞胀，当用苦泄，以其入腹近也。必验于舌：或黄或浊，可与小陷胸汤或泻心汤，随证治之……"条文本指湿温证或温热兼夹痰湿之证，其邪每多结于胸脘而成"痞"。徐先生领悟到：胸下痛，无论是自痛或压痛，只要舌苔或黄或浊，就可诊为湿热内蕴之候，可用小陷胸汤辛开苦降。验之临床，胆道蛔虫病患者，多有黄、浊苔，多有湿热之候，因而以小陷胸汤（栝蒌实、黄连、半夏）为基础方，适当加味进行治疗，获得了显著效果。若疼痛剧烈，加延胡索、金铃炭（即金铃子散）；便秘加大黄、桃仁；烦热，加黄芩、竹茹；腹胀加枳实、莱菔子；黄疸，加茵陈、栀子；偏寒，加干姜、细辛；驱虫，加使君子、雷丸、槟榔；安蛔，加蜀椒；如无浊、腻苔，亦可用乌梅。急性期间须禁食，或根据具体情况给少量稀粥；便秘者，暂不驱虫；驱虫前，忌食肉类、蛋类及一切辛辣之物。

牙龈红肿疼痛，病因固然不一，但以阳明胃火上炎最为常见，临床常用清胃散治之。《外感温热篇》第 31 条云："再温热病，看舌之后，亦须验齿。齿为肾之余，龈为胃之络，热邪不燥胃津，必耗肾液，且二经之血，皆走其地，病深动血，结瓣于上……阳血若见，安胃为主；阴血若见，救肾为要。"章虚谷注：肾主骨，齿为骨之余，故齿浮龈不肿者，为肾火水亏也。胃脉络于上龈，大肠脉络于下龈，皆属阳明，故牙龈肿痛，为阳明之火。徐先生认为此条不仅阐明了温热齿衄的机理，而且可以推论牙龈肿痛的病机与其一致。本于此，故以黄芩清胃热，麦冬以养胃津，生地、知母滋肾以益水之源，丹皮、夏枯草凉血消肿，白蒺藜通络止痛。热甚黄芩易黄连，加石膏；便秘者，加大黄；红肿甚者，加桃仁，或川牛膝；初起发热恶寒者，加薄荷、银花。此法治胃火牙痛，屡治屡验。

云雾移睛，现代医学称为玻璃体混浊，是常见的内眼疾病。患眼外观端好，唯自觉眼前似有蚊蝇或云雾样黑影飞舞飘动，甚至视物昏蒙，一般多从虚治。徐先生在临证中发现，部分伴有湿热症候的病例，既不能补，按一般湿热治疗又无显效，乃思《外感温热篇》所论："气病有不传血分而邪留三焦，亦如伤寒中少阳病也。彼则和解表里之半，此则分消上下之势，随证变法，如近时杏、朴、苓等类，或如温胆汤之走泄"（第7条）。结合《审视瑶函》所云："瞳视内有神膏……此膏由胆中渗润精汁，升发于上，积而成者，能涵养瞳神。此膏一衰，则瞳神有损于视矣"。又"足少阳脉胆之经，起于两目锐眦边……"可见眼与胆之关系甚为密切，一旦胆热之邪伤及少阳，聚于胆腑，势必导致升降失常，浊邪上泛，浸及神膏而成云雾移睛之证。据此之论，徐先生乃以黄连温胆汤合碧玉散复方治之，果获奇效。

痔疮出血多由湿热内蕴，伤及肠络所致。大便燥结是导致出血的重要因素。叶香岩《外感温热篇》第10条指出："再论三焦不得从外解，必致成里结。里结于何？在阳明胃与肠也。亦须用下法，不可以气血之分，就不可下也。但伤寒邪热在里，劫灼津液，下之宜猛；此多湿邪内搏，下之宜轻"。可见湿热里结，可用轻下，使邪去便通，出血减少或消失。章虚谷认为：伤寒化热，肠胃干结，故下宜峻猛。湿热凝滞，大便本不干结，以阴邪瘀闭不通，若用承气猛下，其行速而气徒伤，湿乃胶结不去，故当轻法频下，如小陷胸、泻心等，皆为轻下之法也。徐先生治痔血常用首乌、白芍养血和营，地榆、黄柏清热祛湿，冬瓜仁、瓜蒌仁轻下通便，银花炭解毒止血，若便结变甚，可酌加蜂蜜调服。

徐老先生乃饱学之士，满腹经纶，治病不落俗套，以《外感温热论》之观点指导杂病证治，有异曲同工之妙，深悟读古人书，意在文字之外，才能触类旁通、温故知新。宋代文豪朱熹亦有感于此，曾赋诗云："半亩方塘一鉴开，天光云影共徘徊。问渠那得清如许？为有源头活水来。"实为见道之言。笔者1998年11月13日拜福建五夷山朱熹殿时，见蔡南思题字，将朱熹与孔子并论："东周出孔丘，南宋有朱熹。中国古文化，泰山与武夷。"足观君子之见略同。

第五节　杂说巧用桂枝汤

桂枝汤出自东汉医学家张仲景所著《伤寒论》一书，在全书113方、398条中涉及桂枝汤证者达16方、23条。诸如"太阳中风，阳浮而阴弱，阳浮者热自发，阴弱者汗自出，啬啬恶寒，淅淅恶风，翕翕发热，鼻鸣干呕者，桂枝汤主之"（12），论述了太阳中风即风寒表虚证的证治，以桂枝汤解肌祛风、调营和卫。又如"太阳病，头痛，发热，汗出，恶风，桂枝汤主之"（13），提出了桂枝汤证四大主证，启迪后学见此证即用此方，不必拘泥于伤寒中风证。再如"伤寒发汗，已解，半日许复烦，脉浮数者，可更发汗，宜桂枝汤"（57），论述伤寒汗之余邪未尽，移时复发，但肌腠已开，用桂枝汤通阳解肌、调和营卫而不用麻黄峻汗的治法。至于桂枝汤的加减方则有桂枝加葛根汤、桂枝加厚朴杏子汤、桂枝加芍药生姜各一两人参三两新加汤、桂枝去芍药加附子汤、桂枝加附子汤、桂枝去桂加茯苓白术汤、桂枝麻黄各半汤、桂枝二麻黄一汤方、桂枝二越婢一汤方、桂枝加龙骨牡蛎汤（《金匮要略》）、桂枝去芍药加蜀漆牡蛎龙骨救逆汤、桂枝加桂汤、小建中汤、柴胡桂枝汤、桂枝加芍药汤、桂枝加大黄汤等。

徐老早年毕业于四川国医学院（成都中医药大学的前身），对《伤寒论》颇有研究，力主蜀中名医邓绍先先生之说，以桂枝汤为最佳补血良方、产后诸疾第一方。他认为不仅"中焦受气取汁变化而赤是谓血"，而且营、卫、气、血皆源于脾胃。桂枝汤中生姜、大枣、炙甘草培土以滋化源，米粥自养，甘平以健脾胃；桂枝助心阳，白芍敛肝阴，能有效调节血液循环，全方行而不峻、补而不滞、气血兼顾、阴阳并调、营卫和谐。

作为著名中医眼科专家，徐先生用桂枝汤治上睑下垂，多获良效。上睑下垂，又名睑废，以上睑肌肉松弛下垂为特征。除部分因沙眼、梅毒、外伤、肿瘤等所致下垂应结合病因治疗外，徐老先生以"太阳为目上之纲"的论点，用桂枝汤为主方加味治之，效果良好。如李姓病员，中年男性，患上睑下垂3月，西医诊断为"左侧麻痹"，症见左眼上睑下垂，盖过瞳孔，食少纳呆，倦怠乏力，舌淡苔白，脉缓微涩。此乃气血不足、营卫失调、上纲经脉失养所致。药用桂枝汤原方加黄芪30克，当归15克，连服30剂，食欲渐增，步履轻快，唇舌转红，睑肌上收至瞳孔以上。营卫既调，遂改服补中益气汤益气举陷，续服月余，眼睑恢复正常。（余用此法治疗睑废亦获良效）

面神经麻痹，以口眼㖞斜为主要特征，属中医中风之中经、中络以及血痹等范畴，临床多用杨氏牵正散为主方加减治之。徐先生遵循《素问·逆调论》之说，"营气虚则不仁，卫气虚则不用，营卫俱虚，则不仁且不用"，以桂枝汤化裁而获奇效。中年患者何某，患该病2月有余，左眼闭合不全（兔眼），额纹消失，同侧鼻唇沟消失，口角歪向右侧，语音不清，患侧面肌麻木、间有触电样刺痛，食欲减退，全身乏力，舌淡苔白，脉象弱。此乃营卫俱虚、筋脉失养、络脉瘀阻所致，治宜益气助卫、养血和营，佐以通络，遂以桂枝汤去白芍加赤芍，去生姜加黄芪30克，当归15克，川芎10克，僵蚕10克，蜈蚣2条，丝瓜络15克调治。15剂后刺痛消失、麻痹减轻，歪斜明显好转，改服人参养营汤而获痊愈。

慢性肺源性心脏病（简称肺心病），是继发于慢性支气管炎、阻塞性肺气肿、其他慢性肺胸疾患或肺血管病变引起的肺阻力增高，从而引起肺动脉高压和右心室肥大（心功能不全）的一种心脏病。临床上以咳嗽、咯痰、喘息、气胀、心悸、水肿、唇绀等心、肺两脏病症为主要特征，最后常因呼吸衰竭而危及生命，相当于中医"痰饮""喘证""肺胀"的范畴。久咳伤肺，肺气先虚。气为血帅，气虚血瘀，营卫失调，心阳不振，血瘀水停，溢于脉外从而出现了临床上咳、喘、心悸、水肿、紫绀等一系列症候。营行脉中，卫行脉外，徐先生理论联系实际，认为该病的病理基础是"营卫失调"，遂以桂枝汤加减治疗而获奇效。伍某，年逾花甲的女性病员，反复咳喘、心悸、水肿、唇绀13年，复发加重3日就诊。症见面色苍白，唇紫，呼吸短促，倚息不得卧，全身水肿，四肢不温。自述胸闷、心悸、小便甚少，已三日未进饮食，语音低微，难于接续，舌淡苔白，六脉沉微。此为气虚血瘀、营卫不和、水溢肌肤，宜益气养血，调营和卫，化瘀消肿，遂用桂枝汤原方加黄芪30克，红参6克，当归15克，丹参15克，桃仁12克，白术12克，泽泻12克，厚朴10克，杏仁10克治之。药进一剂，当晚尿量增多，次晨肿消过半，开始进食稀粥。续服二剂，除下肢外余肿全消，呼吸匀调，胸闷顿解，能下床活动，改服人参养营汤调理1月，恢复健康。

血栓闭塞性脉管炎属中医脱疽范畴，徐先生仍用桂枝汤治愈。如梁某，中年男性。发病初期，左足趾有冷麻感、遇冷水尤甚，西医诊为"栓塞性脉管炎"。进而出现局部刺痛，且疼痛部位逐渐上移，面色无华，唇绀，苔白，舌上有瘀点，脉弦涩。系寒凝血滞、营卫痹阻所致，宜温阳通痹、调卫和营，用桂枝汤原方加桃仁12克，丹参15克，地龙10克，玄胡12克。二剂后疼痛止，正常步行，以人参养营汤善后，半月痊愈，未再复发。

第五章 九旬翁家传真谛 疗头痛独具匠心

人物简介

雷子元，（1901.7—1990.12），享年90岁。宣汉县塔河乡人。5岁进私塾，13岁拜医家雷焕然习医，16岁自立门户。20岁时，因治愈了宣汉南坝一官宦，被授"大国手"匾。1931年（民国20年），南（坝）昆（池）地区霍乱大流行，死亡逾千人，雷先生运用中药救治，救人无数，一时声名大噪。

1939—1954年先后在南坝精英中学、宣汉中学任校医，1955年调入宣汉县人民医院工作。宣汉县名老中医。1982年退休。

1983年，阳春三月，笔者于宣汉县拜访了退休后隐居老家的雷老先生。当说明来意之后，雷老十分高兴。与之交谈，百问不厌。为有幸在暮年能重整医案，传之后世，深感慰藉。

雷老先生熟研温病，羽翼伤寒，诊治杂病，善用验方。其治疗头痛的经验，经其嫡孙雷国兆医生协助，提供素材，经归类整理，被输入了《中医计算机诊疗专家系统》，完成了头痛单病种的电脑诊疗程序。

老先生注重临床经验总结，辑有《雷子元医案一百例》。悉心带徒30余人。

雷子元先生诊治内科杂病中首推头痛一证，世人及同仁皆广为称颂。

头痛，作为中医临床上的一个常见证候，常归纳于经络系统疾病，系余邪羁留阳络（手三阳、足三阳六经），随经上冲头部而发，或体内阴阳失调，气血失和、经络壅塞。"不通则痛""血虚不能养营者亦痛"。

头痛一证散见于现代医学若干疾病中，又是临床上的一个重要的症状，诸如原发性高血压、低血压病、感染性疾病、口腔科疾病、颅内疾病、神经官能症、脑震荡、脑外伤、贫血、慢性失血、产后头痛、脑血管意外、青光眼、更年期综合征、神经性头痛、肾功能损害、尿毒症、继发性高血压等均可见头痛证候。中医根据头痛临床特征，又有真头痛、雷头风、天白蚁、偏头痛或偏头风等不同称谓。头痛一证对人类健康危害较大。

《杂病源流犀烛》谓："新而暴者为头痛，深而久者为头风。"其病因不外外感、内伤两大类，外感主要是感受风、寒、湿、热诸邪，内伤头痛主要与肝、脾、肾三脏功能失调有关，以热厥、痰厥、血瘀、血虚、阴虚、阳虚多见。治疗头痛一证，雷老先生主张必须于错综复杂的病因中明确主因，再结合整体的病理机制进行分型治疗，才能收到较好疗效。

雷老先生辨头痛，遵《景岳全书·头痛》所论："凡诊头痛者，当先审久暂，次辨表里，盖暂痛者必因邪气，久病者必兼元气。以暂痛言之，则有表邪者，此风寒外袭于经也，治宜疏散，最忌清降；有里邪者，此三阳之火炽于内者，治宜清降，最忌升散，此治邪之法也。"

老先生认为"因郁致病"是头痛主因之一，崇朱丹溪"头痛不愈以川芎为君则效"的观点，自拟头痛解郁汤，药用柴首、枳壳、当归、白芍、生地、川芎，即《太平惠民和剂局方》中的四物汤加柴、枳二品，以寻常之药取非常之效。他认为"风邪为患"是头痛的另一主因，崇李中梓《医宗必读·头痛》论："高山之上，唯风可到"的观点，"味之薄者，阴中之阳，自地升天者也"。主张适当加风药：少阳头痛，小柴胡汤加胆草、川芎、白芷；阳明头痛，白虎汤加白芷、粉葛；产后头痛，生化汤加荆芥、黄芪、生地、益母草。雷老对外感头痛忌多用辛温药；治内伤头痛不滥用滋腻药；治气虚头痛不选用补中益气汤而用圣愈汤加升麻、枳壳、桔梗以益气升阳、调畅气机；治暑湿头痛、头重，不选用三仁汤而用一加正气散加味，轻描淡写，不乏经验之谈。

老先生虽无耀眼的学历，更无学位的光环，但有师承的经验，有实践的真知，更有豁达大度的胸怀，有无私奉献的精神，值得晚学之辈借鉴及效法。兹将其诊治内外伤头痛的思路与方法简介如下。

第一节 六淫辨 祛邪匡正

风、寒、暑、湿、燥、火（毒），正常情况下为自然界的"六气"，异常情况下为自然界的"六淫"。头痛一证，与外感风、寒、暑、湿、毒相关。雷老先生师古而不泥古，分而论治，颇有心得。

一、风寒头痛

［主证］恶寒无汗，头痛连及项背，伴鼻塞，涕清，身痛，骨节疼痛，口不渴，苔薄白，脉浮紧，小儿指纹浮、红。

［病机］风寒袭表，经枢不利。

［治法］疏风解表，散寒止痛。

［方药］荆防败毒散加减。药用防风、羌活、葛根、川芎、荆芥、桔梗、甘草。体虚加党参；目胀流泪加蔓荆子、白蒺藜；肤痒风团酌加僵蚕、蝉衣。

二、风热头痛

［主证］头目胀痛，发热恶风，口渴，伴咽干、咽痛、咳嗽不爽、溲黄，舌尖红，苔薄黄，脉浮数，小儿指纹浮、紫。

［病机］风热上扰，营卫失和。

［治法］疏风清热。

［方药］银翘散化裁。药用银花、连翘、蝉衣、蔓荆子、牛蒡子、防风、菊花、荆芥、桔梗、甘草。前额痛加白芷；鼻塞加辛夷；痰黄稠加黄芩、浙贝母；目赤流泪加赤芍、龙胆草；咽痛加山豆根、板蓝根；高热加石膏、知母。

三、风湿头痛

［主证］头重痛如裹，恶风，伴肢体困重、阴雨加重、纳呆、恶心，口中和，苔白腻，脉浮缓或濡缓。

［病机］风湿阻遏，经脉不遂。

［治法］祛风除湿，通络止痛。

［方药］羌活胜湿汤加减，药用羌活、防风、川芎、细辛、藁本、薏苡仁、白豆蔻、甘草。脘腹胀满加枳实、白术；肢节肿胀加苍术、黄柏；胸闷加枳壳。

四、寒湿头痛

［主证］恶寒，肢困，头重如裹，纳呆，脘痞，苔白腻，脉迟或缓。

［病机］寒湿痹阻脉络。

［治法］散寒除湿，通络止痛。

［方药］芎辛二妙散加减，药用川芎、细辛、苍术、羌活、藿香、厚朴、通草、黄柏。皮肤瘙痒加地肤子。

五、湿热头痛

［主证］头重痛，身热不扬，午后热甚，伴肢体困倦，食少，厌油，心烦，溲黄，苔黄腻，脉滑或滑数。

［病机］湿热熏蒸，上扰清窍。

［治法］清热化湿。

［方药］三仁汤加味，药用杏仁、白豆蔻、薏苡仁、厚朴、法夏、滑石、竹叶、通草、藿香、荷叶。苔白厚加茯苓、茵陈；苔黄厚加银花、黄芩；苔黄厚腻加黄柏、苍术；大便不爽加槟榔片。

六、暑湿头痛

［主证］时值盛夏，头重痛，寒热阵发，无汗，伴胸闷脘痞、腹痛、便溏、体倦，苔白腻，脉濡或滑。

［病机］暑湿蒸动，上扰清窍。

［治法］解暑化湿。

［方药］一加正气散合三物香薷饮加减，药用厚朴、藿香、大腹皮、白豆蔻、茯苓、香薷、滑石、苍术、麦芽、扁豆。头痛甚加白芷；咳嗽加杏仁。

七、暑热头痛

［主证］时值盛夏，肌肤灼热，头痛胀汗出，肢体拘急，口渴引饮，心烦，呕恶，舌红苔黄，或苔白而干，脉濡数。

［病机］暑热夹湿，伤津阻络。

［治法］祛暑清热，和中化湿。

［方药］新加香薷饮化裁，药用香薷、扁豆、厚朴、藿香、银花、连翘、滑石、薄荷、砂仁。渴甚加黄连、麦冬；心烦加栀子、淡豆豉。

八、暑温头痛

［主证］时值盛夏，头目胀痛，大汗大渴，壮热不退，烦躁，少气懒言，舌红少苔，脉数。

［病机］暑燔气分，耗气伤津。

［治法］清热抑暑，益气生津。

［方药］人参白虎汤加味，药用人参或太子参、生石膏、知母、麦冬、竹叶、粳米、甘草。舌绛神昏，暑湿入营，加石斛、玉竹，兑服安宫牛黄丸；谵语，兑服紫雪丹。

九、温毒头痛

［主证］头痛如劈，高热寒战，头面红肿，伴咽痛、烦躁、口渴，舌红，苔黄，脉洪数。

［病机］温热毒邪，上扰清窍。

［治法］清热解毒，凉血，止痛。

［方药］普济消毒饮化裁，药用黄芩、黄连、连翘、竹叶、银花、生地、丹皮、桔梗、板蓝根、牛蒡子、甘草。高热不退、烦渴加石膏、羚羊角粉；斑疹发痒加玄参、蝉衣；耳下肿痛加蒲公英、马勃，以青黛外敷。

第二节 六经辨 泾渭分明

头为诸阳之会，手三阳经小肠经、大肠经、三焦经从手至头；足三阳经膀胱经、胃经、胆经从足至头；且足太阴脾经上行挟咽，连舌本，散舌下；足少阴肾经从肾贯肝膈，入肺，沿喉咙，挟舌根部；足厥阴肝经上行连目系，出于额，与督脉会于巅顶。手足三阳经及足三阴经的病变均可累及头部。经络辨证、治疗头痛，前人著述颇多，雷老先生离经而不叛道，古方今病治相宜，再度印证了经方、时方、验方、七方、十剂，贵在理、法、方、药，_丝丝入扣_。

一、太阳中风头痛

［主治］头痛，颈强，汗出，恶风，鼻鸣，干呕，苔薄白，口不渴，脉缓。

［病机］藩篱不固，营卫失调。

［治法］调营和卫，祛风通络。

［方药］桂枝汤加葛根、防风。咳喘胸满加厚朴、杏仁、茯苓，即仲景桂枝加厚朴杏子汤加茯苓。

二、太阳伤寒头痛

［主证］头身痛，恶寒，无汗，伴气促而喘，口不渴，苔薄白，脉浮紧。

［病机］风寒外束，经枢不利。

［治法］疏风散寒，通络止痛。

［方药］麻黄汤加葛根、川芎。烦渴欲饮加石膏、大枣；咳嗽痰多、目眩加法半夏、茯苓、生姜。

三、少阳头痛

［主证］两侧颞头痛，眩晕，伴寒热往来，或口苦、咽干，或胸胁苦满、心烦欲呕，舌红，苔

黄，脉弦。

［病机］邪居半表半里，转枢失调。

［治法］和解少阳，透邪外出。

［方药］小柴胡汤加减：柴胡、白芷、川芎、黄芩、龙胆草、京半夏、煨姜、甘草、大枣。项强、腰背疼痛加葛根、白芍，去胆草；牙齿肿痛，加石膏、川牛膝；咽中异物感加厚朴、苏梗、茯苓。

四、阳明头痛

［主证］前额疼痛、连及目系，身热，汗出，不恶寒反恶热，伴口干、烦渴、面红、目赤，舌红，苔黄，脉洪或脉数。

［病机］邪入阳明，经热炽盛。

［治法］清热生津。

［方药］白虎汤加葛根、川芎、白芷。便秘加枳实、大黄；舌红少津加麦冬；高热、谵语加石菖蒲、郁金；苔黄腻、身热不退加苍术、滑石。

五、太阴寒湿头痛

［主证］头重痛，身困重，畏寒喜暖不发热（与寒湿表证有别），伴腹胀、便溏、胃脘冷痛，苔白滑，脉沉迟。

［病机］寒湿中阻，清阳不升。

［治法］温中散寒，运脾化湿。

［方药］砂半理中汤加味，原方加吴茱萸、厚朴、茯苓。四肢逆冷加肉桂、附片；久泻、久痢加肉豆蔻、五味子；心痛加丹参、檀香。

六、少阴阳虚头痛

［主证］头痛，肢冷，小便清长，肢体虚浮，苔白，脉沉迟。

［病机］少阴阳虚，阴寒内盛。

［治法］温经散寒，助阳抑阴。

［方药］麻黄附子细辛汤加川芎、白术、茯苓、泽泻。

七、厥阴虚寒头痛

［主证］巅顶疼痛，伴项背、小腹冷痛，呕吐清水，冷泪，苔白，脉沉或沉紧。

［病机］寒犯厥阴，浊阴上逆。

［治法］温经止痛，散寒降逆。

［方药］当归四逆汤加减，即原方去大枣加吴茱萸、川芎。脘痛、呕吐加砂仁、法夏；肢痛甚加姜黄、防风、秦艽。

八、偏头痛

［主证］一侧头痛，或左或右，伴咽干、目眩，或呕恶，痛止如常人，苔黄或腻或滑，脉浮

或弦。

　　［病机］风袭少阳，内蕴痰热。

　　［治法］疏风通络，清热化痰。

　　［方药］川芎茶调散或菊花茶调散加减，方中去地黄、荆芥，加羌活、薄荷、蔓荆子。舌边红加胆草；痰稠加胆南星；头掣痛加钩藤；头痛日久加丹参、红花。

第三节　气血病　虚实别论

　　气为血之帅，血为气之母。气行则血行，气滞则血瘀。气虚亦血瘀，血虚气亦滞。气血为病，清窍失养，因虚而空痛，因瘀因滞而刺痛或胀痛。妇人又以血为本。雷老先生分而治之。

一、气虚头痛

　　［主证］头昏痛绵绵，劳作更甚，伴心悸，气短，乏力，口淡乏味，面色㿠白，脏器下垂，舌淡，苔白，脉虚弱。

　　［病机］中气不足，髓海失养。

　　［治法］补中益气。

　　［方药］补中益气汤加减，原方加川芎、枳壳。妇女经量过多、崩漏日久加阿胶、生地；脏器下垂、久泻不止加金樱子、诃子、白芍；汗多、易感冒加防风、麻黄根，寓玉屏风意；腰酸，肢软，经脉拘急加白芍、木瓜、枸杞；带下清稀加淮山药、煅龙骨。

二、血虚头痛

　　［主证］头昏空痛，面色苍白，视物昏花，心悸，健忘，失眠，伴肢体麻木，肌肤瘙痒，月经量少，或闭经，舌淡白，脉细弱。

　　［病机］阴血不足，脑失濡养。

　　［治法］养血润窍，祛风止痛。

　　［方药］四物汤加味，原方加制首乌、阿胶、菊花、砂仁。心烦不得眠加炒枣仁、麦冬；经量过多，色淡加黄芪、太子参；小腹胀痛加小茴香、制香附；产后郁冒，加柴胡、益母草；胸胁胀满加柴胡、枳壳；气血两虚者归脾汤化裁。

三、血瘀头痛

　　［主证］头痛如刺，痛有定处，面色晦滞，舌紫黯，边见瘀点或瘀斑，脉涩，多有外伤史。

　　［病机］瘀血阻络。

　　［治法］活血通窍。

　　［方药］通窍活血汤加减，药用桃仁、红花、赤芍、川芎、麝香、柴胡、地龙、老葱。气短乏力加黄芪、党参；头痛剧加全蝎、蜈蚣；头昏痛甚加蔓荆子、酒制大黄。

四、产后头痛

［主证］产后失血，头痛心悸，面色㿠白，伴恶风、微热、汗出，小腹隐痛，舌淡白，苔薄白，脉虚浮或脉大无力。

［病机］产后血虚，外感风邪，髓海失养。

［治法］养血调冲，佐以疏风。

［方药］生化汤加减，药用当归、川芎、白芍、生地、柴胡、益母草、炮姜、黄芪、黄精、甘草。失眠心悸加酸枣仁、大枣；食少厌油加山楂、砂仁；大便秘结加火麻仁、蜂蜜（兑服）。

第四节　阴阳乖　制化乃平

阴阳的消长、转化、互根与制约，即阴阳的生克制化，在内因所致头痛一证中亦极为常见，与肝、脾、肾三脏的阴阳平衡失调有关。"亢则害，承乃制"，或益火之源以消阴翳，或壮水之主以镇阳光。雷老先生，巧用八纲辨证中的阴阳辨证诊治头痛，效如桴鼓。

一、肝阳头痛

［主证］巅顶疼痛，眩晕，眼花，目干，心烦易怒，伴肢体震颤，或半身不遂，舌红，脉弦或细数。

［病机］肝阴不足，肝阳上亢。

［治法］滋阴潜阳、息风止痛。

［方药］天麻钩藤饮加减，药用天麻、钩藤、石决明、夏枯草、川牛膝、杜仲、桑寄生、枸杞、茯神、炒酸枣仁。眩晕甚加菊花、白蒺藜；痰多加胆南星、法夏曲；肢麻加秦艽、僵蚕。

二、真头痛

［主证］起病急，头痛剧，痛引巅顶，可见手足逆冷，舌淡，脉细微。

［病机］真阴大亏，阳气式微。

［治法］回阳救逆。

［方药］参附汤加味，药用人参、制附片、肉桂、白芷、川芎、藁本、怀牛膝、丹参、柴胡。

三、肝肾阴虚头痛

［主证］头痛头晕，耳鸣眼花，腰膝酸软，咽干口燥，或伴潮热盗汗，痰中带血，遗精，或妇人经闭，经量减少，夜寐不香，舌红苔少，脉细数。

［病机］肝肾阴亏，虚火上炎。

［治法］滋水涵木。

［方药］大补阴丸加减。药用熟地、知母、黄柏、龟板、麦冬、枸杞、菊花。咳嗽、咯血加仙鹤草、白茅根；失眠、怔忡加酸枣仁、五味子；渴甚加天花粉。

四、脾肾阳虚头痛

［主证］头痛隐隐，畏寒肢冷，食少便溏，晨起头昏，畏光，体倦乏力，少气懒言，舌淡苔白，脉弱。

［病机］阳虚气弱，脑失温煦。

［治法］温脾补肾，益火之源。

［方药］桂附理中汤加枸杞、川芎、怀牛膝。食少便溏加淮山药、砂仁；晨起头昏加杭菊、黑芝麻；阳痿、遗精或滑精加菟丝子、淮山药、芡实；肢体浮肿加生姜、茯苓。

第五节 痰作祟 清化兼行

"百病多因痰作祟""怪病多痰"。痰、饮、湿本属一源，皆系水液代谢的病理产物。浊者为痰，稀者为饮，脾病生湿。前人有"积水成饮、饮凝为痰"之说。广义的痰，明代张景岳谓"无处不到……凡五脏之伤，皆能致之……当知所变，而不可不察其本也"。广义的痰除可流注关节、凌心犯肺、碍脾伤中致心悸、咳嗽、腹泻、肢痛、肢肿、癫狂、骨节病变等外，还可致头痛、眩晕诸证。

一、风痰头痛

［主证］头痛，目眩，胸膺满闷，目喜闭恶睁，伴呕恶、身重、体困，苔滑腻，脉弦滑。

［病机］风痰上扰，清窍失灵。

［治法］祛风化痰。

［方药］半夏白术天麻汤化裁。药用法半夏、陈皮、白术、天麻、茯苓、白蒺藜、旋覆花、枳壳、煨姜、甘草。痰多，加白芥子、莱菔子、苏子；口眼歪斜，加白附子、僵蚕、防风；胸胁胀痛加厚朴、瓜蒌、苏梗。

二、痰湿头痛

［主证］头重如裹，昏痛如蒙，发作有时，呕恶，痰多，胸膈满闷，食欲不振，苔白腻，脉滑。

［病机］痰湿上犯清窍。

［治法］运脾化湿、豁痰开窍。

［方药］导痰汤加减。原方去甘草，加白芥子、川芎、细辛。面浮肢肿，加大腹皮、薏苡仁；痰火上逆、烘热脑鸣，加石膏、瓜蒌、黄芩。

三、痰厥头痛

［主证］头痛如劈，眩晕，胸胁胀满，呕吐痰涎，苔白滑，脉弦。

［病机］痰饮上逆，痹阻清阳。

［治法］化痰和中、降逆开窍。

［方药］苓桂术甘汤加味，原方加白芷、法夏、厚朴、蔓荆子、煨生姜。脉涩，舌下瘀斑，加

川芎。

四、伤酒头痛

［主证］酒后头痛，头胀，眩晕，恶心，呕逆，神识不清，颜面潮红或青白，脉滑。

［病机］嗜酒过量，上犯清窍。

［治法］和胃解酒。

［方药］葛花解酒汤配合催吐法。药用葛花、砂仁、白蔻仁、青皮、神曲、白术、陈皮、茯苓、泽泻、猪苓、广木香。夏季伤酒加厚朴花、薄荷、滑石。

五、痰火头痛

［主证］目赤肿痛，头胀，眩晕，耳聋，耳肿，伴胁肋疼痛，易怒，口苦，溲赤，舌红，苔黄，脉弦数。

［病机］肝火上炎，湿热内蕴。

［治法］清泻肝胆，清热除湿。

［方药］龙胆泻肝汤加减。药用胆草、柴胡、栀子、黄芩、生地、生大黄、滑石、车前仁、菊花、甘草。小便涩痛加海金砂、金钱草；目赤加丹皮、夏枯草；溲赤加小蓟；阴痒加地肤子；疮疖加赤芍、银花、连翘。

［按］雷老先生治头痛一证，看似冗繁，实则脉络清晰。即以外感、内伤为纲，以虚证、实证为目，兼容六经辨证、八纲辨证、气血津液辨证诸法，结合前人经验印证临床诸证，勿视为拾人牙慧，勿因轻描淡写而弃之。庄周所言即是："凫胫虽短，续之则忧；鹤颈虽长，断之则悲"！

第六章　胃痛自创鼎立饮　吐血善用还原水

人物简介　袁作良（1920.9—1998.11），享年 78 岁。通江县梓潼乡人。早年就读于当地私塾。后师承于李能涛先生学习中医。1945 年开业行医。中华人民共和国成立后先后担任广纳区卫协会主任、县卫协会副主任、民胜区中西医联合诊所所长、通江县卫校教员。曾函授于重庆中医进修学校。晚年在通江县中医医院工作。通江县名老中医。

袁先生博览群书，医文并重，熟研《内经》《难经》，技艺精良。不仅培育了大批中医人员，而且著述颇多。所编《中医常见病三字经》曾被广为流传，并载入了《通江卫生志》。《陈修园"二太论"的贡献》《小青龙汤对肺系疾病的应用》《中医的金石之言》《医话集 17 则》《医案集 40 则》被纳入县政协的《中医资料选编》。其《胃脘痛诊治经验》被输入《中医计算机诊疗专家系统》。《诊余漫兴三百首》被县史志协会、中华医学会通江分会发表。

袁先生德艺双馨，曾任县人民代表、县政协委员、县科协委员。

胃痛，古代文献所指"心痛"，源自《素问·至真要大论》"木郁之发，民病胃脘当心而痛"，与现代医学冠心病等所致"心痛"有别。胃痛泛指肚脐以上，剑突以下的上腹疼痛。胃邻诸多脏器，中医所言胃痛即胃脘痛、胃络痛，既见于急慢性胃炎，胃、十二指肠溃疡病，又见于胃癌、胃息肉、胃肠功能紊乱及胃神经官能症等，更有待鉴别于反流性食管炎、胆囊炎、胆石症、胰腺炎乃至结肠、肝脏病变。也有较多的认识。

吐血，系血从口出，甚者倾盆盈碗。其有咯血、呕血之分，诸多医籍论之甚详。《灵枢·决气篇》谓："中焦受气取汁，变化而赤是谓血。"血生化于脾，藏受于肝，输布于肺，循行脉中，环周不息，和调五脏，洒陈六腑。血不循常道而外溢于口，病因有内有外，其势有缓有急，其治也异彩纷呈。

地处大巴山区通江县洛水河畔的袁作良老中医，治疗胃痛及吐血，颇具特色。在 1983–1984 年振兴中医、抢救名医经验期间，袁老先生献出了 40 余年诊治疾病的临证经验。

第一节　成方宜分宜合

袁老先生治胃炎及胃十二指肠溃疡出血及疼痛，熟玩成方于掌股，轻便灵活，多获良效，加减调配，增损咸宜。

食积胃痛，保和丸。胀甚加木香、槟榔，痛甚加延胡。

蛔虫窜扰，椒梅理中汤去党参、白术，加黄连、白芍。

肝胆湿热，大柴胡汤加茵陈、通草、胆草。痛甚配金铃子散。

气滞食积，四逆散合枳实消痞丸。

中气下陷，补中益气汤加桔梗、枳实。便结加生首乌，便溏加肉豆蔻，胀甚加鸡内金。

痰饮犯胃，苓桂术甘汤加泽泻、姜半夏、生姜。胀满加厚朴、陈皮。

气滞血瘀，丹参饮合失笑散加延胡、芍药甘草汤。胃酸加白及、乌贼骨，出血甚急用童便。

胃阴不足，益胃汤合芍药甘草汤。

胃阳不振，理中汤合小建中汤。吐酸去饴糖加左金丸。

肝胃虚寒，丁萸理中汤。痛甚加良附丸。

肝脾不和，逍遥散合痛泻要方。

肝胃不和，柴胡疏肝散合左金丸。

胃火炽盛，清胃散合玉女煎。

脾胃湿热，茵陈蒿汤加藿香、佩兰、通草、六一散。

阳虚失血，黄土汤。

脾胃气虚，参苓白术散合黄芪建中汤。

成方活用，既有经方，亦有时方，品味不多，加减灵活，用之得当，随拨随应。

第二节　童便可升可降

呕血，系上消化道出血的典型症状。便血，是指从肛门排出血便。所谓上消化道，通常是指食管、胃、十二指肠、胆道及胰腺。呕血，一般都伴有黑便，而黑便不一定都伴有呕血。便血既可来自上消化道，也可能来自下消化道，下消化道包括空肠、回肠、结肠、直肠及肛门。

呕血之因，西医多责之于食管疾病。常见于肝硬化门脉高压引起的食管下端静脉曲张破裂，溃疡病、急性胃黏膜损害、胃癌，胆道疾病中的胆道感染、胆道蛔虫、结石症、胰腺癌、壶腹癌以及全身性疾病中的再生障碍性贫血、弥漫性血管内凝血（DIC），急性传染病中的流行性出血热、钩端螺旋体病（打谷黄）。

中医将消化道出血分为远血与近血，早在《黄帝内经》中就有明确的记载。《素问·举痛论》说："怒则气逆，甚则呕血。"《素问·至真要大论》曰："太阳司天，寒淫所胜……血变于中，发为痈疡、民病厥心痛、呕血、血泄、鼽衄。"汉代张机《金匮要略·惊悸吐衄下血胸满瘀血病脉证治》中分别以柏叶汤、泻心汤作为治疗吐血的方剂，一寒一温，辨证简明。后世医家诸如隋代巢氏《诸病源候论》、唐代孙思邈《千金要方》、元代朱丹溪《丹溪心法》、宋代朱肱《活人书》、明代王肯堂《证治准绳》等对血证不乏真知灼见。《景岳全书·血证》对吐血的主候及治疗作了较全面的论述。病因病机上，中医认为辛热酒食，胃中积热，或忧郁恼怒，肝火犯胃可致热伤胃络，迫血妄行；或劳倦过度，脾胃虚弱，致血失统摄；以及胃肝久病，瘀阻胃络，致血不循经，林林总总，诸多因素导致血溢脉外。其中血随气火上逆者出现吐血。血下入肠道者出现黑便而为便血。血出过多，重致气衰血脱，危及生命。

治疗上，《先醒斋医学广笔记·吐血》中提出行血、补肝、降气为止吐血三要法，"宜行血不宜止血""宜补肝不宜伐肝""宜降气不宜降火"。清代唐容川《血证论·吐血》提出了"止血""消瘀""宁血""补血"四法，为通治血证之大纲，对临床治疗吐血等血证具有重要的参考价值。

历代医学大家，著书立说，从理论到实践，对吐血（便血）的病因病机、证候分类、治疗用药，经过不断补充、发展、完善，已形成一个完整的体系。通江名医袁作良见解独特，诸多证型所致的吐血或便血，主张用还原水为引，每多奇效。

就吐血而言，袁老先生认为不离乎热、瘀、虚，尤其是胃及十二指肠溃疡出血较剧时，可致气随血脱。"精血不能骤生，元气所当急固"，当此之时更主张在不同证治的方药中注重"还原阳气"，必用童便为引。他以为童便能还原阳气，故名曰"还原水"。小便为排泄之物、代谢产品，从现代医学角度而言，诸如用"人中白""人中黄"可治病一样，将儿童小便入药不可理喻。但民间用童便治病不止于斯。袁老先生认为童便寒咸微涩，性寒能凉血，味咸归肾经而下行，涩能收敛而摄血，不仅能止血消瘀，还能宁血、补阳，一药而四法兼备。他同时指出，还原水还具有能升能降双向调节的功能，如遇吐血，用之则降，若遇便血，用之则升，升降之中，血归于经，瘀消于内，而血证自宁。取"药"时，当数晨间男童便中段尿，乘热饮之，勿妨。谓"临证四十余年，用此施治逾千余人，屡用屡验"。

第三节　组方三足鼎立

如前所述，胃痛为消化道常见病、多发病，病因复杂，证类繁多。其治疗药品，中药、西药、成药不胜枚举，充斥于报刊、视频、广告的"祖传秘方""专家经验""某某首创"者中自然不乏确切疗效，尤其经过历史检验的大批药典可考的胃药。正所谓"千方易得，一效难求"。袁老中医执简驭繁，以一方为基础加减，统治不同病因所致的胃络痛，包括急、慢性胃炎，胃、十二指肠溃疡，胆囊炎，胆石症等所致的上腹部疼痛，实为经验之谈。他以行气活血、解痉止痛、甘缓酸收立法，"三足鼎立，以平为期"，故将其方命名"鼎立饮"。

［组方］白芍10克，枳实6克，柴胡6克，丹参8克，檀香4克，川楝子6克，延胡索6克，甘草2克。

［方解］考此方实为《伤寒论》中四逆散、《圣惠方》中金铃子散及《医宗金鉴》中的丹参饮组成的复方。方中柴胡疏肝解郁，枳实行气消痞，白芍柔肝，甘草缓急，寓芍药甘草汤意。"一味丹参，功同四物"，养血活血、镇静、镇痛。檀香理气利膈，升中有降。川楝子又名金铃子，味苦性寒，清泄肝火、行气解郁。"心痛欲死，速觅玄胡"，延胡索又名玄胡，为"血中气药"，微苦辛温，行气活血。甘草补中，调和诸药。三方合用共奏疏肝泄热、行气化瘀、缓急止痛之功。《神农本草经》虽谓"药有单行者，有相须者，有相使者，有相畏者，有相恶者，有相反者，有相杀者。凡此七情，合和时视之，相须相使者良，勿用相恶相反者。"但古之"大、小、缓、急、奇、偶、复"七方中的"复方"包括后世医家按"药对"作用配伍的方药而言，利用相互间的协同或拮抗作用，提高疗效或减少不良反应，治疗复杂性疾病比一方一药效果更佳。观此鼎立饮正合中药复方配伍原则，既有三方之复，又含两组之对，即玄胡配金铃、白芍配甘草，可见袁老先生是方的确立从组方到命名均用心之良苦。

现代药理学及实验研究指出，白芍含有挥发油、苯甲酸、鞣质、芍药碱，水煎剂对痢疾杆菌、大肠杆菌、金黄色葡萄球菌以及相关研究发现的幽门螺杆菌等均有抑制作用；对动物离体肠管和在体胃等有抑制作用；对中枢神经系统有抑制作用。柴胡粗制皂苷与白芍所含芍药甙有协同镇痛作用及解痉、镇痉作用，所含甾醇、挥发油、脂肪油及生物碱、葡萄糖、氨基酸等有解热、消炎、抗菌、抗病毒、保肝及对抗肠道平滑肌痉挛等作用。枳实为芸香科植物的未成熟果实，枳实为幼果，枳壳乃未熟而将熟的果实。"宽中下气枳壳缓而枳实急也"，两者皆有行气、消痰、散结、除痞之功。其所含新橙皮甙、柚皮苷、野漆树苷、忍冬苷及右旋柠檬烯、右旋芳樟醇等挥发油和大量维生素 C 有确切的对胃平滑肌的抑制效应，明显降低胃平滑肌的张力，抑制收缩并有抵抗乙酰胆碱的作用。此外，由于有明显的升压作用，既能收缩血管，又能增强心肌收缩力，改善泵血功能，从而有效地保证重要器官的灌注量，故其注射液作为抗休克药物而被临床应用。近代从丹参中分离出多种脂溶性菲醌类成分，从丹参的水溶性部分还分离出了原儿茶醛及另一种具有生理活性的成分丹参素 [β（3，4- 二羟基苯基）乳酸]。因此对本品，不仅中医乐于用之"养血、去心腹痼疾、结气、腰背强、脚痹、除风邪留热"（《名医别录》）及"补心定志、安神宁心"（《滇南本草》），而且西医对此药也情有独钟。药理及动物实验研究表明，丹参作用于心血管系统影响血流动力学，能扩张冠状动脉，使心功能不良的心脏功能改善；能抗血栓形成，改善血液流变学，提高纤溶酶活性，促进纤维蛋白溶解；能改善微循环，动物实验中可见微循环血液流速加快，流态趋向正常，毛细血管网开放增加。因此，丹参虽然对人体各部分作用各异，如增加肢体及冠脉流量而减少脑血流量，但能使脑组织微循环改善，故对缺血性脑病有治疗作用。它调节组织的修复与再生、镇静及体外抗菌作用均得到了医学界公认。檀香有紫、白两种，前者性味咸寒，偏入血分，外用敷金疮，即金属创伤及创伤所致化脓性感染；后者味辛，性温，其辛散温通，临床研究表明能广泛治疗心腹诸痛。玄胡富含 15 种生物碱，醋炒可大大提高其生物碱溶解度，酒炒则破坏或散其生物碱。内服产生类似吗啡及可待因的效果，能显著提高痛阈，其止痛部分广泛、持久而不具毒性。配伍富含脂肪油、川楝素和鞣质能止痛，杀虫药金铃炭，相得益彰，以生用抗炎、清热解毒，炙用补虚、调理脾胃，与芍药为伍缓解腹痛。甘草"调和诸药"。《神农本草经》素有"国老"之称的甘草，全方合用，现代医学广泛用于治疗胃炎、溃疡病、肝炎、胆囊炎、胆石症、胆道蛔虫病、急性单纯性阑尾炎、神经症及乳腺炎、乳腺病、冠心病等胸腹诸痛。

　　胃痛，即胃脘痛，《素问·六元正纪大论》说："民病胃脘当心而痛。"胃脘痛包括脐以上、剑突以下的解剖区域的多种疾病。从中医的"四气五味"及西医的药理药化的分析研究，不难看出袁氏鼎立饮的组方、药物的配伍是严谨、科学的。笔者临证 50 余年，对于缓解平滑肌或横纹肌痉挛所致疼痛，以四逆散合金铃子散为主加减运用，亦每多良效。

　　［通用加减］

　　虞天民《医学正传》中指出："左方九种心痛，详其所由，皆在胃脘，而实不在心。"清人陈修园《医学三字经》亦说："心胃痛，有九种，辨虚实，明轻重，痛不通，气血壅，通不痛，调和奉。"所谓九种，一指九型；二则泛指胃脘痛病情复杂之意，因此临证时必分清内外之因、虚实之候而加减用药。袁老先生在用鼎立饮通治胃痛时加减精当，用药严谨。

　　1. 胃寒痛，加高良姜、吴茱萸、白胡椒。

　　2. 胃热痛，加黄连、石膏，原方中用生甘草。

　　3. 胃实痛，合小承气汤，即加大黄、厚朴。

　　4. 胃虚痛，加官桂，原方中用炙甘草。

　　5. 虫痛，加乌梅、使君子。

　　6. 热秘，加生大黄、芒硝。

7. 寒秘，加酒大黄、盐附子。

8. 阴虚便秘，加肉苁蓉、火麻仁、郁李仁。

9. 阳虚便秘，加炮姜、肉桂、制附片。

10. 气虚便秘，加炙黄芪、太子参、蜜升麻。

11. 寒呕，加生姜、法夏、广藿香。

12. 热呕，加竹茹、黄连、代赭石。

13. 呕血，加三七、茜草、降香。

14. 吐蛔，加蜀椒、乌梅。

15. 反酸，加乌贼骨、煅瓦楞子或黄连、吴茱萸。

16. 湿滞胃胀，加广藿香、佩兰、白豆蔻。

17. 脾虚中满，加党参、黄芪、干姜。

18. 胃实满，加厚朴、莱菔子。

19. 肝郁气滞，加柴胡、香附、郁金。

20. 食积，加焦三仙。

21. 胃络瘀阻，加桃仁、红花。

22. 便黑，加阿胶、仙鹤草、三七。

23. 中气下陷，加党参、黄芪、白术。

24. 脾湿下注，加淮山药、薏苡仁、苍术。

25. 寒呃，加生姜、姜半夏、秫米。

26. 热呃，加枇杷叶、石斛、代赭石。

27. 口渴，加花粉、麦冬、石斛。

28. 疝结，加三棱、莪术。

第七章 关隘之枢险要处 咽喉急症下为先

人物简介 郭元林（1912.4—1998.3），万源市河口镇人。先后在万源县[①]卫生进修学校、万源县中医医院等单位工作。从医50余载，长于内科，擅治癫痫，熟谙喉症。主张喉科急症，下不厌早。其诊治经验曾输入《中医计算机诊疗专家系统》程序。

热心带徒，勤于笔耕，学验俱丰，闻名遐迩。

曾任万源县政协常委，业余爱好格律诗创作。

咽之与喉，上连口腔、下通肺胃。喉位于前，连于气道，通于肺腔，为经脉循行之要冲。正如《灵枢·忧恚无言篇》所谓："喉咙者，气之所以上下也。"咽喉者，虽小如弹丸之地，但贵为呼吸之门户，饮食之要道，关隘之枢，实为险要之处。喉症虽为小科，但一旦发病，轻则痛楚，重则命危，或缠绵不绝，或朝病夕死，以致甲骨文始便有记载，或曰"疾音"，或言"音有疾"。《山海经》可考，亦有"不咽""已嗌痛"文字。历代医家均有著述，十分关注喉症。如《喉科秘钥》谓"《金鉴》列十三科，喉科为最要"；《金匮要略》谓"阳毒之为病，面赤斑斑如锦文，咽喉痛，唾脓血，五日可治，七日不可治。升麻鳖甲汤主之"等，皆有感而发。《内经》《难经》《诸病源候论》《备急千金要方》《活人书》《儒门事亲》《丹溪心法》《医学正传》《本草纲目》《外科正宗》《红炉点雪》《医贯》《医碥》《温病条辨》《笔花医镜》《类证治载》等，林林总总，不乏喉症证治之真知灼见。地处川陕两省交界处的万源县老中医郭元林诊治喉症，独树一帜，主张下不厌早。

中医喉症，属于现代医学急性扁桃体炎（风热乳蛾）、慢性扁桃体炎（虚火乳蛾）、急性咽炎（风热喉痹）、慢性咽炎（虚火喉痹）、咽周脓肿（喉痈）、急性喉炎（急喉喑）、急性喉阻塞（锁喉风）等病范畴，治不得法，治不及时，祸不旋踵。其致病之因，或邪毒侵袭，或脾胃热盛，或肺经虚损，或肾阴亏耗，或肝气郁结。郭氏对其实证、热证，不分经腑，早用通下。喉症邪从外入，外热入里，热炽胃腑时，无论恶寒与否，不管腹满便坚与否，立即清、下并施，直捣阳明邪热。郭老习用经方，白虎汤合三黄汤主之。大黄用量6～10克，黄连不过3克，石膏大清气热，轻则30克，重则100克，患者泻下溏便，热势顿挫，症状随减。血实决之，针砭并施。用瓷锋（或三棱针）缚于竹筷上，点刺咽部红肿高突处。如脓成则溢出脓汁，倘脓未成则溢出恶血，同时针刺双侧少商（胃经穴）、商阳（大肠经穴），放血2～3滴，以通阳明，痛势随减，再投以汤药。"实者，泻之"，其法简、便、廉、效。同道者遇此候用此法，为防炎症扩

---

① 现万源市

散，局部消毒更为合适。

喉科之疾，"性有不足、有余之殊，因有内伤、外感之别，诊视介于可见不可见之间，施治多兼乎内治外治之用"，其"喉科专籍则寥若晨星，屈指可数""其资料则散之于各书、难窥全豹"。喉科名家、九旬老翁张赞臣老先生在其大作《中医喉科集成序》（人民卫生出版社，1995 年 8 月第 1 版）中画龙点睛，力畅内外同治之法，郭元林先生与之不谋而合，异法方宜，可见君子之见略同。

第八章　凉血泻火人中黄　佐药扶正治再障

人物简介　周炳麟，（1912.11.2—1996.9.2），享年 84 岁。邻水县长安乡人。14 岁习医，师承当地名医黄相尧、王平。26 岁时自立门户。曾供职于邻水县人民医院、邻水县红十字医院、邻水县城北中心医院。

业医六十余年，长于内、妇、儿科及疑难杂病的治疗。对内科的脑梗死、心肌梗死、肝硬化、妇科经病、带证及小儿五迟病有独特疗效。

著有《现代中医师必读》，行文流畅，歌诀形式，易读易记，颇受同道欢迎。

授业解惑，弟子逾百人。

德高望重，曾连任邻水县第 1 ～ 10 届人民代表，第九届人大常委。

再生障碍性贫血（简称"再障"）属于中医"虚劳""血证""内伤发热"等范畴。追根溯源，早在张仲景《金匮要略·血痹虚劳病脉证治》中就有记载，第一次提出"虚劳"一病，"男子脉虚沉弦，无虚热，短气……面色白，时目瞑，兼衄"，言简意赅。且遵《素问·阴阳应象大论》之"形不足者，温之以气，精不足者，补之以味"的治疗原则，"虚劳里急，诸不足者，黄芪建中汤主之"。巢元方《诸病源候论》列专篇论述虚劳诸候，孙思邈提出以脏腑分治，李东垣创"甘温除热"法，张景岳《景岳全书》责之肾虚而创制左归丸、右归丸分阴虚、阳虚施治。清代沈金鳌在《杂病源流犀烛》中提出"其所以致损者有四，曰血虚、曰阳虚、曰阴虚、曰气虚"，致使先天不足、肾气不充、精气亏虚；后天失养、脾失健运、生化无权；化源匮乏，不能受气取汁，气血亏虚的致病机理基本阐明。此谓"再障"属中医"虚劳"之一斑。

再生障碍性贫血，从"血证"论治。早在《灵枢·百病始生》中便有记载，"阳络伤则血外溢……阴络伤则血内溢"。张仲景《金匮要略》创制了三黄泻心汤、黄土汤、当归赤小豆汤；孙思邈《千金要方》创立了犀角地黄汤；唐容川《血证论》创立了"止血""祛瘀""宁血""补虚"四法，从而体现了"急则治标，缓则治本"的基本原则。

再生障碍之发热，在《素问·调经论》中谓"阴虚则内热"；张仲景《金匮要略》治以小建中汤；李东垣提出"甘温除热"用补中益气汤；钱乙在《小儿药证直诀》中从肾气丸演变出六味地黄丸，直捣阴虚内热；朱丹溪在《格致余论》中强调滋阴降火，创制出了大补阴丸。

由是观之，历代医家对再生障碍性贫血、出血、发热的诊治已不乏论述，且互有发挥。

现代医学对该病的研究，近年来又有了长足的进展。在分型上，急性、慢性泾渭分明；诊断上，国外、国内标准规范。诊断上国外常用 1976 年 Camtta 提出的标准，分重型再障诊断标准、轻型再障诊断标准；国内 1987 年第四届全国再生障碍性贫血学术会议修订了诊断标准，并提出了疗效判定的标准。

中医治疗，急性再生障碍性贫血，主张扶正祛邪，滋阴益气，填精补髓，凉血止血，以清瘟败毒饮合龟鹿二仙丹加减。慢性再生障碍性贫血中，气血两亏者，八珍汤、归脾汤加减；肾阳亏虚者，右归丸主之，肾阴亏虚者，左归丸化裁。急性期，治标为主；稳定期，治本为主，补肾为先；缓解期，固本为法，标本缓急，以平为安。以人中黄为主，治疗再生障碍性贫血，则鲜为人知。

邻水县原城北卫生院老中医周炳麟先生将再生障碍性贫血以"虚劳"论治，崇《理虚元鉴》之说，其因有六，"先天之因，后天之因，痘疹病后之因，外感之因，境遇之因，医药之因"。周氏认为，再障主要系"医药之因"所致的"血毒内扰"之"虚劳"，倘长期接触毒物，或使用有毒药品，毒邪浸淫，久羁体内，中伤脏腑，瘀滞骨髓，髓海不足，损及"少火"。"壮火食气，少火生气"，少火不足，心火匮乏，"化赤无权"，以致毒邪内伏、气血虚亏、发热、出血。热甚伤津，出血伤阴，津液、真阴既亏，"阳光无制"，虚热内生，耗气伤津，正气愈亏，病入膏肓，终莫能治。遂以解毒活血立法，佐以补阳益气、滋阴养血，自拟解毒活血汤加减治之：

［主证］面色㿠白，神疲乏力，头昏，心悸，气短，伴各种慢性出血征象。

［兼证］心烦不寐，潮热盗汗，男子遗精、阳痿，女子月经提前或增多，腰痛膝软，舌淡脉弱。

［处方］人中黄 60 克，大地棕根 60 克，通心草 60 克，丹参 20～40 克，当归 20～40 克。

［加减］阳虚（气虚）加人参、鹿角胶、淮山药、补骨脂；阴虚（血虚）加西洋参、生地、玄参、女贞子、地骨皮、麦冬、桑根。

各种出血，酌加血余炭、藕节、地榆炭、阿胶、煅龙骨、煅牡蛎、银花、连翘、板蓝根、生地、丹皮、知母、仙鹤草等。

方中人中黄，系生甘草加工而成。将生甘草磨成粗末，盛入一端有节的竹管内，另一端垫以布塞，松香封固。刮去竹管青皮，置入人类清水粪坑中七七四十九天。一般于农时立冬至冬至期间制作为佳。届时取出于长流水处冲刷 15 天，除臭为度。置清凉通风处阴干，破竹取药，晒干备用。具清热凉血、泻火解毒的功效。

［注意］①该病用药，文火煎熬，取汁 650～800 毫升，早、中、晚、夜半四次分服，每次 150 毫升，首次 200 毫升。②注意保暖，戒房事。③大地棕根、通心草根，均在夏秋季采挖，除去须根、尘土，晒干备用。

周先生解毒活血汤系 1984 年前后收集达县地区名中医经验期间所得，特录于此，供业医者参考。

第九章　施医赠药赠器械　骨科名医献妙方

人物简介　申群贵（1904.5—1992.11），享年 88 岁。大竹县观音镇人。骨科大夫。

申先生 11 岁跟师学艺，4 年后出师，16 岁自立门户。中华人民共和国成立后进入乡卫生院，后调入观音区卫生院。

申先生跟师期间，一边跟师，一边读书。主要研读中医骨、外科著作，诸如《医宗金鉴·正骨心法要旨》《伤科补要》《医林改错》等。

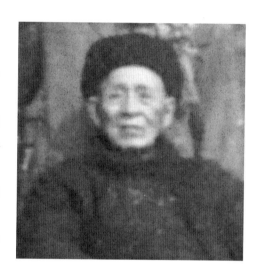

20 世纪 70 年代，便声名远播。求医者，不仅来自郊县，而且远至海南。

20 世纪 80 年代，为传承老中医经验，根据县卫生局的安排，授业解惑，潜心带徒。

老先生具大医恻隐之心，凡有厄求救者，不分长幼、贫富，一视同仁。对贫困伤病员不仅免费诊疗，而且出资为伤病员购药及器械，深受病员爱戴。

曾获"四川省名老中医""达县地区卫生工作先进个人"荣誉称号。

骨伤"套餐"

骨科老中医申群贵先生，人到暮年，仍亲自动手治疗骨折、脱位及严重的软组织损伤。疗伤，既有独特的手法，又有积几十年之经验的系列方药，分别用于外伤的初期、中期、后期；既有内服药又有外敷的薄贴药。姑谓之骨伤"套餐"。

在总结名老中医学术经验的工作中，申老先生毫无保留地献出了全方。作为一位民间颇有影响的老先生，其无私精神难能可贵。

（一）疗伤内服方

1 号方

桃仁 20 克，红花 20 克，川芎 20 克，赤芍 20 克，三棱 20 克，莪术 20 克，乳香（去油）20 克，没药（去油）20 克，川牛膝 20 克，五加皮 20 克，土鳖虫 6 克，三七 10 克，白芷 20 克，防己 20 克，木香 20 克，甘草 6 克。

［煎法］用水 2 000 毫升，文火熬至 600 毫升，去渣。

［服法］两天服 1 剂，每日服 3 次，每次 100 毫升。其中三七既可用药水磨服，又可用白酒磨，擦患处。

［功效］活血消肿，行气止痛。

［适应证］骨折，脱位，或严重软组织损伤，局部瘀阻，肿痛，无寒热症状者。

2 号方

桂枝 20 克，木香 20 克，川芎 20 克，赤芍 20 克，三棱 20 克，乳香（去油）15 克，没药（去油）15 克，黄芩 20 克，生地 20 克，丹皮 20 克，防己 20 克，甘草 6 克。

［煎服法］同 1 号方。

［功效］寒温并用，温经通络，凉血祛瘀，消肿止痛。

［适应证］骨折，脱位，软组织损伤 10 天以后，瘀血有化热趋势，局部仍瘀肿、疼痛者。

3 号方

当归 20 克，黄芪 20 克，党参 20 克，三棱 20 克，赤芍 20 克，川芎 20 克，防己 20 克，白芷 20 克，木香 20 克，青皮 20 克，甘草 6 克，生姜 10 克。

［煎服法］同 1 号方。

［功效］益气补血、活血消瘀、理气止痛。

［适应证］骨折，脱位，软组织损伤 3 ～ 4 周，瘀血肿大减，但局部肿痛不适，或肿或硬，周身疼痛，举步维艰者。

4 号方

盐附子 40 克，桂枝 20 克，苏木 20 克，荔枝 20 克，川芎 20 克，白芷 20 克，续断 20 克，独活 20 克，防己 20 克，青皮 20 克，秦艽 20 克，甘草 6 克。

［煎法］先将盐附子切片，白酒中浸泡 30 分钟，再用温开水清洗 3 ～ 5 次，以舌尖舔之，短时内不感麻木，味咸为度，先煎 30 ～ 60 分钟，再将余药加入，用水 2 000 毫升，文火煎熬 600 毫升，去渣。

［服法］同 1 号方。

［功效］活血温经、续筋接骨。

［适应证］骨折或脱位 4 周以后，局部组织粘连，僵化，关节功能障碍者。

5 号方

生地 20 克，石膏 30 克，黄连 15 克，栀子 20 克，黄芩 15 克，连翘 20 克，银花 20 克，白芷 20 克，赤芍 20 克，川牛膝 20 克，泽泻 20 克，甘草 6 克，鲜车前草 50 克。

［煎服法］用水 1 500 毫升，文火煎至 450 毫升，每次 150 毫升，每日服 3 次。

［按］此方的功效及适应证缺如。具养血活血，清热散结，利水消肿之功。宜用于骨折、脱位，局部红肿疼痛，关节功能障碍者。

（二）疗伤外敷方

外敷 1 号方

败酱草 200 克，白茅根 250 克，破血丹 50 克，山芋儿叶 5 片或根茎 5 个。

［用法］上药 4 味，共研细末，白酒炒，凉后分 3 次外敷，纱布包扎固定，每日换药 1 次，连用 4 ～ 6 次（辅型剂不详）。

［功效］续筋接骨、行血舒筋。

［适应证］骨折，脱位或严重软组织损伤，局部或关节功能障碍，屈伸不利。

外敷 2 号方

石岩姜 200 克，生姜 20 克。

［用法］同上，每次敷贴 30 分钟后，将药袋取下，使局部皮肤通气，以免起水疱或溃烂。

［功效］软坚散结，解表散寒。

［适应证］骨折或脱位后期，局部硬结，粘连，关节屈伸不力。

［注意事项］气血不足、阴虚、热证慎用；年老体弱、妊娠、产后禁用。

［按］申老先生治疗骨伤内服方药品用量较大，临床上须注意"三因制宜"。

第十章 毕生专注狂躁症 自制方药总关情

人物简介

张子牧，四川省达县北山乡人。高中毕业后于1946年在北山乡中心学校执教。其四祖父为晚清秀才，民国年间以习医为业。其六伯父、九伯父子承父业。子牧先生受其家族影响，热爱中医。加之与同乡名医之女联姻后耳濡目染，更潜心医学。在校执教期间边教书，边习医。1948年始正式弃教业医，且终身为业。对《黄帝内经》《难经》《伤寒论》《金匮要略》诸书多有研究。临床尤长于对精神疾病的辨证治疗，闻名遐迩。

1983年，在达县地区振兴中医工作中，我同达县卫生局办公室小黄专程赴北山公社采访张子牧医生，获得了其诊治精神病的第一手资料。兹根据其奉献的手稿介绍自拟方，稍加按语，供同道参考。

自拟宣痹活络汤治疗精神病

对1971年、1973年、1974年诸多精神病患者临床症状之观察，发现一个"奇怪"的现象，即多有一个共同点：要么先有风湿热痹，关节肿痛难忍，后出现狂躁等精神症状，甚则昏迷，发狂时，乱跑、乱打，却自言不痛、无病，不吃药，关节活动自如；要么先是支气管炎证候，咳喘经年不愈，但发狂躁病时，先是哭泣，后胡言乱语，继而乱唱乱跳，却不咳不喘，甚至乱跑、爬山亦不见其累！

思之。外界来的风、寒、暑、湿、燥、火六气病及经脉，统称痹症。痹者，不通也。肺合皮毛，开窍于鼻，故病人发病，肺先受之。要么从皮毛接触，要么从口鼻吸入。而肺为"相傅之官，制节出焉"，为五脏六腑之华盖。受得四时之正气，受不得反常之邪气。其病初发，多有哭的举动。而哭为肺的情志表现，正如《难经》四十九难所云："何以知伤寒得之？然，当谵言妄语。何以言之？肺主声，入肝为呼，入心为言，入脾为歌，入肾为呻，自入为哭。故知肺邪入心，为谵言妄语也。"随后才是乱说不休，或歌或唱，乱跑乱动、打人毁物。

从气候而言。若春不过温，夏不过热，秋不过燥，冬不过寒，（长夏）四季不过湿，人们身体不会致好大的病。假使春有非常之温，夏有非常之热，秋有非常之燥，冬有非常之寒，长夏有非常之湿，或者非其时而有其气，在人抵抗力低下的情况下就得病了。先有外邪入侵，后有精神狂越之症；先有咳喘等呼吸道症状，关节炎的痹症症状，后有精神病发作；先有哭的情志表现，后有其他相关精神病症状。故认为外邪入侵，扰乱神明而诱发精神病。当宣肺、蠲痹、通络、开窍。而以宣肺开窍为主：一宣皮毛之窍；二开三焦水道之窍；三通大肠之窍。有鉴于此，乃自拟了宣痹活络汤：

防己15克，杏仁10克，瓜蒌仁15克，连翘15克，黄芩15克，黄柏15克，栀子15克，枳壳10克，丹皮15克，赤芍15克，木通10克，苏叶10克，姜黄15克，灵仙15克，大黄15克，薏苡仁 15 克，黄连 15 g。

适应证：精神病人后期，病愈或好转，因气候影响，饮食不节，调养不当而复发，见如下"痹症"者。

1. 心悸、心烦、恐惧者（心痹）；

2. 呕吐涎沫、精神倦怠者（脾痹）；

3. 口干饮水、睡中惊叫者（肝痹）；

4. 烦满喘咳、胸部胀满者（肺痹）；

5. 下肢痿软拘急，骨节肿大者（骨痹）。

此方既能医治精神病，亦能治疗神经病。

注：地处边远山区的这些精神病患者，不是那些自称有神，或者装神弄鬼哄人钱财的"神医"所能医治的。因为，凡找张老就诊的精神病人，很少没有未经过所谓"神医"医治。不是请"端公"，就是请"师娘子"，或者请"阴阳师"。即绝大部分的病人都是多次经过这些"神医"治疗无效才转求药物治疗旳。这些精神病的得来，外感六淫之气为因，因内伤七情而诱发，反复杂感以致病深不解，非灵符神水能奏效。用药也需经多次治疗，更需严格的饮食禁忌和调养，包括心理疏导。

因治好了一些精神病人，1975 年达县卫生局召开的科技经验交流会上，安排了张医生大会发言。1981 年县卫生局杨某某，将上方及逐瘀止狂汤（见后）整理后发表于《四川医学》杂志第三期。重庆、成都、南充、西充、宣汉、平昌、铜梁、湖北等地患者来函索方者众。但文中忽略了禁忌及调理。复函中有按方治疗有效致谢者，有愈后复发或效果不大者，也有专程来院治疗者。

［按］精神性疾病，病因复杂，反复难愈。中医认为其病因有先天因素、内伤七情、外感六淫、外伤、痰饮、瘀血、误服药石、误治等。历代医家亦有诸多论述。如先天因素，《灵枢·通天篇》论之甚详：惟"阴阳平和之人，居处安静，无为惧惧，无为欣欣。宛然从物，或与不争，与时变化，尊则谦谦，谈而不治，是谓至治。"七情所伤，早在《黄帝内经》中的《阴阳应象大论》《本神》《灵枢·口问》等篇，便有记载。如《灵枢·口问》曰："心者，五脏六腑之大主也……故悲哀忧愁则心动。心动则五脏六腑皆摇。"癫痫，还有"胎病"所致的记载。如《素问·奇病论》："此得之在母腹中时，其母有所大惊。气上而不下，精气并居，故令子发为癫痫也。"误治引起精神病，《素问·腹中论》谓："厥逆……灸之则暗，石之则狂。"乱投药石，葛洪《肘后方》曰"食莨菪令人狂"。外伤、痰饮、瘀血致精神病，毋庸赘述了。作为师承授受、自学成才的一位山区乡村医生，能熟研《内经》《难经》《伤寒》《金匮》诸书，对精神病致病因素有所发挥，并自拟方药，实属难能可贵。其反复强调六淫之邪可致精神病，用大量病案验证，与巢氏病源之观点不谋而合。隋·巢元方《诸病源候论》曾提出癫痫病因在于："风邪所伤""邪入于阴""狂病者，有风邪并于阳"。

方中重用黄连解毒汤解毒，泻三焦之火；杏苏、连翘，轻宣肺卫；枳壳、蒌仁，宽中化痰；防己、薏苡仁、姜黄、灵仙，除湿祛风；赤芍、丹皮清热凉血；木通通调水道；大黄更以将军之威，釜底抽薪，开魄门而通宿便。纵观全方，立足宣痹给邪以出路，使邪去则正安，即所谓"伏其所主，先其所因"。药味虽多，仍不失一定法度。至于其药物剂量及加减，不离"三因制宜"。

自拟逐瘀止狂汤治疗精神病

前已讨论。痹症的病因，是因风、寒、湿等转变成狂躁证。其必有火热在内，热可成痰（炼液为痰），痰迷心窍，可致心痹。因痰热影响了血液循环，从而会出现"瘀血"的现象。《内经.至真要大论》："诸狂躁越皆属于火。"《伤寒论》："热结膀胱，其人如狂，血自下，下者愈。"《金匮要略.妇人杂病篇》："妇人伤寒发热，经水适来，昼日明了，暮则谵语，如见鬼状，此为热入血室。"又曰："妇人脏躁，悲伤欲哭，像如神灵所作。"《温病条辨.畜血篇》许学士云："血在上则喜忘，血在下，则发狂。"

有一位家住达县碑庙乡的邱姓女青年，1968年9月发病。初起恶寒发热。在发热期间，经水适来，出现谵语见鬼的热入血室证，随后就狂躁起来，乱跑乱说。医者按一般"疯子"来治疗。用了归脾汤、天王补心丹、朱砂炖猪心等法，无效。转往某精神病医院住院治疗，诊断为精神分裂症。好转后回家。不久又复发。反复迁延至1978年仍未愈。

寻访一些治愈的精神病人，了解他（她）们在出现狂躁之前有些什么症状。大多数都有这种说法：常有头晕、失眠、善忘、做噩梦见鬼、心中烦躁不能自已、耳内吵闹，有时好像有人在说话，或者有人命你唱、说，于是就唱起来，说起来了。到了极点便乱说乱打了。

从精神病患者气色来看（望诊），（颜面）有的潮红或局部紫红色，在手脚末梢部分有紫红色蓄血现象，有的有赤色斑块、紫色斑块，或青黑色斑块。见了这些斑块，乡里人就说此人被鬼打了，要请"端公"收鬼。有的则是颜面苍白或青黄色的贫血现象。心，其色赤，其华在面。精神病人见此征象，说明有瘀血作祟。于是张医生自拟了逐瘀止狂汤：

丹皮15克，郁金15克，三棱10克，莪术10克，黄芩10克，黄连15克，大黄15克，芒硝15 g。

药后解出紫黑色大便或黏液便，或青黄色泡沫便，就是下出瘀血的证候。必须下尽，不留后患。少数病人药后大便未通，以前症状加重，是病人体内伏热太重。只要瘀血一出，火势顿减。只要紫黑色粪便排出，狂躁自止。绝不可因狂躁加重而自行停药。曾经多次实践，有服药狂躁加重者极少。瘀血不去，新血不生，贫血病人也当先祛瘀，后调补，不可为其破血之品而拒之。

此方用治狂躁型精神病较多。有一剂见效，二三剂告愈，也有服五、七剂不等者。最快的病例是服200毫升而狂止者。

注意环境安静、清洁、通风。

三月内忌肥甘厚味，以及姜、葱、蒜、椒等辛辣之品，以免助湿、生痰、化火。

［按］20世纪60年代的山村，山清水秀，民风古朴。人们日出而作，日落而息，掘井而饮，自食自给，思想单纯，恬淡虚无，应少情志之病。虽少环境污染，但由于地处偏僻，文化相对落后，迷信思想颇有市场。一遇精神病，首先误认"中邪""遇鬼"，急寻"神医"折腾而迁延失治。清·王清任《医林改错》创制了癫狂梦醒汤，旨在平肝散郁，祛邪除痰。上方凉血解毒、祛瘀破血之力较猛。禀赋较强者，此药耐受，若形体虚弱者，用药则不可过猛，当慎之。

第十一章 寒窗苦读十四载 疑难杂病究一生

人物简介 陈福安，四川省渠县汇西乡人。1966 年高中毕业。1968 年自学中医。1970 年业医。1977 年考入泸州医学院（现西南医科大学）中医系，本科学历。1980 年加入中国共产党。主任中医师，四川省首届名中医，成都市"十大名中医"，第三批国家级名中医，香港顾问中医师。受聘成都中医药大学兼职教授。业医五十余载。

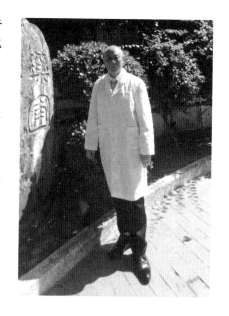

曾在达县地区中西医结合医院[①]、成都市中医医院及中西医结合医院[②]、东华三院黄大仙医院—香港浸会大学中医药临床研究服务中心、广华医院—香港中文大学中医药临床研究服务中心等单位工作。其间，在渠县、达州市共工作 25 年。先后担任达县地区中医医院副院长、院长、党委副书记，成都市中医医院及中西医结合医院业务副院长计二十余年。成都中医名医馆首任馆长。兼任达州市第四、五、六、七届人民代表大会常务委员会委员，达县陆军预备役师医院副院长，授上校衔。

达县地区中医学会副会长，达县地区中西医结合学会首届会长，达县地区科普作家协会第三届常务理事。四川省中西医结合学会第三、四、五届常务理事，四川省中医学会第六届副会长。成都市中医药学会第五届副会长、第六届理事长。中国中西医结合学会消化专业委员会第二、三届委员，管理专业委员会第三、四届委员，中国中医药学会全国会员代表大会代表。中国中西医结合学会第四次、第五次全国会员代表大会代表。香港《亚洲医药杂志》特邀编委。

管理与临床工作两不误。善于运用经方诊治内、儿科常见病，多发病及部分疑难病。对消化系统疾病、呼吸系统疾病、小儿热病、老年中风偏瘫等疾病经验丰富。早年曾拜重庆名师杨鑫荣老先生学习推拿术，酷爱针灸。

曾获达县地区卫生系统有突出贡献的中青年科技拔尖人才、全区卫生工作先进个人、达县陆军预备役师先进个人、省卫生厅先进个人、香港东华三院《10 年长期服务奖》等荣誉称号。获达县地区科技进步一等奖、四川省卫生厅科技进步三等奖各一项。

国际、国内发表论文 40 余篇。参编《恶性肿瘤防治概要》，独著《疑难杂病证治精华》。2002 年 1 月应邀出访美国，考察传统医药。2004 年 9 月应邀参加第一届丹（麦）中中医药文化节，出访北欧四国。

① 现达州市中西医结合医院。
② 现成都市中西医结合医院。

2019 年 11 月 30 日退休。

我偶然接触医学，最早可追溯到 1959 年上初中时。当年每周一天的勤工俭学劳动，被安排在学校医务室帮助校医施药、学习皮肤疮疡的处理，打扫学校的石灰痰盂。1963 年接触晚清名中医肖汉三先生家藏《家庭备用药物简便良方》手稿。

第一节　中医高热急症雏议

急症是临床医学的一个重要组成部分。高热是急诊中的一个常见证候，也是急证研究中的重要课题。中医对高热急症的研究积累了大量的文献资料，本文兹就其主要方面进行初探。

一、高热急症溯源

"医之始，本岐黄。"高热证治，上溯先秦，下迄明清，代有发明。其渊源，西南医科大学原著名温病学教授汪新象恩师高度概括为四句话："孕育于《内经》《难经》，阐发于汉、晋、隋、唐。奠基于（刘）河间、（吴）又可，成熟于叶（天士）薛（生伯）、吴（鞠通）、王（孟英）。"

《内经》是高热急症证治理论的滥觞，《热论》《评热病论》等对后世影响极大。《伤寒杂病论》源于《内经》《难经》，高于《内经》《难经》，开急症辨证论治之先河，系统总结了治疗高热的系列方药。清·巢元方《诸病源候论》、唐·孙思邈《备急千金要方》《千金翼方》及王焘《外台秘要》，对高热急症诊治均不乏真知灼见。延至宋元时期，则进一步总结出了不少有效经验。如《和剂局方》的紫雪丹、至宝丹、苏合香丸沿用至今。金·刘完素提出了"热病只能作热治，不能从寒医"的著名论点。明·吴又可创立了"多种戾气"致病的病源论。清代叶、薛、吴、王则别开生面，发明卫气营血和三焦证治理论，集温病高热证治之大成。

中华人民共和国成立以来，高热急症研究又有了长足的进展。重庆市中医研究所在这方面作出了显著的贡献。一个中西医结合治疗高热的系列方药体系正在逐步形成。

二、临床病理研究

高热属中医热病的范畴，《国医宗旨·发热骨蒸子午热传尸病机》谓："夫发热者，谓怫怫然发于皮肤之间烙手者是。"以体温骤升，脉数等为主要临床特征。古代文献将其分为外感发热、内伤发热两大类，以外感发热居多。温病卫气营血各阶段、伤寒三阳证及内伤杂病过程中均可能出现高热。常见于现代医学中的急性感染性疾病、急性传染病、血液病、肿瘤等发热者。

外感高热系触感疫毒之气，风寒外袭，或其他六淫之邪内侵，热甚伤阴、耗气，甚则气阴两虚，乃至阴阳两脱。热毒导致气血瘀滞的规律，近年来也受到了普遍的重视。

有的学者从临床角度分析，卫气营血阶段相当于急性感染性疾病的前驱期、明显期、极盛期和衰竭期。卫气分阶段属于正盛邪实的抗损害病理反应。此时血液流变学改变明显，血沉、血钾、红细胞电泳、纤维蛋白原等值均较低下。

　　伤寒病的高热，在一些病种方面呈伤寒病机过程的，由太阳传经入腑，经蓄血证、蓄水证、结胸证等转化为少阴病（休克）或厥阴病（中毒状态）是其根本规律。

　　著名医家黄兴垣氏将热毒视为感染性高热的病理核心。认为"毒寓于邪，毒随邪入，热由毒生，毒不除，热不去，变必生。"卫气营血是邪毒进袭浅深和耗津伤气不同程度的病理变化。这种观点具有较大的影响。

三、临床治则研究

　　高热急症的治疗，至清代已趋成熟。温病学家已总结了辛凉宣泄、清热解毒、芳香化浊、淡渗利湿、通腑泻下、养阴增液、清气透营、凉血化瘀、清心开窍、扶正救脱等系列治则。但近来的研究，对高热治则主要集中在清热解毒、通腑泻下、活血化瘀、益气养阴诸方面。

　　1. 清热解毒

　　此法被认为是顿挫热毒、防止逆变的关键，是保存津液的前提。实验研究表明，此类方药的治疗机理，主要的不是通过抗菌的途径，而是提高机体免疫功能，减轻各种中毒反应，改善热毒所致的生化代谢功能失调。

　　中药清热解毒之品，具有解痉、镇痛的协同作用。目前对高热有效药物着眼于高效、速效、低毒三环节。古代名方如麻杏石甘汤、五味消毒饮、清瘟败毒饮及单味药如柴胡、青蒿等均成为研究对象。

　　近年来，清热解毒药在剂改方面也取得了新进展。根据报道，重庆市中医研究所的清气解毒针（败酱草、鱼腥草、肿节风、虎杖）广泛运用于各种急性感染性发热。三天内降温率67.85%，1～2周内93%的患者获愈，类似青、链霉素联合用药的效果。

　　2. 通腑泻下

　　传统下法原用于热病胃家实，方如承气辈。目前在适应证上有非腑实证不施、与不拘于腑实证两种观点。多种急性感染性疾病，如肺炎、流行性出血热、乙脑等予以苦寒下夺，釜底抽薪，常一泻解热。实验研究表明，此类药物有一定的抗病原体的作用，对于高热腑实证，能清除肠源性内毒素等毒性物质，抑制肠内过度发酵，解除肠道缺血、缺氧状态，恢复肠黏膜毛细血管通透性和单核巨噬细胞吞噬能力。

　　3. 活血化瘀

　　此法非高热治疗之主法，却是重要的佐法。凡急性肺炎出现胸痛，急性胆道感染、急性胰腺炎出现胁痛、脘腹痛，急性尿路感染出现腹痛，宜加入活血化瘀药。对某些疾病，如流行性出血热、肺炎等，应用此法更具有良好作用。此类药物除对血液流动力学及微循环有良好影响外，还综合有解热、抗炎、促进肾上腺皮质功能、增强机体免疫力、抑制变态反应等作用。与清热解毒药有良好的协同作用。

　　4. 益气养阴

　　一般而言，此法对高热无直接的解热作用，但却是高热急症扶正法中的主要内容。用于高热体虚患者具有退热防变之功。实验研究表明，此类药物能全面提高机体免疫功能，非特异性的抗病力和对感染的适应、代偿、修复能力，因而在重症感染、长期感染和特殊个体的感染治疗中具有特殊的意义。

四、名医经验举隅

借助名老中医经验诊治高热急症，执简驭繁，大有裨益。

董建华教授善于从发热类型及出汗情况审因立法。如无汗者，考虑寒邪束表，肺卫被遏或血热入营，阴液过耗；微汗为邪郁肺卫，邪有外解之势；大汗多见于暑热内蒸；臭汗为湿热恋于气分，缠绵不解，虽有外透之势而不畅；战汗表示温邪侵入气分，邪正相争；黏汗常见于温病后期，阳不敛阴，阴阳两脱。其治法上注重宣畅气机，用寒凉不可冰伏，投滋腻须防壅滞，处处虑及给邪以出路。

四川达县地区中医院刘独行老中医治小儿高热，独具匠心。概分为：表热、里热（含里实）、血热、阴虚发热、湿热（包括寒热错杂）、气虚发热、亡阳虚脱七型。相应地确立了解表散热、清热降火、清营凉血、滋阴制火、辛开苦降、甘温除热、温肾回阳七法，师古而不泥古，古方活用，屡起沉疴。如辛开苦降清温并用法用于寒热错杂或湿热两盛之证。刘氏选方时凡上热下寒者半夏泻心汤主之，吐蛔者椒梅汤化裁。湿热并重用甘露消毒饮，热偏盛取王氏连朴饮，湿偏盛遣三仁汤。辨证时苔滑腻或泻甚者，用姜，苔滑色黄、舌质红者仍需轻用砂、蔻以芳化之，断不可徒治其热而忽视其湿，全用清润之剂，病必危殆，实为至理之言。笔者就此曾撰《刘独行老中医治疗小儿高热急证验案》一文，发表于《中医急症通讯》。

达县地区中医院徐祖辉老中医对无名高热，针药并重。在对症用药的同时，辨证施针，针刺大椎、膏肓、合谷、三阴交、间使等穴往往事半功倍。

达县市中医院伍伯伦老中医治外感高热，不落俗套，另辟蹊径，自拟新方，效如桴鼓。其柴葛清热汤（柴胡、葛根、枳壳、黄芩、白芍、草果仁等）加减用治外感热病。虽轻描淡写，却不同凡响，24 小时内可使高热顿挫。

颇负盛名的一代老中医独特的诊治高热之经验有待我们进一步整理、升华，继续服务于临床。

（1989 年 12 月 13 日达县地区中医学术年会交流）

第二节　刘独行老中医治疗小儿高热急证验案

刘德慎，字独行，原达县地区中医院副院长、副主任中医师。擅长儿科，尤其小儿高热病的证治。举列数案于后。

例 1　高热引动肝风案

达城苟某之子，2 岁。1938 年秋外感一日。发热甚，惊风作，全家愕然，邀余诊之。患儿体若藩炭，抽搐不已，呼之不应。舌红不绛，苔薄白微黄，指纹浮紫，脉来浮数。此热甚动风，法当解表清热，息风止痉，辛凉平剂银翘散主之。银花 6 克，连翘 3 克，荆芥 3 克，防风 3 克，桑叶 6 克，黄芩 6 克，竹叶 3 克，钩藤 6 克，僵蚕 3 克，蝉衣 3 克，刺蒺藜 6 克。

翌日，热退，抽搐缓，目开识人，守方一剂。

三诊，神清搐止，微热微咳，辛凉轻剂桑菊饮善后。

［按］此案非血虚生风、阴虚动风，系"稚阳"之体邪从热化，引动肝风。刘氏诊治得体，虽轻描淡写，却效如桴鼓。

例 2 湿热弥漫三焦案

达县北外乡小学教师王某之子，2岁。1939年孟夏病暑湿。医以清法治之，徒清其热，凉遏其湿，数日不解，病情增剧。证见热邪稽留，神识昏蒙，呕吐不食，胸腹胀满，二便闭塞。前医断为死证。其家父忙备棺木，其母送子入城更医，以希万一。

余诊之，舌红苔滑腻，脉濡数，余证同前。此乃暑湿之邪郁滞中焦，弥漫上下，三焦气化失司，邪无出路，故见诸证。法当辛开苦泄，宣化湿热，豁痰开窍，用甘露消毒丹主之。藿香6克，石菖蒲5克，郁金5克，杏仁5克，白蔻5克，佩兰6克，黄芩6克，连翘9克，枝子5克，茵陈6克，滑石9克，竹茹6克。急煎频吸，每次三匙。

服药两次后二便通调，神识转清。其母欣喜若狂，带药回家，原方续服。

三日后复诊，患儿诸证皆失，跳跃自如。遂调理脾胃，清化余邪而获全功。

［按］时值孟夏，暑湿熏蒸。上焦受邪，神明受扰；中焦遏阻，胃气上逆；下焦不行，二便不通。刘氏融芳香化湿、苦寒燥湿、淡渗利湿三法于一炉，辛开苦降，宣畅气机，分解湿热，使邪有出路，分道而去。气化则湿化，湿去则热孤，热退而痊愈。

例 3 湿温误治变证案

达县罗江镇周某之女，4岁。1941年夏病湿温，六日不解，病转危剧。

余诊之，身热，神昏，呕恶，腹满，便溏，溲赤，舌尖红，苔灰厚滑腻，脉象濡数。询之，前医屡投大剂清热，滋腻之品（石膏、知母、芦根、花粉、麦冬……），正虚邪恋，湿热胶结，病至危笃。故以清热化湿，豁痰开窍之剂图治，方遣菖蒲郁金汤合人参泻心汤。石菖蒲5克，郁金6克，黄连3克，黄芩6克，干姜2克，全光参3克，连翘9克，滑石9克，木通6克，竹茹6克，法半夏3克，生姜汁5滴，白蔻3克。

一剂后患儿苏醒，口开能言，小便畅利，嘱续服前药。然其母以洋参为续命之品，视哭闹为回光返照，欲停药回家。其祖母投药于地，待孙女告穷归天。

余闻之，以恻隐之心，苦口劝慰，言病情转佳，拾药煎服。

翌日，更见好转，神清，能食，二便正常，灰苔渐退，再予以化湿、清热、醒脾之品二剂告愈。

［按］此案属湿温，法当辛开苦泄，湿热两解，断不可以温热法治之。刘氏于病危之际审微穷奥，妙手回春。

例 4 温病亡阳虚脱案

达县北外乡彭某某，男，8岁。1941年7月温病高热，数医清之。证见四肢发斑，大量吐血、衄血，医又投犀角地黄汤欲凉血止血，病仍不解。出血反剧，危在旦夕。家人邀余及一位老中医会诊。

患儿吐血不止，一身尽痛，倦卧呻吟，奄奄一息。四肢斑点暗淡，舌边尖有紫点，苔滑，脉微弱。老中医认为病本属热，今从寒化，权用甘草干姜汤加味。甘草3克，炮姜9克，侧柏叶12克，茜草12克，炒蒲黄15克。服至午后，病更危殆。乃邀余独往复诊。

吐、衄如故，手足逆冷，面赤如妆，舌苔灰滑，脉微欲绝。慎思之，前方热之不热是无火也，不仅脾不摄血，阳气虚衰，而且元阳将绝，危在顷刻。速益火之源，以温肾回阳益气固脱为要务，方遣人参四逆汤。乌附片30克（先煎），炮姜15克，炙甘草6克，全党参6克，炒茜草根12克，童便每服兑三汤匙。

是夜病情稳定，次日午后吐、衄渐止，手足渐温，时吐白色痰沫。守方三帖，吐、衄止，身痛已，手足温，斑点退，病趋好转。再以附子理中汤加味，调理旬余，大病告愈。

[按] 此案病本温热，邪易伤阴；大队苦寒之品复又伤阳，转为少阴寒化证。阴寒内盛，格阳于外，戴阳于上，迁延误治，导致阴阳两亏而阳虚更甚。刘氏深悟其机，时时顾护真阳，大剂益气回阳救逆，使阳生阴长，阳秘阴平，沉疴复起，转危为安。

（本文发表于《中医急症通讯》1985年8月）

第三节　刘独行医师小儿泄泻、内科咳嗽软件医理设计

摘要　本文简要阐述了刘氏诊治小儿泄泻、内科咳嗽的学术思想及医理设计的方法步骤。根据小儿的生理、病理特点，考虑了知常达变、虚实转化、三因制宜等情况。运用电脑分型证治，取得了满意的临床疗效。该成果被国家科委选作出国参展项目，1985年3月至9月参加了在日本筑波郡召开的国际科学技术博览会。

前言　刘独行老中医是原达县地区中医医院（现达州市中西医结合医院）副院长、副主任中医师、中华医学会达县地区分会副会长、达县市人大代表及政协常委。年逾古稀，1984年病故。是一位德高望重的名老中医。

刘老幼承家学，师从名流，精究方术，博采众长，业医五十余载积累了丰富的临床经验。因疗效卓著，在社会上享有很高的声誉。尤其熟研经典，善用经方，对小儿泄泻、小儿热病、内科咳嗽等病的研究颇深。早在20世纪四十年代初期便受到了郭沫若先生的赞誉。郭老在重庆曾欣然命笔为其题写诊所条幅以示鼓励。

为保护刘老的独特经验，1982年以来我们成功地模拟了其诊治小儿泄泻、内科咳嗽等病的计算机软件，验诸临床，收效良好。1984年10月10～12日正式通过了有中国科学院技术科学部、中国科学院成都分院、成都科技大学、成都中医学院（现成都中医药大学）、泸州医学院（现西南医科大学）等单位的专家、教授参加的科技成果鉴定。同年12月6日在北京被正式选作我国出国参展项目参加了1985年3月7日开始在日本召开的《人类、居住、环境及科学技术博览会》（注：笔者主研医理设计，中国科学院成都计算机应用研究所工程师朱学增、孙慧英主研程序设计。其中，朱工代表课题组自始至终参加了在日本开展的博览会）。

医理设计

1. 目的

医理设计的目的是模拟刘老五十多年来对小儿泄泻、内科咳嗽的诊治经验，充分体现刘老的学术思想，体现传统的中医理论，突出中医理、法、方、药的特点，防治疾病，造福于人民。

2. 要求

要求电子计算机既能充分地、忠实地记录刘老的学术思想，按其思维方法通常达变诊治疾病，又要符合中医的基础理论，以理论指导临床。

3. 步骤

首先是收集素材，从大量临床资料中去探索其独特的学术思想，从而设计辨证框图，在中医整体观念的指导下，进行辨证论治。

4. 方法

1）口传心授

刘老年老体弱，病休在家。我们便在他的病榻上收集素材，提出问题，有条不紊地进行探讨。刘老性格开朗，神思清晰，待其打好腹稿后再予口传心授。结合中医基础理论进行研究，力求理、法、方、药丝丝入扣。

2）收集病例

刘老治学严谨，从1935年起便开始了临床病例的收集整理工作。我们对他所存的病例进行了反复认真细致的分析研究，探索其独特的学术见解。在收集其病例的同时，还根据其诊疗方法，特别是望诊、问诊方面的特点，在临床上收集病例。

3.）整理资料

鉴于刘老不能坐堂应诊，我们便根据其传授的诊治经验及发表的有关资料进行综合分析。从第一手资料中分析提炼临床分型、主要症状、体征、兼证、方药及随症加减。将刘老的学术思想同中医基础理论进行有机地结合组成计算机软件中的知识基；将临床表现及用药特点组成数据基；并根据辨证思路设计分诊病历。在医理设计中，根据小儿泄泻、内科咳嗽的诊断要点设计辨证框图，构成多级结构判别网络，根据主证决定主型，根据八纲及脏腑经络辨证等决定亚型，再根据不同兼证及年龄组、体质特征调整方药。分型证治的每一个细节均经刘老审定后完成最后方案。

5. 诊治纲要

1）刘老对小儿泄泻、内科咳嗽的认识

泄泻指排便次数增多，粪便稀溏或如水样而言，是小儿夏秋季常见的肠道疾病。小儿为稚阴稚阳之体，寒温不能自调，饮食不能自节，发病容易，传变迅速。若泻下日久、过甚，易脱水伤阴，甚至发热、昏迷惊厥；若耗气伤阳易至虚脱；病情重笃者往往危及生命。故对于小儿泄泻必须及早治疗，以期速愈。失治、误治，变证风起，祸不旋踵。

至于咳嗽，既是肺系疾患的一个主要症状，也是中医的一个独立的常见病、多发病。"五脏六腑皆令人咳，非独肺也。"凡外感内伤导致脏腑功能失调，肺失清肃皆可发生咳嗽，治不得法迁延难愈，严重危害着人体健康。

刘老治疗小儿泄泻，以脾虚湿盛为主，病以势缓急、病程久暂、脉象、指纹论暴泻久泻。以大便性状、腹胀性质及舌苔变化分寒热虚实。暴泻多见湿热泄泻、伤食泄泻，湿热之中又有湿重热轻、热重湿轻、湿热并重、正虚邪恋之别。久泻中虽证型纷繁，而以虚寒泄泻为多。

咳嗽之诊，首辨急性和慢性，再从有痰、无痰分湿咳和燥咳，进一步从痰的量、色、质、气味及伴随症状分辨寒、热、虚、实。执简驭繁，纲举目张。

刘老治小儿泄泻，以理脾化湿、扶阳止泻为要义。治暴泻善用加减正气散，或芳香化湿，或清热燥湿，或淡渗利湿，轻描淡写，药专力宏。刘老认为止泻莫如苍术，化湿莫如白蔻，即使已39℃以上的高热，但见舌苔白腻，术、蔻投之无疑。湿去则热孤，不可一见高热，不辨其湿，妄投苦寒之品重伤阳气。同时指出，湿证固然宜燥，但亦不可过燥，燥中寓濡以缓脾胃之性。小儿脏腑娇嫩，患病之后易寒易热。刘老治小儿泄泻，主张视其偏性寒热并用，半夏泻心汤、连理汤为代表方。小儿饮食难以自节，暴饮暴食易致泄泻，"中满者，泻之于内"。实满证固然宜消，又不可纯消，消中寓补，固脾胃之气。刘老治伤食泄泻，慎用，"焦三仙"，一般积滞，仅用麦芽或谷芽，甚者加莱菔子，少用神曲，常配淮山，以免导致攻伐过甚之弊。久泻亦须活看。虚实并见，临床尤多。刘老治久泻，以补为主，慎用收涩，药远滋腻，补中寓消，阴中潜化。

咳嗽之治，仍宗急则治标，缓则治本的原则，寒者热之，热者寒之，燥者润之，虚者补之，或培土生金，或补肾纳气，或冬病夏治，防患未然。刘老强调肺为娇脏，慎用苦寒。肺居上焦而主治节，质重滋腻之品，亦当慎用。治急性咳嗽，习用加减止嗽散、清金化痰汤。

2）分型证治

（1）临床分型

刘老治小儿泄泻，临床共分两大类，6个主型，18个亚型，涉及147个临床症状和体征，97味药品。根据其五十多年来所见之急、危、重症，还考虑了暴泻阴绝阳亡、久泻阳虚欲脱的证治，供中医临床应急之用。与此同时，对痢疾等亦进行了鉴别诊断和处理。

咳嗽程序共分16个证型，涉及181个变量，58味药物，并对肺痨、肺胀进行了鉴别诊断和处理。

（2）证治举隅（从略）

（3）兼证及药物加减

中医治病提倡"三因制宜"。地有南北，时有冬春，男女长幼，各有殊形。小儿泄泻、内科咳嗽分型证治中我们留心了兼证的处理。同时，具体问题具体分析，设计了随症加减及通用加减，其中小儿泄泻设计了98个兼证及加减，内科咳嗽涉及52个兼证及加减。

6. 通常达变

我们在充分理解刘老诊治小儿泄泻、内科咳嗽经验的基础上，结合近年来医疗条件不断变化了的新情况，从临床实际出发，治疗上通常达变。

（1）设计了多套中药主方，根据君、臣、佐、使的配伍特点调整方药。

（2）根据小儿生理病理特点，治小儿泄泻的处方以五种方式调整剂量。刘老用药少而精，调整剂量至关重要。咳嗽分三个年龄组加减药量。

（3）虚实转化

暴泻多实，久泻多虚，此为常；实证转虚，虚中夹实，此为变。暴泻失治误治，迁延不愈可成虚证，久泻虚证复感外邪或内伤饮食又可加重病情，虚实互见。咳嗽也是如此。我们在医理设计中充分考虑了这一点，作了适当处理。验诸临床，疗效满意。

（4）老幼咸宜

小儿泄泻诊疗程序主要是小儿，同样适用于成人。除调整了药物剂量外，还适当增添了证型，如肝气乘脾等。咳嗽诊疗程序亦然。

小结

（1）小儿泄泻是儿科常见肠道疾病，常伴呕吐，相当于西医的急、慢性肠炎等疾病。内科咳嗽是临床上一种冬春季多见的呼吸系统的常见病，多发病，相当于现代医学的急、慢性支气管炎。上述系统资料系刘老五十余年之经验总结。

（2）小儿泄泻、内科咳嗽症情多变。在医理设计中，不仅注意了寒热虚实的证治，而且充分考虑了临床上寒热错杂、虚实并见、邪盛正衰的复杂因素进行兼证处理。

（3）小儿泄泻系统设计以小儿为主要对象，同样适用于成人，并能对痢疾进行鉴别诊断。咳嗽程序亦是如此，不受地域、季节及年龄的限制。

（4）小儿泄泻、内科咳嗽程序研制成功后1984年1月5日正式投入门诊使用。截至1985年3

月 15 日收集病例 819 例，完全符合刘老的学术思想，总有效率 90% 以上。同年 10 月通过了国家鉴定。

（英文摘要从略）

（此文发表于《医药学信息处理学报》1985 年第 3 期。该研究成果被录入《全国计算机应用成果概览》1986，R00007，电子工业出版社。1988 年 3 月被中国中医研究院收编入《建国 39 年来部级以上医药卫生科技成果题录 001264》）

第四节　泄泻诊治浅识

泄泻一症，临床多见。若究明三因，内外不滥，参同脉证，治亦不难。然临床上指驴为马，孟浪用药，失治、误治导致迁延不愈者亦不乏病案。兹宗前贤垂教，上溯医源，旁及诸家，复参己见，仅其辨证治则中的有关问题小考于后。

一、辨证立法　提要钩弦

从起病之缓急，病程之长短，形证之明者统分暴泻与久泻，为众人之共识。然晓虚实、知传变、明形证之参差则需审微穷奥。陈之才氏逐一从大便、腹胀、腹痛、肠鸣时间及进食等的情况辨其寒、热、虚、实。

大便需注意量、色、质、气味的变化。大凡量多、色淡、质稀者属寒；量多、色黄、臭甚、暴注下迫者属热；量多、色晦、夹渣、形如败卵、矢气臭秽者伤食；色黄或不黄、质稠如糊状者夹湿；小儿腹泻，粪清如苔者，多属脾虚受惊。

腹痛即泻，胀甚于痛，嗳气则舒，泻后稍宽者，肝木克土；胀痛皆甚，拒温拒按，溲赤心烦者，属实热；腹痛绵绵，喜温喜按，小便清利者，属寒；水走肠间，辘辘有声，腹不痛者，属寒湿；少腹刺痛，泻而不爽，属血瘀肠络。

食油即泻，时泻时止者，属脾胃气虚；食寒食泻甚者，属虚寒；食辛辣而泻甚者，属实热。黎明腹泻，腹不痛者，属肾阳亏虚，腹痛者属肝气乘脾。累后即泻，休息泻轻者，属气虚。

审证求因，"泄泻之本，不无由于脾胃。""无湿不成泻。"祖国医学认为脾虚湿盛为主要因素，具体与感受外邪（风、寒、暑、湿）、内伤饮食、情志失调、脾胃虚弱、肾阳虚衰、水饮留肠、血瘀肠络有关。现代医学责之于：①内分泌功能障碍，肠黏膜的双向屏障作用、分泌与吸收两种功能调节与外界的平衡失调。②消化功能障碍，胰功能障碍，肠内容物呈高渗状态。③吸收功能障碍。④运动功能紊乱，蠕动增快，食糜在肠道停留时间缩短，没有足够时间吸收而导致腹泻。

审因论治，李氏九法，提要钩弦。淡渗、升提、清凉、疏利、甘缓、酸收、燥脾、温肾、固涩，因证而立。

二、调理脾胃　扶阳为要

土爱稼穑，万物以荣。调理脾胃为治泻原则，顾护脾胃亦至关重要，旨在调以甘药，腐熟水谷。虚者补之曰调，满者消之曰调，湿者燥之曰调。但调有宜忌，孙瑾氏认为"虚证宜补，但不可骤补，补中寓泻，善调脾胃之偏；满证宜消，但不可剧消，消中兼补，防损脾胃之气；湿证宜燥，但不可太燥，燥中寓濡，适应脾胃之性；阴虚宜滋，但不可过滋，阴中潜化，无遏脾胃之阳。"

调理脾胃，视其邪正的盛衰予以补泻兼施、燥湿相济、寒温合用、阴阳并调，方如参苓白术散、胃苓汤、连理汤、半夏泻心汤等。清人吴谦等所著《医宗金鉴》一书将泄泻用药作了简要的概括：

湿泻胃苓分清浊，寒泻理中附子添。

飧泻升阳益胃治，倍加芍药减黄连。

脾泻参苓白术散，扁豆四君莲肉攒。

薏苡山药缩砂桔，肾泻二神四神丸。

我院已故名老中医刘独行老先生常用加减正气散、半夏泻心汤等调理脾胃，治疗泄泻。清代医家陈修园则以胃苓汤为主方，加减化裁，运用自如，皆为经验之谈：

湿气胜　五泻成；胃苓散，厥功宏。

湿而冷，萸附行；湿而热，连苓程。

食夹积，曲楂迎，虚兼湿，参附苓。

脾肾泻，近天明，四神服，勿纷更。

三、分清病机　慎用分利

利小便而实大便，分利水谷，为治泻常法。但非见泄泻动辄分利，不然则有脱水伤津，甚则亡阴亡阳之虞。近代名医秦伯未对此论之贴切。他认为分利需注意："五可五不可"，即"暴注新病者可利；形气壮实者可利；酒食过度、口食不慎者可利；湿热闭涩者可利；小腹胀满、小便短赤者可利。病久者不可利；口干不渴者不可利；形虚气弱者不可利；阴不足者不可利；脉证多寒者不可利。"误用分利之法，临床并非少见，宜谨守病机，各司其属。

四、断下止泻　详审虚实

断下止泻作为治泻法则之一，运用时亦须详审虚实，明辨病因，分清兼证，方可避免闭门留寇，犯实实之戒。问诊必须与望诊相结合，勿将热结旁流视为泄泻。辨证必须与辨病相结合，勿将痢疾误为泄泻。大凡舌洁、腹软、溲通、身无热者方可止涩，切忌兜涩过早，留滞余邪。湿热不清不涩，里急后重不除不涩，滑脱者方可止涩。

五、三因制宜　节食调气

治疗泄泻，同样强调三因制宜。禀赋尚可，邪气偏盛者，杯水车薪，无济于事，用药稍重。形体消瘦，邪气较轻，药过病所，易伤正气，用量宜轻。小儿泄泻，尤当审慎。城市小儿往往恣啖冰饮，寒泻者多见，用药稍温。哺乳期患儿腹泻宜暂停乳食，代之以米汤。成人泄泻，应注意饮食清淡，易消化，富于营养，少食多餐。肝旺者更要调节情志，恬淡虚无，精神内守。黄文东教授治久泻伤阴者，较少选用茯苓，升清阳疏肝，宗《菊人医话》"东垣用升麻以升清阳各嫌其过，天士改用防风，比较稳妥"而重用防风。刘独行老中医虑小儿脏腑娇嫩，形气未充，即便属伤食泄泻，也慎用焦三仙，常以二芽代之。笔者将此经验用于临床，多获良效。

（病案从略）

（本文原载于《巴山中医》1989 年第 2 期）

第五节　咳嗽诊治浅识

咳嗽为临床常见病症，俗话说"咳嗽、咳嗽，医家的对头"，言其难治。下面从临床诊断和治疗原则谈谈肤浅的体会。

一、辨内外　分道扬镳

辩证求因，首分外感，抑或内伤，再分道扬镳，宣、清、润、和，酌施补泻。

倘病程较短，咳而有力，其声高亢或声闷不扬，鼻流清涕或鼻塞涕黄，恶寒发热，咽痛喉痒，参合舌脉，脉浮有力或右寸脉大，两尺不虚，多为外感咳嗽。再细辨风、寒、燥、热之性。

倘病程较长，时发时愈，冬春好发，早晚咳剧，呼多吸少，动辄益甚，咳而遗尿或咳而遗矢，伴少气难言，胸闷纳呆，舌淡脉弱，两尺尤虚者多为内伤咳嗽。再细推是禀赋不足，土不生金，还是膏粱之变，痰浊内生；是五志化火，上刑肺金，还是"岁水太过，寒气流行"，停饮犯肺；是肺气本虚，清肃失职，还是肾气亏虚，摄纳无权。

"外感重苔，杂病重脉"，内伤复兼外感，舌脉并重，同时参合痰之量、色、质、气味，收集阳性体征。

咳嗽之治不离于肺，亦不泥于肺。肺为华盖，位居上焦。"治上焦如羽，非轻不举"，质地宜轻，药不宜峻。肺气壅塞，宣可决壅以辛散；热者清之，燥者润之，正气已伤，和中培土以益之。轻、宣、润、和之法，无攻击过当之虞，有启门逐贼之功。

外感咳嗽以轻、清、宣、润为主。《温病条辨》中的辛凉轻剂桑菊饮，温润之剂杏苏散，凉润之方桑杏汤，可酌情选用，每获良效。1938年2月，春寒料峭，本院职工王某，二十八岁。外寒风寒，咳嗽月余，西药效微，邀余诊之。就诊时微热顿咳，痰少色黄，舌尖红，苔薄黄，脉浮略数。寒从热化，病在上焦，投以辛凉轻剂桑菊饮化裁。嘱进二剂，冷水浸泡，武火短煎，饭后送服。患者如法煎服，未尽剂而病愈。

"五脏六腑皆令人咳"，邪自内生者，治当"和为贵"。和者，平也，调也。平衡阴阳，和调脏腑，和解少阳。高者削之，陷者举之，火甚壮水，金虚崇土，郁甚疏肝，气逆理肺，食积和中，房劳补下，"形不足者温之以气，精不足者补之以味"，补不足，泻有余，无不含有补偏救弊，在新的基础上达到新的平衡之意。因"脾为生痰之源"，"肺最重，胃非轻，"故其中悦脾和胃至关重要。一则脾旺能胜湿；二则培土可生金；再则脾为阴枢，转枢正常，三阴受益，咳有宁日。但药宜甘淡平和，补而不滞，勿过燥过腻，伤津敛邪。习用泡参、淮山、白扁豆、薏苡仁、白茯苓等品。例如金虚崇土主以六君子汤，郁火刑金小柴胡汤化裁，皆"和"在其中。

二、判虚实　审微穷奥

内伤咳嗽难于根治。所谓难，一则难在虚实夹杂，辨证不详；二则难在用药不精，煎服不当；再则难在病员摄生不慎，反复发作，频频更医。对于慢性咳嗽，除了应向病员作必要解释外，重在审微穷奥，权衡虚实之偏颇，注意守方，酌施补泻，勿轻易改弦易辙，犯虚虚实实之戒。只要病情转佳，患者自有信心。笔者曾诊治一位有六年病史的慢性支气管炎患者，郭某，男，39岁，干部。咳嗽反复发作，转求中医，病情好转。当他出差宜宾时仍不辞辛苦将药熬好随身携带，不愿中断（注：当年无煎药机）。

虚实之辨又不可拘泥时间的新旧。如著名医家程门雪所谓"久嗽脉不数，口不渴，未必即成虚损，多属痰饮为患。"虚实明辨则治有准绳，成竹在胸，不致动手便错。

三、痰作祟　化痰下气

痰系体内一种病理产物，有广义、狭义之分。狭义的痰多与咳嗽有关，治当化痰下气。

仲景治咳，全不从咳起见，而是去其支饮，下其冲气。

刘河间谓："咳嗽者，治痰为先，治痰者，下气为上。"

明·王纶指出"因咳而有痰者，咳为重，主治在肺。因痰而至咳者，痰为重，主治在脾。——痰气上升以致咳嗽，只治其痰，消其积，而咳自止，不必用肺药以治咳也。"

笔者治痰湿咳嗽，习用二陈止嗽散，头眩配金匮泽泻汤，恶寒加防风。寒饮犯肺，取长沙法，"姜细味，一齐烹"，小青龙汤化裁。喉中咳逆水鸡声，主以射干麻黄汤。脾虚者六君子汤。阴虚夹痰用金水六君子汤。痰从热化，用温胆止嗽散，舌尖红加连翘，热重配黄芩。痰热在胸，小陷胸汤加鱼腥草治之，胁痛加柴胡，气顺痰消，咳嗽自止。

四、循节律　冬病夏治

早在《内经》一书便认识到病理节律性。病，在一日之中旦慧、夕加、夜重，一年之中亦有规律可循。择时诊断，择时防治，已成为目前时间生物医学理论研究的重要课题。

慢性咳嗽亦有一定的发病规律，冬季多见，形寒饮冷而诱发。"不治已病治未病，不治已乱治未乱"，预防在先，冬病夏治，增强机体自身免疫力，具有一定的临床意义。"正气存内，邪不可干"，慢性咳嗽，虚证为多，预防用药，扶正为主。先以汤药荡其邪，再以丸药缓图扶其正。脾虚者六君子汤，病痰饮者加桂枝（苓桂术甘汤意）；肾虚者酌选七味都气丸，八仙长寿丸，金匮肾气丸；肺气本虚用补肺汤，气阴两虚用生脉散。注意调以甘药醒脾助运，时时顾护中气。正气先伤，药不宜峻。

五、顺阴阳　择时用药

人与天地相参，"必先岁气，勿伐天和。"咳嗽虽然冬春好发，但终年可见。不少学者"法于阴阳，合于术数"，探索出了一些因时制宜，择时用药治疗咳嗽的经验。

朱丹溪认为"上半日多嗽者，此属胃中有火，用贝母、石膏降胃火，午后嗽多者属阴虚，必用四物汤加炒黄柏、知母降火，黄昏嗽者是火气浮于肺，不宜用凉药，宜五味子、五倍子敛而降之。五更多嗽者，此乃胃中有食积，至此时，火气流于肺，以知母、地骨皮降之。"喻嘉言、程门雪等医家皆有其说。

刘河间则提出了四季治咳的原则。"春气上升，润肺抑肝；夏火上炎，清金降火；秋湿热甚，清热泻湿；冬风寒重，解表行痰。"王纶具体补充药物，谓：春宜加川芎、芍药、半夏、麦冬、黄芩、知母；夏加桑皮、知母、黄芩、麦冬、石膏；秋加苍术、桑皮、防风、黄芩、山栀；冬加麻黄、桂枝、干姜、防风。顺应阴阳，择时用药，有案可稽。前贤经验，可供参考，自然不必拘于一方一药。

六、顾娇脏　法本俞昌

肺为娇脏，只受得本来之正气，受不得内外之客气。客气不除，久嗽难已。迁延失治，固然难愈，治不得法，群药杂投，亦难收功，正如前述，用药不精。临床上有的处方用药庞杂，多则十七八味乃至二十味，药过病所，徒伤正气，难怪效微。

清代喻嘉言《医门法律》一书对咳嗽用药宜忌专列六条，提醒医者用药不要皂白不分，套用清凉，稍加疏散；阴虚燥咳勿用二陈汤，非久咳邪衰勿妄用劫涩药——实为至理之言。

（本文原载《泸医资料》第 15 期）

第六节　加味四逆散治疗慢性胃炎52例

目的

四逆散出自汉·张机《伤寒论》第 318 条，"少阴病，四逆，其人或咳，或悸，或小便不利，或腹中痛，或泻利下重者，四逆散主之。"由柴胡、芍药、枳实、炙甘草四味药物组成。原本用于热郁于里，四肢反凉的郁热证。鉴于方中柴胡能疏肝解郁，枳实能行气消痞，芍药柔肝缓急，甘草健脾和中，尤其是芍药甘草汤的现代实验研究长于治疗平滑肌痉挛性疼痛及神经痛。四药合用具有镇静、镇痛、解痉、解热、抗炎及抑制胃液分泌的协同作用，故用于慢性胃炎的治疗，临床观察效果满意。

资料与方法

1998 年 10 月至 2000 年 4 月门诊病历 52 例，其中男 23 例，女 29 例。按中医常见证候分型分类：①肝胃不和型 17 例；②脾胃虚弱（包括虚寒）型 25 例；③胃阴不足型 6 例；④脾胃湿热型 3 例；⑤胃络瘀血型 1 例。

临床表现及检查　本组病例均有不规则的上腹部饱胀和（或）反复胀痛、隐痛、钝痛、灼痛及刺痛发作的病史，常伴有纳差、恶心、呕逆、嗳气、便溏、腹泻及头晕失眠等症状。仅 3 例患者解黑便。多因情怀不遂，饥饱失调等因素加重。除 5 例患者惧胃镜插管仅作 B 超检查外，其余皆经我院、本市其他医院胃镜检查及活检以明确诊断（个别农村病员其病理诊断及 HP 检查资料缺如）。其中单纯性慢性浅表性胃炎 37 例，慢性浅表性胃炎合并十二指肠溃疡 2 例，慢性胆汁反流性胃炎 2 例，慢性糜烂性胃炎 3 例，胃大部切除（胃癌）术后的慢性残胃炎 1 例，慢性萎缩性胃炎 7 例（其中慢性浅表伴萎缩性胃炎 1 例）。

治疗方法

以四逆散为主方分型论治。

主药：柴胡 15 克，白芍 30 克，枳实 15 克，甘草 10 克。

分型论治：

1.肝胃失和型　胃脘胀痛或两胁窜痛、嗳气频频、胃中嘈杂、舌质淡红、苔薄、脉弦。纤维胃镜检查胃黏膜红白相间，以红相为主、无糜烂，HP 检查阴性者。原方加金铃子散。嗳气加柿蒂、郁金；胁痛加制香附。

2. 脾胃虚弱型　胃脘隐痛，喜温喜按，心下痞满，食少纳呆，腹泻、便溏，舌体偏大、边见齿痕，舌质较淡，苔薄白，脉缓或沉弱。胃黏膜红白相间，白相为主，固有腺体无萎缩。其中，脾胃气虚者，伴少气懒言，寓柴芍六君子汤意，原方白芍减为 20 克、甘草炙用。脾胃阳虚者，伴舌淡苔白，大便溏薄，胃脘不适，得热则舒。原方白芍减半，加理中汤、淮山。伴呕逆，加丁香、吴茱萸。舌苔不腻、无呕逆而脘痞者，原方合五味异功散。胃部自觉症状缓解，仅食少纳呆、大便稀溏、倦怠懒言者，合参苓白术散。

3. 脾胃湿热型　胃脘痞满，局部灼热，或胀痛，伴口苦、舌红、苔黄，脉弦滑。胃黏膜出现急性、活动性炎症，红白相间，红相为主，充血糜烂。原方白芍易赤芍，加小陷胸汤、金铃子散、白茅根。

4. 胃阴不足型　胃脘灼痛，口干咽燥，大便难解，舌质红，少津、少苔或现裂纹，脉来弦细。胃镜检查示胃黏膜变薄，片状红白相间，白相为主、血管可见，多见于慢性萎缩性胃炎。益胃养阴，缓急止痛，原方去柴胡、枳壳，合益胃汤主之。脉象虚弱者，太子参易北沙参，气虚用红参。便秘加玄参，寓增液汤意；纳呆加淮山、鸡内金、砂仁。

5. 胃络瘀血型　胃脘刺痛，日久不愈，痛无规则，大便色黑，舌质紫黯或见瘀点、瘀斑，脉弦或涩。胃黏膜充血肿胀、伴瘀斑或出血点。原方赤芍易白芍，加丹参、当归、延胡、生山楂、三七。

结果

疗效评定标准　参照中国中西医结合学会消化系统疾病专业委员会 1989 年 11 月 10 日南昌会议上确定的《慢性胃炎中西医结合诊断辨证和治疗标准（试行方案）》。

治疗效果　短期临床治愈 15 例，以肝胃失和及脾胃湿热型多见；显效 24 例，多为脾胃虚弱型；有效 9 例；无效 4 例；无恶化病例；总有效率 92.3%。

需要说明的是：

（1）疗效的判定主要依据其临床主要症状及次要症状消失、基本消失或是否减轻来衡量。有的患者症状消失、好转，半月内未再做胃镜复查或活检。

（2）复查胃镜的患者病理标本不一定均来自原病变活检处，但症状的改善及向愈是确切的。

（3）胃镜依赖性创伤性检查，提示幽门螺杆菌（HP）阳性者，应用了肖树东、危北海、姚希贤、张万岱等知名专家根除 HP 的 PPI 为基础的三联疗法或纯中药组的三药联合治疗。

（本文于 2000 年 9 月在昆明召开的中国中西医结合学会第十二次全国消化系统疾病学术研讨会上交流）

第七节　加减正气散治疗泄泻41例疗效观察

摘要　应用清代名医吴瑭《温病条辨》中的三加减正气散为主方治疗泄泻，临床观察 41 例，治愈 10 例，显效 28 例，无效 3 例，总有效率为 92.7%。

关键词　泄泻　三加减正气散　运脾化湿

三加减正气散出自清·吴瑭《温病条辨》一书。由藿香、厚朴、茯苓皮、广皮、杏仁、滑石组成。用于秽湿着里，舌黄脘闷，气机不利，久则酿热之治。笔者运用此方治疗泄泻，自 1994 年 6 月

25 日至 1996 年 2 月 16 日临床观察 41 例，疗效显著。现报告如下：

一、临床资料

1. 一般资料

本组 41 例，男 22 例，女 19 例。年龄最大 65 岁，最小 3 个月。春季 1 例，夏季 14 例，秋季 18 例，冬季 8 例。病程最短的 5 天，最长的 11 年。

2. 临床表现

41 例均有大便次数增多，水样便或糊样便，3 例伴不消化食物，2 例伴黏液脓血，28 例伴腹痛，5 例伴发热。舌苔腻或薄或厚，或白或黄，或黄白相兼。脉多濡缓或滑数。小儿指纹浮红或紫滞，微露风关。

3. 各项检查

本组病例均做了大便常规检查，排除菌痢。部分病例经重庆医科大学、华西医科大学确诊，西医诊断婴幼儿腹泻 9 例，慢性非特异性溃疡性结肠炎 2 例，肠易激综合征 8 例，急性肠炎 2 例，慢性肠炎 20 例。

二、治疗方法

1. 基本方法

三加正气散为主方：藿香 12 克，厚朴 15 克，白茯苓 20 克，陈皮 10 克，薏仁 30 克，杏仁 10 克，白芍 20 克，甘草 10 克。小儿剂量酌减。冷水浸泡，连煎 3 次，饭前空服，每日一剂。

2. 随症加减

风寒泄泻，加紫苏 10 克、防风 10 克。

寒湿泄泻，加佩兰 12 克、苍术 15 克。

暑湿泄泻，加滑石 20 克。

湿热泄泻中，湿重热轻者加佩兰 12 克、银花 15 克；热重湿轻者去厚朴加葛根 30 克、黄芩 5 克、黄连 6 克。小儿热甚加钩藤 10 克，蝉蜕 6 克，以防惊厥。

伤食泄泻，加麦芽 15 克或谷芽 30 克。伤生冷，加砂仁 10 克，草果 10 克。

脾胃气虚者，去厚朴、杏仁，加党参 30 克，白术 15 克。

脾胃阳虚者，去厚朴、杏仁，加干姜 10 克，白术 15 克。

脾胃阴虚者，茯苓、陈皮减半，加太子参 30 克。

小儿脾虚受惊即泻，去藿香、厚朴，加白术 6 克，钩藤 10 克。

成人肝气乘脾，怒后痛泻，加防风 10 克，白术 20 克。

五更泻，加吴茱萸 6 克，五味子 6 克。

三、治疗结果

1. 疗效评定标准

根据泄泻症状及好转趋势分为治愈，即就诊一次后临床症状明显改善至消失。显效，即就诊 2 ～ 3 次临床症状方面逐渐改善，明显好转。无效，即就诊 3 次以上病情稳定或无好转。

2. 疗效分析

治愈 10 例，显效 28 例，无效 3 例，总有效率 92.7%

四、讨论

泄泻以排便次数增多、粪便清稀，甚至如水而言，属现代医学肠炎的范畴。夏秋季多见，本组病例夏秋季 32 例，占 78%。中医主要责之于脾虚湿盛，现代医学认为与分泌、消化、吸收及胃肠运动功能障碍有关，病位在脾、胃、小肠、大肠。

中医对本病的治疗主要在于调理脾胃、宣畅气机、分利水谷、断下止泻。临证时注意分清病机，慎用分利；分清虚实，慎用收涩；分清气虚、阳虚、阴虚，慎用甘壅、香燥、阴柔之品。小儿注意顾护脾阳，同时注意饮食宜忌，调节情志。

三加正气散治疗泄泻，着眼于运脾化湿，调畅气机。方中藿香芳香化湿、茯苓淡渗利湿，厚朴、陈皮理气宽中，薏仁健脾渗湿，补而不滞，白芍配甘草苦甘相济，缓急止痛，杏仁利肺气，兼顾太阴阳明，气化则湿化。此方用治湿滞中焦，脾失健运，合污而下的泄泻，切中病机，故效如桴鼓，且药品较少，加减灵活，得心应手。

（本文发表于《中西医结合脾胃杂志》1997，第 5 卷，第 2 期）

第八节　浅识衰老的迹象及减缓方法

青春和健康是每个人的愿望。对延缓衰老，永葆青春活力的防治研究一直是一个既古老而又热门的话题。

2001 年 WHO 预计：从 1970 年到 2025 年的 55 年间，世界老龄人口将增加大约 6.94 亿，在 2025 年，全世界 60 岁以上老龄人口总数将超过 12 亿。如何保持老年人健康，降低老年人因疾病带来的社会经济负担和开拓他们继续为国家发挥余热、创造财富的潜力，是世界各国都面临急需解决的重大公共卫生问题。

国家科技部在 2000 年启动了国家重点基础研究发展计划（"973 计划"）《衰老机理和老年疾病防治的基础研究》项目，展开"细胞衰老、器官衰老、整体衰老、延缓衰老"的研究工作 5 年后，又启动了《衰老的机制与干预的基础研究》。

本文就衰老的迹象及有关预防进行肤浅的讨论。

衰老必然

早在两千多年前的中医古籍《黄帝内经》中便有相关的记载："余闻上古之人，春秋皆度百岁，而动作不衰；今时之人，年半百而动作皆衰者，时事异耶？人将失之耶？"（《素问·上古天真论》）。

中医对抗衰老早有认识，《黄帝内经》中就有抗衰老的精辟论述："上古之人，其知道者，法于阴阳，和于术数，食饮有节，起居有常，不妄作劳，故能形与神俱，而尽终其天年，度百岁乃去。"

历史上的达官贵人、富商大贾乃至名媛新贵，在物质生活丰富之后，便欲寻求长生不老之法，于是可令人长寿的所谓仙丹便应运而生。唐、宋、元、明、清以来，历代都有皇上、大臣或达官贵人，因求长生不老而服食"仙丹"。结果不仅未能长命，反而短寿。民间误食所谓"仙丹"而伤命者更不计其数。我国药用的民间炼丹术固然弥足珍贵，理当继承，但人们借助其炼制长生不老之药而求解脱的方法却是不可取的，是一种愚昧的举动。

现代人希望长命百岁，永葆青春，无可厚非。为适应这种需求，保健品、保健功能、美容按摩行业十分活跃，也是不争的事实。临床上期望服用中药缓解衰老的患者也大有人在，尤其是女性。

从科学的角度而言，一切植物的生、长、化、收、藏，一切动物的生、长、壮、老、已，是一个不以人们意志为转移的自然规律，人类的生、长、壮、老、已也是一个必然规律。

例如，第一道皱纹在 30 岁时就出现了，这是生物衰老的象征。脸部出现皱纹，是岁月流逝的不可辩驳的见证。

衰老迹象

人体衰老，迹象较多，要有以下九种。

1. 皮肤的衰老

在衰老迹象的种种表现中，皮肤的变化和表皮组织如头发、指甲的变化最易被发现。年轻的皮肤特点在于皮肤表、里层之间的弹性极为丰富的弹力蛋白纤维的连接。随着年龄的增长，皮下油脂减少，弹性减弱，在衰老过程中出现干燥、粗糙，进而形成了皱纹。

2. 更年期的到来

男女都有更年期。女人绝经期及男人更年期的到来是人体老化的生理转折点。

西医对绝经期的定义，是指卵巢的卵细胞活动的结束，月经停止。绝经是荷尔蒙的缺乏对机体造成的结果。中医则认为女子绝经是"任脉虚，太冲脉衰少，天癸竭，地道不通"，大致年龄是"七七而终"的特点在于临床的、情绪的表现，以及内分泌的细微变化。西医认为，男子睾丸的老化则是渐进的，缓慢的，临床反应是平缓的，年龄也是偏后的。虽然也有学者否定男子更年期的存在，而另一些专家则将男子更年期确定在 60 岁左右。这与中医《黄帝内经》中的男子天癸"八八而终"的观点十分接近。"丈夫八岁，肾气实，发长齿更……八八，则齿发去……筋骨解堕，天癸尽矣。故发鬓白，身体重，行步不正，而无子耳"（《素问·上古天真论》）。

3. 体重有所增加

清瘦和长寿之间的关系是积极的，肥胖症不是营养过剩的同义词。

有学者将肥胖症定义为"脂肪组织过多症"。

西医认为其原因是，随着年龄的老化，生长激素减少，使人体肌肉减少，脂肪组织增加，令人发胖。

中医早在春秋战国年间的《灵枢·卫气失常》篇中对肥胖就有记载。当时把肥胖病者分为"脂人""膏人""肉人"等 3 种类型，它是中医对肥胖病的最早分型。并在《素问·示从容论》中指出肥胖病的病机是"肝虚、肾虚、脾虚，令人体重烦冤"，并有"肥人多气虚""肥人多痰湿"等对肥胖病病机的高度概括。

4. 视力开始下降

眼睛的晶状体在老化过程中逐渐失去弹性，视力模糊，出现眼花，60 岁后就不再发展。

眼盲在 50 岁以后以极为夸张的方式加快着，男女不分。正应了巴尔扎克的一句名言，"我 50 岁，这真棒。我的眼睛瞎得像爱情一样"。（《幻灭》1837 年）老化的眼睛的第一伤害是生理的，即老花眼（现称老视），其他包括白内障、青光眼等眼疾及与年龄有关的眼睫肌的变化。《灵枢·大惑论》谓

"五脏六腑之精气，皆上注于目而为精。" 视力下降，中医归属于内眼疾病，乃精血不足，与老年肝、肾亏虚有关。

5. 听力下降

耳聋是老年人身上主要问题之一。老年人听力下降被称作"老年性耳聋"。它与听觉系统的生理性衰老有关。《灵枢·决气篇》说："精脱者，耳聋……液脱者……耳数鸣。"鼓膜随着人的衰老而逐渐变薄，鼓室里的扩张肌也会萎缩。中医认为"耳为肾窍"（《景岳全书》），肾开窍于耳，肾虚可引起耳聋。

6. 心血管系统衰老

随着衰老的出现，心脏的形状也会发生变化。尤其是左心室增厚，出现相关的心血管疾病，包括心律不齐、冠状动脉粥样硬化性心脏病，尤其是心肌梗死。

7. 骨骼脆弱

最常见的是骨质疏松症。该病的特点是骨质含量的减少和骨骼的无机盐排量过多，骨密度降低。中医则责之肾。因肾在体为骨，其生理之一是主骨，生髓，"其华在发，其充在骨"（《素问·阴阳别论》）。"肾之合，骨也，其荣发也"。（《素问·五脏生成篇》）

8. 记忆减退

习惯上将记忆分事件情节性记忆、语义式或遗传式记忆、程式式记忆。在记忆过程中，注意力不集中，是其主要表现。中医认为与五脏有关。"五脏所藏，心藏神，肺藏魄，肝藏魂，脾藏意，肾藏志"。（《素问·宣明五气篇》）

9. 精神抑郁

有资料指出，只要发现老年人具有持续 2 周以上的抑郁、悲观、焦虑，并伴有以下 9 项症状中的任何 4 项以上者，都可能是老年抑郁症。

（1）对日常生活丧失兴趣，无愉快感；

（2）精力明显减退，无原因的持续疲乏感；

（3）动作明显缓慢，焦虑不安，易发脾气；

（4）自我评价过低，自责，或有内疚感，严重感到自己犯下了不可饶恕的罪行；

（5）思维迟缓或自觉思维能力明显下降；

（6）反复出现自杀念头或行为；

（7）失眠或睡眠太多；

（8）食欲不振或体重减轻；

（9）性欲明显减退。

防衰有术

我国有世界上最为庞大的老年人群，有丰富的遗传基因资源，为从整体、细胞及基因水平等方面研究衰老机理提供了得天独厚的条件。我国特有的中医理论和中草药资源，将为从整体观点研究衰老机制和探索天然化合物干预衰老的机制提供宝贵经验，蕴藏着突破的潜能。

1. 水合作用

每日饮水 2 升，使皮肤产生良好的水合作用；细心清洁，适当润肤，平衡营养，同时戒烟，以保护皮肤。

2. 正视更年期

认识绝经期是一种生物现象，正确对待激素缺乏的替代疗法。激素虽不诱发癌症，但可加速乳房及子宫部位癌症的病变。

3. 适度减肥

单纯靠加强体育锻炼和节食减肥效果不佳，甚至易出现其他副作用。体育锻炼贵在坚持，在减少能量摄入的同时，要注意提高食物的质量，避免营养不良。

中药减肥，有一定作用。常用药物有：山楂、泽泻、丹参、大黄、决明子、何首乌、甘草、茯苓、柴胡、芍药、川芎、白术、黄芪、菊花、茵陈、当归、葛根、荷叶、桑寄生、桃仁、生地、党参、姜黄等。

在降脂减肥中药中，山楂、荷叶、菊花、枸杞、大蒜、海带、马齿苋等也可作为食品。

4. 护眼有方

眼睛是心灵的窗户，是人体最丰富、最应珍惜的器官。吸烟、污染对眼有害。同时要注意白内障、青光眼等疾病的早期检查；注意眼部的保健按摩、养肝食疗及明目药物。

中医早在隋唐时期就有了护眼的记载，主张避免"数看日月""月下看书""雕镂细作""久处烟火""眵泪过多"。（唐·孙思邈《千金方》）

5. 耳聋早防

从生理机能而言，耳朵衰老的特征体现在对不同声频的感觉在听域方面的下降。纯粹的老年耳聋，应尽快使用助听器。或服用补肾药，如中药耳聋左慈丸。

6. 善待"君主"

中医认为"心者，君主之官，神明出焉"。"君明臣良，万方承化，天下治而大昌。"（《素问·灵兰秘典论篇》）肥胖、久坐少动、摄盐量高，是动脉硬化的主要诱因。年龄和遗传也是动脉粥样硬化的致病主因。研究发现，吸烟者，体内含氧量低，动脉血压高，胆固醇高。

警惕高血糖的发生对延缓动脉粥样硬化也很重要。

坚持适当的体育锻炼，使心脏跳动维持在理论最高心率的75%；

防止发胖，食谱坚持低脂、低糖；

已绝经的妇女，适当补充雌激素，可减少心血管病的发生。

附：按年龄层次划分的运动心率：

年龄的理论最高心率（FCMT）=220− 年龄。

50 岁的人最高心率 =220−50，等于心跳 170/ 分钟；

80 岁的人最高心率 =220−80，等于心跳 140/ 分钟；

为了体现心肺的效率，名副其实的锻炼，可使心率达到 FCMT 的 75%。即：

50 岁的人心率是：$170 \times 0.75 = 127$ 次 / 分钟；

80 岁的人心率是：$140 \times 0.75 = 105$ 次 / 分钟；

依次类推。

7. 预防骨折

骨质疏松常见于女性，体瘦、钙摄取量低、雌激素缺乏、少动、吸烟、酒精或咖啡摄入过量等人群。一旦摔倒，股骨颈骨折，十分麻烦。中医主张以骨补骨，用骨煲汤可补钙。

8. 适当补脑

"脑为髓海"，肾"主骨，"且"生髓"。年老肾衰，记忆力随着年龄增加衰退是正常的。记忆力减退关键在于作出早期诊断。着手治疗大脑方面的疾病，包括中医补肾填精法。

9. 心身同治

抗抑郁药配合心理疗法可治疗老年抑郁症。但前者至少持续进行 3 个月，才能对疗效作出真正判断。

10. 用药勿滥

老年人是药品的主要消耗群体。对老年人的身体健康影响最大的正是药物的分布、身体的新陈代谢和排泄等综合因素。而药效不理想的病例随着服用剂量和服用年限的增加而增加。

老年人对药物的副作用比较敏感。有研究指出，人体 15% 以上的脑器官综合征都与某种药物治疗有关。

老年人对药物的依赖又是一个严重的问题。所以遵医嘱用药，对老年人而言，更为重要。

11. 尽可能避免手术

现在的外科医生和麻醉师首先考虑的是患者的整体健康状况，而非仅仅是年龄因素。但老年人的能量储备大幅度减少，对外部介入性质的外科手术，其承受能力已大大减弱。

12. 蛋白合成激素（DHEA）抗衰老

以前，激素也用于妇女绝经期的替代疗法，现有报道，人们已开始用于抗衰老，尤其蛋白合成激素。蛋白合成激素，属于一种类固醇序列的激素，以胆固醇为基础，与肾上腺合成之后，成为人体中最丰富的类固醇。

绝大多数蛋白合成激素在女人身体中会转化为雌激素；而在男人身体中则转化为睾酮。故学者建议，将这种激素作为人体衰老的生物轨迹标志。

首先应该认识到，在所有的生理系统中，激素无处不在。它影响着人体许多成分的新陈代谢，如蛋白质、脂质、糖类、水分、矿物质等，对机体的成长和修复起着至关重要的作用。

激素，无可厚非，药效很强，可解决多种疾病，但用之不当，后果严重。

蛋白合成激素主要作用有：恢复精力，抗疲劳、抗抑郁；增强抵抗力；改善睡眠；启动人的免疫系统；减低总胆固醇；提高骨密度；减少脂肪量；增加肌纤维含量；对非激素依赖性肿瘤患者，能产生保护作用；蛋白合成激素抗衰老和长寿方面的原因：限制热量，使身体保持在一种低热量的状态，但又不至于营养不良；限制黑通宁，即松果体分泌出的激素。但没有增寿的功效。

13. 十大最经典抗衰老中药

中药是中医与疾病作斗争、保健强身的武器。

我国最早的药学专著《神农本草经》，收载 365 种药物，列为上、中、下三品。被列为上品的中药，为无毒、有强健身体作用的"补药"。经过长期的实践，中医又不断发现新的有抗衰老作用的中药（《神农本草经》称为"轻身延年"）。这里，介绍十种经中西医都证实有抗衰老作用的中药。

◆何首乌

宋代《开宝本草》称之"久服长筋骨，益精髓，延年不老"。现代研究发现，何首乌能够促进神经细胞的生长，对神经衰弱及其他神经系统疾病有辅助治疗作用，并可调节血清胆固醇，降低血糖，提高肝细胞转化和代谢胆固醇的能力。何首乌还具有良好的抗氧化作用。

◆黄芪

中医认为"脾为后天之本"。脾胃派代表人物李杲（金元时期医学家）认为黄芪"益元气而补三焦"，清代的黄宫绣称黄芪为"补气诸药之最"。现代研究发现，黄芪不仅能扩张冠状动脉，改善心肌供血，提高免疫功能，而且能够延缓细胞衰老的进程。

◆人参

《神农本草经》认为，人参能"补五脏，安精神，定魂魄，止惊悸，除邪气，明目开心益智。久服轻身延年"。现代研究发现，它还具有抗氧化、抗衰老、抗疲劳、保肝、调节心血管功能、兴奋造血系统功能等作用。有报道，用人参皂苷对50岁以上年龄的人进行抗衰老研究，证实人参皂苷有"返老还童"的功效。

◆三七

清代名医赵学敏在他所着的《本草纲目拾遗》中说："人参补气第一，三七补血第一，味同而功亦等"，称三七为"中药之最珍贵者"。现代研究发现，三七的化学成分、药理作用和临床应用与人参有相似之处。其人参皂苷含量超过人参。三七可扩张血管，降低血管阻力，增加心排血量，减慢心率，降低心肌耗氧量和毛细血管的通透性，在心血管病防治方面比人参有明显的优势。

◆刺五加

《本草纲目》称之"久服轻身耐老""宁得一把五加，不用金玉满车"。现代研究发现，刺五加有抗衰老、抗疲劳（其抗疲劳作用比人参皂苷还强）、强壮作用，还能调节神经系统、内分泌系统、心血管系统功能，且有抗菌消炎和一定的抗癌作用。

◆灵芝

《神农本草经》认为，灵芝能"补肝气，安魂魄""久食，轻身不老，延年神仙"。现代研究证实，灵芝对神经系统、呼吸系统、心血管系统功能都有调节作用，具有免疫调节、清除自由基、平衡代谢等功能，直接影响人体衰老进程。

◆枸杞子

《神农本草经》称枸杞子"久服坚筋骨，轻身不老，耐寒暑"。《本草汇言》赞之"使气可充，血可补，阳可生，阴可长"。枸杞子有类似人参的"适应原样"作用，且有抗动脉硬化、降低血糖、促进肝细胞新生等作用，服之有增强体质，延缓衰老之功效。

◆红景天

在古代本草中没有红景天的记载，是近代才发现的抗衰老新秀。它有补益元气、清热、解毒、止血、宁神益智的功效。现代药理和临床研究发现，红景天有类似人参的补益作用，能抗缺氧、抗寒冷、抗疲劳、抗辐射、抗病毒、抑制癌细胞生长，提高工作效率，延缓机体衰老。

◆绞股蓝

绞股蓝为葫芦科植物，在古代本草中不见其名。日本科学家发现其组成中有多种成分与部分人参皂苷结构相同。近年来发现，绞股蓝具有抗衰老、抗疲劳、抗癌、调节内分泌功能，能提高人体应变能力和免疫力，降低胆固醇和转氨酶，预防肿瘤，抑制溃疡，缓解紧张、镇静、镇痛的作用。

◆蜂王浆

蜂王浆是蜂制品中的珍品，含有丰富的营养成分，可促进蛋白质合成，促进细胞生长，增进机体的新陈代谢，增强组织再生能力。同时，因其含有丰富的超氧化物歧化酶及维生素C、维生素E，是不可多得的抗衰老良药。

衰老，是一个十分复杂的现象，遗传理论、自由基理论、激素理论三大理论相结合，方能提出一些解释和干预办法。其中自由基源于氧的新陈代谢。自由基的最初体现就是手上出现明显的老人斑。

高龄老人，不一定都是健康老人，其中一部分已"退出了生活，仅仅满足于活着"。

不少学者研究指出，成为百岁寿星的秘诀，排在前列的因素是：

融洽的家庭关系；

良好的个人卫生习惯；

有节制的饮食；

足够的睡眠；

科学的体育锻炼；

有规律的日常活动。

其他研究则强调：

果断的行为方式；

工作兢兢业业；

有献身精神；

有自主和独立意识；

营养均衡。

总的来说，需要乐观自信的生活态度和精力充沛的健康身体。

中国古代将长寿老人分为"真人""至人""圣人""贤人"四种类型，并分别指出：

"上古有真人者，提挈天地，把握阴阳，呼吸精气，独立守神，肌肉若一，故能寿蔽天地，无有终时，此其道生。

"中古之时，有至人者，醇得全道，和于阴阳，调于四时，去世离俗，积精全神，游行天地之间，视听八方之外，此盖益其寿命而强者也，亦归于真人。

"其次有圣人者，处天地之和，从八风之理，适嗜欲，于世俗之间，无恚嗔之心，行不欲离于世，被服章，举不欲观于俗，外不劳形于事，内无思想之患，以恬愉为务，以自得为功，形体不蔽，精神不散，亦可以百岁。

"其次有贤人者，法则天地，像似日月，辨列星辰，逆从阴阳，分别四时，将从上古合同于道，亦可使益寿而有极时。"（《素问·上古天真论》）

由是观之，中西医学对养生延缓衰老的认识是基本一致的，仅表述方法不同而已。

（2007 年 6 月 24 日于广华医院——香港中文大学中医药临床研究服务中心）

第九节　浅析中医茶文化与人体亚健康

摘要　本文着眼于心理因素，从茶文化的角度讨论茶对人体亚健康的影响。

一、茶史传说：茶，先是药品，后是饮品，追根溯源，存在五千年。兴于唐而盛于宋。

二、茶叶养生：茶叶具有提神、明目、清心、消食、防癌、减肥之功。可抑菌，防衰老，防止血管硬化，降低血脂和胆固醇。

三、茶文化：是物质形态的茶，进入人们的精神领域之后，所体现的文化事项。诸如茶禅、茶诗、茶文、茶道、茶书、茶法、茶画、茶俗、茶礼等等。

四、中医茶文化：具有药、饮双重价值取向的茶对人体的作用已超越了本身的固有功效，更兼备改善人体生理—心理—社会适应能力的综合效能，从而有利于人体亚健康的康复。

茶，先是药品，后是饮品，而且是中国人发现的世界上三大无酒精之一的茗品。茶，追根溯源，存在五千年。它对人类的生存，健康，产生了深远的影响。

品茗怡情，清心除烦，其中国式的乐生态度，无疑从东方哲学的世界观出发，为人体亚健康疾病的康复投下了一道温情脉脉的阳光，不啻是一剂治疗精神疾病的良药。笔者，亦一位茶人，钟意茶。本文就此话题从茶史传说，茶的药效，茶文化及中医茶文化四个方面进行肤浅的讨论。

一、茶史传说

伏羲画八卦，神农尝百草，轩辕易结绳，称为三皇始祖。老子言大道，孔子述常道，岐伯论医道，神农寻药道，仲景开方道，淑和讲脉道，治人如治国，用药如用兵。茶，不失为治人的最早兵器，如今，茶，亦不失为治疗人们心理疾病的良药。

最早的茶是从药用开始的，始于神农氏时代。史书记载："神农尝百草，一日而遇七十毒，得'茶'而解之。"这个"茶"就是茶。茶自春秋、两汉，历经唐、宋、元、明、清，历代发展而来。史称茶兴于唐而盛于宋。唐代的陆羽完成了世界上第一部专著《茶经》，共三篇十章，至今相传 1 000 余年。陆羽被人们封之为"茶圣"。约公元 758 年，他将"茶"字减少一笔，改写成"茶"字。其形、音、义从此固定下来，沿用至今。

曾经与卓文君一起在成都当炉卖酒的西汉大文人司马相如，在为汉武帝的皇后阿娇代写情书的同时，曾写过一篇内含 20 多种药物的文章《凡将篇》，其中的"荈诧"，据考证，就是今天的茶。

有人更有趣地将"茶"字的笔画结构拆成草头"二十""八""十""八"，合为"一百零八"，意指品茶可活 108 岁，"茶寿"意指 108 岁。"茶"是一味长生不老药。

二、茶叶养生

茶叶、咖啡、可可是风靡全球三大无酒精饮料，具有保健、养身、防病、治病作用。唐代医学家陈藏器指出"诸药为行病之药，茶为万病之药"。其主要作用如下。

茶汤中的单宁能结合各种芳香物质给口腔以轻微的刺激，产生清爽的滋味，促进唾液的分泌，口腔生津，口渴即止。

1. 止渴生津

饮茶止渴的作用是多方面的：茶汤直接补充水分以维持机体正常的代谢；茶叶所含咖啡碱对大脑皮质有兴奋作用，对控制体温中枢有调节作用；茶汤中的芳香物质具有挥发性，其挥发过程中能吸收热量、给口腔以清凉的感觉。由此可见，饮茶涤烦止渴主要是茶汤中所含的咖啡碱、单宁、芳香物质综合作用的结果。

2. 提神醒脑

茶中的咖啡碱含量高，而且全溶于水，被人吸收。兴奋中枢神经，舒张血管，使大脑清醒，精神兴奋，思维活跃，消除疲劳。

脑细胞的活动功能靠糖和氧维持，它的能量来源靠三磷酸腺苷（ATP）提供，而 ATP 的原料是腺苷酸（AMP），而茶中的咖啡碱可使 AMP 的含量增加，因而也增加了 ATP 合成的原料，使得脑细胞功能旺盛，因而饮茶能起到消除疲劳、增进大脑皮质活动的作用。

3. 防癌抗癌

茶含有 350 多种化学物质，一类可以补充营养和必需的微量元素；一类对某些病有预防和治疗作用，包括预防某些癌症。

绿茶中独有的茶多酚具有很强的抑制癌变作用。茶多酚不仅可以杀灭癌细胞，保护正常细胞，还能使经放疗化疗的癌症患者升高白细胞，保证治疗的进行。

4. 抗衰防老

日本冈山大学药学部奥田拓男教授、日本国立遗传研究所贺田博士等对茶叶的抗衰老性能的研究表明，茶多酚综合氧化剂的能力是维生素 E 的 18 倍，而维生素 E 是一种抗氧化剂，可阻止细胞染色体的变化，是医学界公认的抗衰老药物。

美国医学家在一份报告中指出保持低胆固醇量可望使人健康长寿。而茶叶便具有一定的降低胆固醇的作用，法国巴黎圣安东尼医学院及国立健康和医学研究所的临床试验均得到了证实。事实上，寿星中不少人有饮茶的嗜好。

5. 降血糖

茶叶中所含的多糖类物质，具有降低血糖的功效。茶叶中的多糖类成分析出溶于冷水，故最佳的科学泡茶法，是将茶叶放置在冷却后的凉开水里浸泡。

6. 抗辐射

1945 年，日本广岛遭到原子弹袭击，后经调查证实，有饮茶习惯的受害者存活率较高。中国农科院茶叶研究所等单位的研究表明，茶叶中防辐射的主要成分是茶多酚物质、脂多糖。

7. 杀死肠道中的某些致病菌。

研究表明，茶叶对致病菌的作用是杀死而不是抑制。

8. 补充胡萝卜素

瑞士的研究人员发现，血中胡萝卜素和维生素 A 浓度均低的人，患癌的危险性几乎是正常人的两倍。

就商品而言，茶分绿茶、红茶、乌龙茶、花茶、白茶、紧压茶六大类。

因"杀青"等加工工序不同，就中医而言，其性味有一定差异，如绿茶偏凉，红茶相对偏温。中医认为茶叶具有提神醒脑、明目清心、消食解酒、利尿强心、防癌、降压、去腻减肥之功。

现代医学研究表明，茶叶所含氨基酸、咖啡碱、茶多酚中的儿茶素、多糖类物质、胡萝卜素、维生素 C 等药用和营养成分，可抑菌，防衰老，防止血管硬化，降低血脂和胆固醇。药店里的午时茶则是由多种成分组成的药品了。由是观之，茶，既是饮品，又是药品。

日本东北大学对 1 300 名年龄高于 70 岁的长者进行研究，发现喝绿茶愈多，认知力减退的程度愈少。研究员先向受访者进行一个详细的问卷调查，了解他们过去一个月的饮食习惯、目前身体状况。结果显示，若他们每日饮用两杯或以上的绿茶，智力降低的幅度，较每周只喝 3 杯绿茶的人士少一半，若他们每天只喝 1 杯绿茶的话，智力降低的概率则在两者之间。

茶叶历来被人们视为延年益寿之品。宋代诗人苏东坡主张人有小病，只需饮茶，"何须魏帝一丸药，且尽卢全七碗茶"。

出生于饮茶习俗风盛的广东，又以学医为最初职业的民国伟人孙中山先生爱好品茶，他认为："就茶言之，是最合卫生，最优美之人类饮料"。他主张实业救国，并曾在《建国方略：实业计划·粮食工业》一文指出："唯中国茶叶之品质，仍非其他国家所能及。印度茶含有丹宁酸太多，日本茶无中国茶所具备之香味。最良之茶，唯可自产茶之母国，即中国得之。"

三、茶文化

所谓茶文化，有学者认为，是物质形态的茶，进入人们的精神领域之后，所体现的种种文化事项。如宗教领域的"茶禅一味"；文学领域的茶诗、茶文，诸如成都望江楼薛涛井名聊："花笺名碗香千载；云影波光活一楼。" 杭州龙井秀萃堂聊："泉从石出情宜冽；茶自峰生味更圆。"上海"天然居"茶楼的回文聊："客上天然居，居然天上客；人来交易所，所易交来人。" 乃至绝句："欲把西湖比西子；从来佳茗似佳人"等等。若进入道德领域，则出现茶德观念；进入民俗学领域，便有了"客来敬茶"的古朴民风。相传明代苏州风流人物唐伯虎、祝枝仙相邀品茶时猜了四个字谜："言对青山青又青（请），两人士上说原因（坐）；三人牵牛缺只角（奉），草木丛中多一人（茶）"即"请坐奉茶"。

云南的基诺族，被称为茶文化的活化石，至今保留着以茶当菜的饮食习俗。

丰富多彩的茶文化——茶品、茶具、茶艺、茶法、茶诗、茶书、茶画、茶俗、茶礼，林林总总，处处闪烁着华人精神文明的境界和高洁素雅的文化氛围。

四、中医茶文化

中医药学是一门跨越了自然科学文化和社会科学文化两大领域，因其特有的哲学思维，辨证体系，逐渐形成的以人体健康为中心的，与中国文化休戚相关的，以自然—身心—社会三位一体的人体生命科学。

作为一名老中医，一位品茶爱好者。愚以为具有药膳双重价值的茶与作为中医重要病因之一的精神因素——喜、怒、忧、思、悲、惊、恐"七情"的关系密不可分。饮茶，更多的在于三个"口"字——"品"：细细琢磨其精神内涵，赏析其中浓郁的中医药茶文化，陶冶性情。"润物细无声"，简、便、廉、验地解除人们疲惫、倦怠、失眠、健忘等精神方面的亚健康疾病。

中唐时期的著名诗人卢仝的《走笔谢孟谏议寄新茶》，即《七碗茶诗》可谓千古流芳，他也因此在茶文化圈中被称为亚圣。其中一段写道："一碗喉吻润，二碗破孤闷。三碗搜枯肠，唯有文字五千卷。四碗发轻汗，平身不平事，尽向毛孔散。五碗肌骨轻，六碗通仙灵。七碗吃不得也，唯觉两腋习习清风生。"可谓是对中医茶文化的一段很好的注脚。

曾见一聊：

酒壮英雄胆，竞招是非少喝为佳；

茶淡雅士心，静弃荣辱多饮益善。

酒为阳刚之物，饮后易致精神的张狂、个性的张扬和动作的夸张。而饮茶则不同，茶具有中庸的、中和的、亲和的品质。越喝，越单纯，寓意越丰富，品位也越高，不管外面的世界多么精彩，茶人的世界，一片的宁静。当然，好茶也是有阳刚之气的。有学者形容：粗粗大大的砖茶，像个沉默的相扑；圆圆硬硬的珠茶，展开时如宝剑出鞘，金石峭气冲天；开花龙顶则如林中老衲，阿弥陀佛。

如今成都等地的茶馆与酒肆两雄并立，消除疲劳，茶酒难分家。劳累了，喝上几口酒；疲倦了，品上一杯茶。如东坡居士的《望江南》所云："休对故人思故国，且对新火试新茶，诗酒趁年华"。成都茶馆更有一聊，十分直白：

为名忙，为利忙；忙里偷闲，且喝几杯茶去。

劳心苦，劳力苦；苦中作乐，再倒一碗酒来！

从某种角度而言，品茶就像品味人生。笔者1999年曾应邀为此写过一篇科普文章《茶文化与健康人生》（载成都晚报·杏林随笔，1999年3月4日）。茶文化的研究实为一个重要的话题。

茶，为世人所共用。望全球，世界上100多个国家与茶有关，地球上三分之一的人们在饮茶。观华夏，无论是金戈铁马的将军，还是大义凛然的文相，乃至富商大贾，名媛新贵，平民百姓，喜之者众。历史上如高唱"将军白发征夫泪"的范仲淹，如"人生自古谁无死，留取丹心照汗青"（《过零丁洋》）的文天祥，均不忘怀闲适的茶。文天祥还留下了"扬子江心第一泉，闲品茶经拜羽仙"（《太白楼》）的脍炙人口的诗句。

观现代人，生活节奏快，劳动强度大，精神压力重。"逆水行舟，不进则退"，难免疲惫，劳体、劳力、劳心。无论是孱弱的童年，剽悍的青年，持重的中年，还是成熟的老年，或倦怠，或失眠，或健忘，使身体处于一种亚健康状态。"肝藏魂，脾藏意，肾藏志。"中医认为这与肝、脾、肾功能的紊乱有关。除了药物、针灸、推拿及良好的作息，静心品茗不失为一个好疗法。

根据中医天人合一的辨证观点，茶在自然中，人在自然中，自然在人中。

"扬子江中水，蒙山顶上茶"（清·刘献庭《广阳杂记》）。茶生高山峻岭，莽莽丛林，采天地之甘露，吸日月之精华。身处峰峦之巅，历经风雨，无怨无悔；进得厅堂厨房，落落君子，也无欲无求。瞧瞧茶叶的无私奉献，面对人生，不如意之事，也会有所释然了，因为有失仍有所得啊。有得有失，无须患得患失。

历史上从政的茶人苏东坡官场失意，一贬再贬，最终贬到了海南岛的天涯海角，流放三年于当时那种万里蛮荒的中国南疆。身处如今所谓的亚健康状态，流放之中仍留下了《汲江煎茶》的绝唱，"枯肠未易禁三碗，坐听荒城长短更"。枯肠愁结，荒城听更，品茶忍性，何等的意境啊！一种顽强的韧性情超流荡在字里行间。不仅是以茶解闷，更是以茶抗争，高度克制，面对人生。大象无形，太音希声，物我两忘，进入了一种万念俱无的最高境界。

唐宋记事，三教合一。以佛修心，以儒治世，以道养身。从医而论，则可以茶练性，调节情志，除烦宁神，远离亚健康。因为茶叶令人趋于平淡、娴雅、端庄、稳重、自然、收敛、静穆及温和。

人生如茶。小小茶杯，犹如大千世界，片片茶叶，就像滚滚红尘中的芸芸众生。开水冲下，上下翻腾，浮起的一片片沉下，沉下的又努力浮起。茶叶，有的急急地伸展，匆匆地沉寂，有的则渐渐舒展，慢慢升腾。清澈的水，因茶而绿。碧绿的茶，因水而明。形形色色，俱显珍奇。不同品种，不同风韵，有不同的历史文化掌故。如杭州的西湖龙井，"三名"（地名、泉名、茶名）巧合，"四绝"（色绿、香郁、味甘、形美）俱佳；福建安溪铁观音，音韵留甘，香郁味厚，耐冲耐泡，蜚声中外，有"青蒂、绿腹、红娘边、冲泡七道有余香"之称。"扬子江中水，蒙山顶上茶"，四川名山雅安的蒙顶茶，历史悠久，为茶中故旧、名茶先驱，唐代便成为贡品。它如洞庭碧螺春、黄山云雾茶、云南普洱茶、福鼎白毫、君山银针等等名茶都源于其脍炙人口的品质。而一般茶叶，则平民百姓更钟意。

人有三教九流，茶亦有基本茶、再加工两大类。基本茶类根据是否发酵及发酵度一般又分为不发酵的绿茶、全发酵的红茶，半发酵的青茶，轻度发酵的白茶、微发酵的黄茶、后发酵的黑茶等六大类。

人生犹如沏茶，不管有怎样的甘甜与苦涩，终会归于平淡，在质朴与平凡中追求着，品尝着，延缓衰老，消减亚健康状态，终其天年……

（2006 年 6 月 18 日于东华三院黄大仙医院——香港浸会大学中医药临床研究服务中心）

第十节　老年人消化道功能改变与相关性疾病的中西医结合研究进展①

一、关注老年医学　研究消化疾病

研究老年医学首先要弄清楚何谓老年人、老年化或老龄化？

作为一个社会现象，世界卫生组织（WHO）制定的标准是：当一个国家（或地区、城市）60 岁及以上的人口数占其总人口数的 10% 时，就认为该国（或该地区、城市）已进入老龄化社会。也有一些西方国家以 65 岁及以上为准。人类随着社会生产力的发展，出现人口老龄化，这也是一个客观规律。老龄化首先出现在世界上的发达国家，而今老龄化的脚步悄悄走进了占世界人口 1/4 的泱泱大国——中国。

我国人口学家曾预测，到 2000 年，全国人口总数约为 12.7 亿，老龄人口为 1.32 亿，占总人口的 10.4%，正式进入"老龄化"国家行列。预计到 2025 年，中国老年人口总数将超过 2.84 亿，居世界之首。到 21 世纪中叶，我国老龄人口将达 4 亿左右，届时每 4 个人中就有 1 个老年人。

面对 21 世纪初叶的医学发展，中国医学科学院原院长、协和医科大学校长、工程院院士巴德年指出，人的寿命有望过百，老年医学将成为重头戏。面对老年社会，要及早采取措施。老年人群是最需要呵护、最需要卫生资源的群体。如果不及早采取有效措施，未来的社会将不堪设想。而当"一个孩子"成为社会主要劳动力时，社会负担将难以承受。因此，研究老年医学意义深远。

虽然老年人群以心脑血管疾病、癌症、糖尿病、帕金森病、阿尔茨海默病多见，但脾为"后天之源""土生万物"，孤脏以灌四旁。因此，在注重老年医学的研究中顾护后天之本，研究老年消化道疾病至关重要。

二、老年消化疾病　功能改变有关

老年人不明原因的胃肠功能紊乱、营养不良等，与消化道功能的改变休戚相关，国外医学在相关研究中提出了以下一些认识。

1. 口腔

健康和无牙老人的唾液腺受到刺激时，唾液分泌量和年轻人虽并无差别，但约 40% 的健康老人自觉口干，基础唾液分泌量减少。接受药物治疗、糖尿病、关节炎的老年患者大多伴有口干，因而出现进食和语言交流困难。随着年龄增长，味觉、嗅觉灵敏度下降，导致进食无味。与年轻人相比，健康老年人的张口幅度和咀嚼力均减低，咬肌容积和年龄成反比的关系在无齿的老年人更突出。

2. 食管

无症状的 65 岁以上的老年人咽部肌张力减低伴有环状肌张开不全者占 22%，测压研究证实部分老年人食管上段括约肌静息压下降，在吞咽中伴有咽部收缩力增高，放松延迟。对 56 例 86

---

① （本文系 2000 年 7 月在中国中西医结合学会消化专业委员会《成都消化学习班》上的讲义。时过境迁，有关数据仅供参考）

岁的无症状患者进行放射成像检查，发现口腔吞咽困难，1/4 患者存在咽部功能低下，食管功能异常者接近 40%。

3. 胃

近年研究表明，幽门螺杆菌 HP 感染患者的血胃泌素增高。实验证明，相当比例的 60 岁以上"正常"无症状者存在慢性萎缩性胃炎，201 例 65 ～ 90 岁无症状老人中只有 50 例胃组织活检标本完全正常。现已清楚幽门螺杆菌感染在胃萎缩和低酸分泌的发生中具有重要作用，随着年龄的增长，此机制所起的作用更明显。

随着年龄的增长，胃黏膜的增生更活跃，以结缔组织为主，腺体组织却相对萎缩，且对损伤的修复缓慢，胃泌酸功能的低下与胃黏膜萎缩程度成正比。HP 可通过使黏膜萎缩而致泌酸功能低下。老化的黏膜胃蛋白酶原分泌也增高，受损伤后的胃黏液分泌减少，这些特点可能与老年易患溃疡病和胃癌有关。

在胃动力学方面，同位素示踪胃排空试验表明，和年轻组相对比，健康老年人胃液相排空时间明显延迟。

4. 小肠

老年人小肠解剖学不随年龄改变，但 60 岁以上的老年人钙吸收减少，且萎缩性胃炎患者更甚。研究表明，老年人小肠维生素 D 受体密度减低，从而导致对维生素 D 反应活性下降。

5. 胰腺

老年人胰液、碳酸氢盐和酶的分泌量减少，有时还伴有钙分泌量增加，及时予以反复刺激，结果亦然。因此，对少见的胰腺外分泌功能不全的病例，在排除其他疾病的前提下，可以用老龄化解释。

6. 胃肠道出血

胃肠道血流量作为心排血量的一部分，在老年人是降低的。老年人罕见的内脏血管功能不全可以引起无痛性吸收障碍。结肠、小肠血管功能不全导致的腹痛，在老年人时有发生。

7. 直肠

老年人直肠壁弹性下降，外括约肌张力降低或消失，肛内括约肌变薄，产生便意的压力阈值升高，肛内最大静息压与最大排挤压均降低，最大肛门内静脉压与直肠压之间差值下降，老年女性尤为明显。直肠机能改变可能是导致老年人排便困难或大便失禁的主要原因。

上述研究表明，随着年龄的增长，胃肠道的潜在功能呈现下降趋势，以至较易出现代偿功能失调，但又不能把所有问题都归结于老龄化。

三、老年消化疾病　具有自身特点

姚光弼教授在介绍 1996 年 9 月在日本横滨市召开的第十届亚洲太平洋地区胃肠病学大会概况时指出，现代消化病学者不仅重视微观世界，也开始重视宏观世界，对于慢性病而言，更重视远期的结果。社会趋于老龄化，老年人消化道疾病具有一定的老年化特点，在宏观指导下，研究微观的具体的老年消化道疾病也是消化病学者研究的重要课题。

1. 老年人上消化道出血

Willam 等（英）1992 ～ 1994 年调查了旧金山医院的 200 名上消化道出血病人，其中 60 岁以上 100 名（男 77，女 23），观察老年上消化道出血病人的特点，有以下发现。

（1）临床表现：老年组病人很少有消化不良和腹部触痛。

（2）实验室检查：老年组（75～90岁）血尿素氮显著增高，年轻（60～74岁）组凝血酶原时间显著增高。

（3）出血部位：上消化道内窥镜检查提示老年人多见胃十二指肠溃疡和酸性消化病。而年轻人显著增加的出血部位源自血管扩张。这与年轻人大量饮酒有关。

（4）更多的老年人接受手术治疗，年龄越高，手术越早，死亡率越低（1.7%）。住院期间死亡原因最多的是肝脏疾病。

2. 老年人幽门螺杆菌感染

有关研究表明，幽门螺杆菌（HP）与消化道溃疡和慢性胃炎的关系已经确定。但是，为什么HP感染在不同个体造成不同的疾病——溃疡、胃炎、MALT淋巴瘤和胃癌，仍是个谜。

NeriMc（英）等对幽门螺杆菌感染在老年住院病人和养老院中的流行及营养状态的关系的研究发现：HP感染的发病趋势随年龄而增高并受低社会经济地位和不良卫生习惯的影响。经过对1994年住意大利米兰市老年机构的96名60～90岁老人HP感染流行情况的调查，发现：血清HP抗体在老年人比年轻人常见，呈现HP感染随增龄至60岁逐渐增加，到90岁呈现稳定趋势，然后下降。根治老年人HP感染不仅在治疗消化道疾病上起作重要作用，而且还能防止传染。

另据报道，阿司匹林和其他非甾类固醇抗炎药所引起的常见的胃和十二指肠黏膜的糜烂、溃疡、出血、穿孔等消化系并发症之发生率在老年人中最高，且常无先兆症状。人体和动物研究表明，正常老年化者胃侵袭性因子很少或没有变化，而年龄增长常伴有各种胃黏膜防御机制显著减退和对损伤的反应低下。与年龄有关的胃黏膜防御的变化可以解释老年人，尤其是服用非甾类固醇抗炎药者易患胃溃疡的倾向。

3. 老年人胆囊炎与胆石症

胆结石的发病率随年龄的增长而明显增加。有关统计资料表明，60～70岁者为40%，80岁以上者为55%，年龄超过90岁则增至80%，且胆石症的发病率还有明显地域性和人种差异。美国和日本发病率均在10%左右，而美国印第安土著皮马人可达48.6%，50岁以上者70%。据研究，在日本和智利的老年人中，胆石症发病率增加的主要原因是由于胆汁成分的改变，即胆汁中胆固醇浓度增加，胆固醇与胆汁酸、卵磷脂含量比例发生了改变。

4. 老年人慢性胃炎

急、慢性胃炎，消化性溃疡，胃下垂，胃黏膜脱垂等，是常见的多发病，中医统称"胃脘痛""胃痞"，总发病率占人口的20%～50%，其病程缠绵难愈，反复发作。慢性胃炎，其发病率居各种胃病之首，年龄越大，发病率越高，老年人多见，男性高于女性，其中的慢性萎缩性胃炎伴有中度的肠上皮化生和非典型性增生被认为属于癌前病变，因此，备受医学界的重视。

西医认为，慢性胃炎主要是胃黏膜上皮遇到各种致病因子，如药物、微生物、毒素和胆汁反流等的反复侵袭，发生慢性持续性炎症性病变。虽然病因不明，鼻、口、咽喉局部病灶的细菌及其毒素吞入胃内，长期对胃的刺激；经常习惯性地服用对胃黏膜有刺激的烈酒、浓茶、咖啡、过烫（冷）等饮食；过度吸烟；长期服用对胃有刺激的药物，如阿司匹林等；幽门括约肌功能失调，十二指肠液包括胆汁经常反流入胃；老年人胃酸缺乏，使细菌易于在胃内繁殖；营养不良的老年人，如长期缺乏蛋白质及维生素B族；心力衰竭或门静脉高压，使胃长期处于瘀血或缺氧状态；免疫因素，在某些萎缩性胃炎病例的血清中，可测得壁细胞抗体（PCA）和（或）内因子抗体（IFA）；幽门螺杆菌（HP）感染等因素，作为老年人慢性胃炎的病因备受关注。

目前对命名和分类尚缺乏统一认识，一般分为慢性浅表性、慢性萎缩性与慢性肥厚性三类。由于溃疡病、胃息肉与胃癌等又都可能并见慢性胃炎，彼此关系密切，尤其老年慢性胃炎的诊治，对防治上述疾病具有十分重要的临床意义。

5. 老年人胃癌

胃癌是发生于胃的恶性肿瘤，发病年龄以 40 ～ 60 岁占 60%，是全球性最为常见的人类癌症，发病率在不同国家差别很大。美国、加拿大、新西兰、澳大利亚和热带国家较低，而日本、智利、中国和冰岛则较高，最常见于幽门区（约占 50%），其次为胃小弯（约占 25%）、贲门（约占 10% ～ 20%）、大弯（约 5%），男性多于女性，男女之比为（3 ～ 4）：1。

大部分早期胃癌均同时伴有早已存在的萎缩性胃炎或胃溃疡等背景性疾病，所以，总有一定的消化道症状。约有 1/3 早期胃癌患者无任何消化道症状，仅在普查中发现。故有条件地区应对 40 岁以上人群尤其是老年人群做普查。

国内资料显示，在早期胃癌症状多见上腹痛（83.8%），消瘦（35.8%）、上腹胀（37.8%）、食欲减退（39.5%）、呕吐（18.6%）。进展期胃癌除上述症状多见外，还可见到黑便、呕血、背痛、腹泻、腹胀等。

国际抗癌联盟（UICC）1996 年制定了胃癌的 TNM 分类法，由于实践中发现问题和放射线及内窥镜的进步，对此分类作了多次修改。1975 年明确提出了临床与病理相结合的分类。1985 年又试行日本胃癌研究会提出的 TNM 新的分期法，1988 年又经 UICC 稍加修改。

四、中西两法治疗 硕果异彩纷呈

（一）老年上消化道出血

1. 中医辨证治疗

（1）治病求本：如血热者凉血清热，三黄泻心汤、犀角地黄汤、龙胆泻肝汤等为常用方。

注意血热而不留瘀，稍佐散瘀之品。气不摄血者益气摄血，阴虚火旺者滋阴益血，补气摄血常用四君子汤、补中益气汤、归脾汤等。气随血脱者方用独参汤、参附汤、参附龙牡汤之类。滋阴益血宗缪仲淳"宜补肝，不宜伐肝"之说，常选二地、二冬、二至、阿胶、当归、芍药、龟板等助阴涵阳，每与清法合用。如胃络瘀阻则祛瘀止血，方如失笑散。

（2）急则治标：止血是救治的主要目的。常用止血专药除注意中药四气、五味、升降浮沉和归经外，还要注意两点：一是中医的临床经验，二是现代医学对中药的药理研究成果。如吐血用藕节炭、侧柏炭、代赭石、生地、生大黄粉等。

中医复方单药研究 1984 年卫生部中医司成立全国血证急诊研究协作组，10 多年来对上消化道出血的中医治疗的专方专药层出不穷，止血效佳。如据报道，紫地合剂（散）治疗上消化道出血 737 例，大便隐血转阴时间平均 4.13 日，疗效优于中药大黄及西药西咪替丁、氨甲苯酸、卡巴克洛等对照组（$P<0.05$ 及 $P<0.01$）。生大黄注射液加入补液中静脉滴注，参三七注射液、金不换注射液等静脉滴注，疗效亦优于西药对照组。

2. 名医治疗经验

徐景藩用白及粉 1.5 ～ 3 克，参三七 1.5 ～ 2 克治疗本病，一日 3 次或 6 小时一次，温开水调成糊状，服后半小时内不饮水。血止后续服 3 日，酌减其量后再服 3 日，疗效确切。

范文虎用"生熟地方"止吐血，药用生熟地各 30 克，丹皮 9 克，参三七 9 克及荆芥炭组成，常一剂知，二剂已。

武伟等用止血散（白及 100 克，三七 50 克，乌贼骨 50 克），每次服 10 克，每 2 小时一次，冰镇开水调成糊状冲服。血止后改为 10 克，每日服 4 次。治疗上消化道出血 500 例，疗效优于对照组云南白药。

胡学炳等用黑黄胶囊（白及、大黄、西洋参等）口服治疗上消化道出血 92 例（最大年龄 72 岁），疗效优于西药雷尼替丁加酚磺乙胺或氨甲苯酸。

刘勤社等用秦岭止血散（陕西省人民医院研制的三类中药新药（红三七 2 份、地榆一份）治疗上消化道出血 250 例，总有效率 92.8%，优于云南白药组（81 例）的总有效率 80.2%。

杨达等用中药白及、仙鹤草、地榆、生大黄、紫珠草、血余炭为散合用西药（西咪替丁、氢氧化铝凝胶、丙谷胺、硫糖铝）的中西医结合的方法治疗上消化道出血 55 例，其疗效（总有效率 96.2%）明显优于单纯常规服用云南白药的对照组（总有效率 79.6%）。

陈文剑用法莫替丁加用敏性止血的针剂——巴曲酶治疗 80 例老年急性上消化道出血的病人，止血总有效率高达 95%，临床实践证明，是一种快速切实有效的方法。

（二）老年人幽门螺杆菌感染

幽门螺杆菌感染是一种很常见的慢性细菌感染。在我国各地报道的 HP 感染率高低不一，大致在 40%～70%，亦即 5 亿～8 亿人患 HP 感染。由于世界卫生组织（WHO）属下的国际肿瘤研究机构（IARC）曾于 1994 年宣称，HP 是人类肯定的致癌原。作为老年 HP 患者，根除 HP 的治疗显得尤为重要。

1. 中药治疗

张万岱教授报道，脾胃虚弱是 HP 感染的病理基础，而气滞血瘀、郁热、湿阻为其主要的病理表现，因此，健脾益气、燥湿化痰、清热利湿为治疗 HP 阳性的慢性胃病的基本原则。研究表明：白芍、枸杞、乌梅、北沙参、黄连、大黄、苦参、公丁香、黄芪、厚朴、乌药、莱菔子、丹参、地榆、玄胡、三七、桂枝、连翘、党参、黄柏、黄芩、紫花地丁、玫瑰花、土茯苓、高良姜、山楂等均有不同程度的杀抑 HP 的作用，其中，清热、祛湿、温中药杀抑作用明显，尤其是苦寒清热的大黄、黄连和祛痰化浊的槟榔等，临床治疗和实验结果均表明有较好的清除和根除 HP 的作用。

2. 西药治疗

我国知名的消化病专家危北海、肖树东、张万岱、姚希贤教授等近年来对抗 HP 的疗法进行了大量的卓有成效的研究。西药根治疗法，肖树东教授等报道，经研究证实，单用一味药的 HP 根治率低，二联疗法的疗效不稳定，三联疗法疗效较好。目前其治疗方案大致分为两类：以质子泵抑制剂（PPI）为基础的三联七天疗法和以胶体铋（CBS）为基础的三联低剂量 14 天疗法及三联七天疗法。见表 1、表 2。

表 1　以 PPI 为基础的三联 7 天疗法

方案	药物和剂量	服法和疗法	HP 根除率
OMC250	奥美拉唑 20 mg	均每日服 2 次	95%
	甲硝唑 400 mg	疗程 7 天	
	克拉霉素 250 mg		
OAC500	奥美拉唑 20 mg	均每日服 2 次	96%
	阿莫西林 1000 mg	疗程 7 天	
	克拉霉素 500 mg		

续表

方案	药物和剂量	服法和疗法	HP 根除率
OAM	奥美拉唑 20 mg 阿莫西林 1 000 mg 甲硝唑 400 mg 可用呋喃唑酮替代甲硝唑， 剂量为 100 mg	均每日服 2 次 疗程 7 天 每日 2 次	79%

表 2　以 CRS 为基础的三联 14 天或 7 天疗法

方案	药物和剂量	服法和疗法	HP 根除率
BMT 或 BMA	胶体铋 240 mg 甲硝唑 400 mg 四环素 500 mg （或阿莫西林 500 mg）	均每日服 2 次 疗程 14 天	85% 86.6%
BPC250	胶体铋 240 mg 呋喃唑酮 100 mg 克拉霉素 250 mg	均每日服 2 次 疗程 7 天	93%

同时指出，由于根除 HP 面临着使用大量抗生素问题，故一定要掌握好根除 HP 感染的指征，按规定方案和疗程服药，以免滥用抗生素，并获得治疗费用低和疗效高的结果。

3. 中西医结合治疗

危北海、姚希贤教授在抗 HP 的中西医结合疗法的研究中指出，在直接针对 HP 的抑菌作用方面，西药疗效优于中药。在保护和提高胃黏膜防御功能、维护整体机体和胃内微环境的平衡方面，中药优于西药。因此，中西药有机结合就能达到极大地提高其各自原有的疗效的目的，取得 1+1>2 的效果。症状消除快，溃疡愈合质量高，减轻联用有关西药药物副作用，增强 HP 的根治率。

中药三药联合增强疗效的有：黄连、黄柏、乌梅；黄连、赤芍、白芍；黄连、丹皮、乌梅；大黄、丹皮、乌梅；乌梅、丹皮、丹参；丹皮、大黄、三七；大黄、丹皮、白花蛇舌草；蒲公英、乌梅、黄连。

中药与西药二联法联合：中药 + 铋剂 + 替硝唑。

中药与三联疗法联合中含铋三联的有：

A. 中药 + 铋剂 + 替硝唑（阿莫西林）。

B. 中药 + 铋剂 + 阿莫西林 + 替硝唑。

C. 中药 + 铋剂 + 四环素 + 呋喃唑酮。

D. 中药 + 铋剂 + 呋喃唑酮 + 甲硝唑（替硝唑）。

含质子泵抑制剂（PPI）三联的有：

A. 中药 +PPI+ 替硝唑 + 四环素。

B. 中药 +PPI+ 替硝唑 + 阿莫西林。

中药与最新推荐疗法的对比和联合：

中药 +PPI+ 克拉霉素 + 阿莫西林的一周疗法，以期更好地提高疗效和减少副作用。

（三）老年人胆囊炎和胆石症

1. 中医辨证论治研究

（1）胆囊炎诊治梗概。常见的有肝郁脾虚型：用柴芍六君子汤或归芍六君丸。气阴两虚型：用一贯煎、沙参麦门冬汤。脾肾阳虚型：用附子理中汤。中焦虚寒：用理中汤加味。

（2）胆石症证治梗概。肝郁气滞型，逍遥散加减。肝阴不足型，四逆散与一贯煎并用。气阴两虚型，一贯煎加黄芪、党参。痰湿凝滞型，硝石散和礞石滚痰丸加减。肝郁脾虚型，柴芍六君子汤和三金汤加减。湿阻中焦型，平胃散和大、小柴胡汤加减。寒湿瘀滞型，大黄附子汤加三棱、莪术、鸡内金等。

（3）中医专方专药研究。胆囊炎常用中药片剂有三黄泻心片、复方丹参片、五灵止痛散、利胆排石片、元胡止痛片、胆通、消炎利胆片、复方胆通等。

胆石症常用的中药片剂有胆石通胶囊、消炎利胆片、复方胆通、胆乐胶囊、利胆片等。专方方面常用的有胆通排石汤（青岛市立医院）由柴胡、郁金、香附、枳壳各15，金钱草30克，广木香18克，大黄30克组成。适用于气滞与湿热型。排石汤5号（遵义医学院）由金钱草30克，木香、枳壳、黄芩、金铃炭各10克组成，适用于胆石症静止期。排石汤6号由虎杖或三颗针、木香各5克，枳壳10克，金钱草30克或茵陈、栀子各12克，元胡、大黄15克组成，用于胆石症发作期。

2.西医治疗

西医对胆囊炎、胆石症的治疗分非手术和手术两大类。

自从Lang于1882年首次成功地施行胆囊切除术以来，历经100余年。目前关于胆石症、胆囊切除问题，国外较多研究表明，大肠癌尤其是右半结肠癌的发生与胆石症或胆囊切除有关。

20世纪90年代国内报告较少，曹钟华等收集1989—1992年间收治的172例大肠癌患者信息，就胆囊结石与大肠癌间的关系作了回顾性分析研究。资料提示胆囊结石的存在与右半结肠癌发病率的增高有着密切关系，致癌作用可能与胆酸刺激结肠浅表上皮的DNA的合成有关。在胆石病患者的右半结肠中次级胆酸浓度相对较高。且右半结肠有主动吸收胆酸的能力，胆酸入右半结肠的浓度高于左半结肠，因而右半结肠受致癌危险性明显高于左半结肠和直肠。该组病例中年龄为29～87岁，中位年龄64%。不难看出，老年胆石症手术指征的掌握与大肠癌的关系值得医家高度重视。

（四）老年人慢性胃炎

李乾构教授从96篇慢性胃炎的文章中归纳出了23个证型，其中脾胃虚弱、气滞血瘀、胃阴不足、气虚血瘀、中焦湿热、寒热夹杂证及肝胃不和、郁火燥热证8个证型比较符合临床实际。

陈泽民教授将慢性胃炎的治疗原则归纳为八个：

（1）调理脾胃之基本原则；

（2）调节升降功能的基本措施；

（3）消除痞闷是基本要求；

（4）清泄胃热是基本方法；

（5）祛瘀通络以改善微循环；

（6）调养胃阴；

（7）补益气血以修复病变组织；

（8）清化湿浊以醒脾开胃。

慢性胃炎的治疗，张继泽遵"脾以守为补，胃以通为补、肝以散为补"的原则，主张甘温调中、慎用攻破；散中有收，气血双调；升降脾胃，权衡润燥及开痹散结先启其中。

1.中医专方专药研究

（1）片剂：猴头菇片，用于慢性萎缩性胃炎或浅表萎缩性胃炎；三九胃泰胶囊，用于慢性胃炎以胃热为主者。

（2）冲剂：温胃舒冲剂，用于脾胃虚弱或虚寒型慢性胃炎。养胃舒冲剂，用于慢性萎缩性胃炎，或慢性胃炎阴虚型。消胀冲剂（广州中医药大学附一院研制），用于慢性胃炎虚实夹杂型。

2. 名医治疗经验

张静仁名中医治慢性胃炎认为：生活调节是堵截胃炎的关键。浅表性胃炎调肝清热，萎缩性胃炎调气活血。衷中参西，镜下见息肉样增生，加石见穿。肠上皮化生或不典型增生加白英、白花蛇舌草。于已白教授治疗慢性萎缩性胃炎强调"五字诀"：病位总不离"胃"；主张强调"胀"；病机寒热互结，中宫虚满成"痞"；治胃重在和"降"；久病缓图，效贵在"守"。

临床老年慢性胃炎患者，尤以脾胃虚弱、胃阴不足多见，虚实夹杂的证候亦不少。扶正祛邪补消兼施为其常用治则。

（五）老年人胃癌

Firvida（英）报道，欧洲每年新增加100万癌症患者中一半以上是老年人。老年癌症的临床特征和治疗与年轻者有别，胃癌亦不例外。

1. 中医认识与治疗

胃癌在发达国家发病率排列在肺癌、肠癌、乳腺癌之后，居第四位。多见于中老年人。在我国，胃癌高发于西北及东南沿海地区。其死亡率在县、市居第二位，前三位依次为肺、胃、肝癌，县以下的居首位。中医对其认识较之起源和形成于文艺复兴时期的现代医学早两千余年。一是内虚学说。《内经》谓"正气存内，邪不可干""邪之所凑，其气必虚"。二是气滞血瘀学说。《圣济总录》谓："瘤之为义，留滞而不去。"三是痰湿凝聚学说。"百病多因痰作祟"，痰湿同源。《素问·至真要大论》谓："诸湿肿满，皆属于脾"。《丹溪心法》谓："凡人身上中下有块物者，多属痰证。"四是热毒内蕴学说，早在《黄帝内经》中就有了热毒病候理论的雏形。

在胃癌的诊断上，中日友好医院佩文报道，舌诊具有重要意义：贲门癌以紫舌、淡白苔为多，舌苔多腻而水滑。小弯及幽门部癌则红舌比例增加，舌苔薄或无苔。

中医治胃癌从扶正培本、活血化瘀、清热解毒、软坚散结论治。常用药物有黄芪、丹参、天冬、麦冬、玄参、生地、肉桂、制附片、冬虫夏草、川贝、三七、斑蝥、石见穿、地鳖虫、蜈蚣、白英、龙葵、喜树果、大黄、鸦胆子、肿节风、半枝莲、白花蛇舌草、半夏、南星、瓜蒌、山慈菇、昆布、夏枯草、海浮石、石燕、皂角刺、天花粉、苦参等。

2. 西医治疗

（1）手术治疗为主。

（2）化学治疗为辅。

（3）放疗对胃癌敏感度较低。术前、术中、术后可配合治疗。

3. 中西医结合治疗

临床常有以下几种方式：配合手术治疗，术前、术中、恢复期中药介入；配合化疗，减少不良反应；配合放疗及免疫治疗，提高免疫功能，提高临床疗效。

至于老年胃癌的手术决策问题，张勇报道，胃癌高发年龄在50岁以上，手术目前仍是胃癌治疗的主要手段，胃癌的预后与手术时间、手术彻底程度有关。胃周淋巴结状况也直接影响手术效果和生存质量及时间。

结语

本文从一个侧面简要介绍了老年人部分消化道疾病与其功能改变的关系及中医、西医、中西医结合疗法的相关信息。对其预后和展望，篇幅所限，未予提及，望读者见谅。

第十一节　抑郁症的特点及非药物疗法

摘要　抑郁症是目前对个人、家庭、社会都具有较大危害的一种不可忽视的精神疾病。WHO 估计全世界抑郁症患者有 1.2 亿～2 亿，其中已有 2 000 多万人使用抗抑郁药。现代医学指出，抑郁症是由血清素、多巴胺、去甲肾上腺素、乙酰胆碱和氨基丁酸 5 种神经传导素失调引起脑部化学结构发生改变所致。中医学认为郁怒、思虑、悲哀、忧愁等七情所伤，导致了肝失疏泄、脾失运化、心神失常、阴阳失衡、气血失调。抑郁症有"四高一低"的特点：即高发、高复发、高致残、高负担、就诊率及识别率低。本文重点讨论了饮食疗法、运动疗法、音乐疗法、"移情易性"的精神治疗、品茗解郁清心乐生五种非药物疗法。以期改善抑郁症患者脑部的化学结构，克服抗抑郁药的副作用，从而减轻临床症状。

抑郁症，中医属"郁证"范畴。因为抑郁仅指情绪失衡的现象，只是抑郁症的症状之一，尚不构成病症。抑郁症药物治疗有一定副作用，且停药后又易复发。本文在简要回顾其危害性、病因、判定、药物依赖性的基础上重点讨论非药物疗法，以期提高综合疗效。

1. 抑郁症的危害性

21 世纪初，WHO 估计全世界抑郁症患者有 1.2 亿～2 亿。其中已有 2 000 多万人使用抗忧郁药。在美国，抑郁症的终身患病率是 17.1%，澳大利亚为 6.1%，在中国，抑郁症的患病率虽比上述要低，但为数亦不少。

笔者所诊治的抑郁症患者中，部分患者腕关节处有（或左或右）自残留下的伤痕，且女性较多，就诊时她们常常用几条手链或用长袖掩之。

由于抑郁症具有失眠、思想混沌，甚至有暴力倾向（通常是自残）等临床特征，故对个人、家庭、社会都具有较大的危害性。《法制周报》2006 年 4 月 3 日还有相关的报道。笔者曾接诊过一位年轻的笔译翻译，通晓 4 国文字。经过她的翻译，曾破获多起重大案件。但她却因此担心罪犯知晓后报复她，忧郁成疾，终日惶恐不安，通宵达旦不能入睡。加之食欲不振，1.7 米左右的个头，体重不足 50 千克，枯瘦如柴。

2. 抑郁症的病因

现代医学认为，抑郁症是由于下列 5 种神经传导素失调引起的脑部化学结构发生改变所致。即血清素、多巴胺、去甲肾上腺素、乙酰胆碱和氨基丁酸。尤其是血清素、去甲肾上腺素、多巴胺。其诱因包括：遗传基因、家庭不良影响、承受外界太大的压力或受到创伤。中医则认为，心主神明。主张"四季调神""恬淡虚无""精神内守"。

"志闲而少欲"（物我两忘，是非一贯）。"阴平阳秘，精神乃治（《黄帝内经》）"。"气血冲和，万病不生，一有拂郁，诸病生焉。故人身诸病，多生于郁（《丹溪心法》）"。丹溪谓："五气之郁，因病而郁；情志之郁，因郁而病（《景岳全书》）"。简言之，中医认为，抑郁症系郁怒、思虑、悲哀、忧愁等七情所伤，导致了肝失疏泄、脾失运化、心神失常、阴阳失衡、气血失调。

3. 抑郁症的判定

《美国医药学学会百科全书》将"抑郁"定义为"感到难过、无望、悲观，觉得人生没有什么意思，加上情绪低落。"

抑郁症患者，不仅内在心理黯淡无光，就诊时往往郁郁寡欢，更具有极度的哀伤和焦虑、绝望、内疚、自闭、失眠、没有胃口和性欲等特征。发病年龄多在 21 ～ 50 岁，平均年龄为 40 岁，男女之比为 1 ：2。

抑郁症有"四高一低"的特点：即高发、高复发、高致残、高负担、就诊率及识别率低。一般分内因性、器质性、高负担、症状性、反应性五型。亦有学者将其分为饱和型抑郁症和奋发性抑郁症。

4. 抑郁症的药物治疗及依赖性

抑郁症的中医治疗方面，汉代张仲景《金匮要略》则有专论，妇人为多。如"妇人脏躁，悲伤欲哭，有如非己所作，数欠伸"的"脏躁症"；"百脉一宗，悉至其病……有如神识之疾，而身形如和"的"百合病"；妇人痰气郁结所致的"妇人咽中如炙脔"的"梅核气"等，并有专方论治。

现代医学，药用百忧解、帕罗西汀、左洛复、氟忧沙明、西酞普兰、文拉法新等抗抑郁，效果确切。但这些药物不仅副作用大，且通常无法治本。停止用药后复发率较高。

5. 提倡抑郁症的非药物治疗

由于抑郁症是多因素引起的脑部化学结构发生改变所致，中医认为与"七情"有关。有必要探索改善神经传导素的一些非药物性的、综合的行为疗法。兹介绍如下。

1）饮食疗法

美国麻省理工学院的科学家佛斯东博士研究表明，脑部化学结构和功能会受食物影响。食取适当富含糖类的食物，能使血清素显著提高。使人感到身心健康、注意力集中、自信、轻松。如：全谷类食物：糙米、燕麦、大麦、玉米、小米；根类蔬菜：马铃薯、地瓜、南瓜、芋头、胡萝卜、洋葱、甘蓝、芹菜、莲藕、红色小萝卜、白色长形大萝卜等。高蛋白食物：鱼肉、鸡肉（因鸡皮含脂肪最多故避免吃鸡皮）、鸡蛋等，则能提高多巴胺和去甲肾上腺素。

2）运动疗法

有研究指出，开展一些放松的有氧运动，有助于大幅提高血清素，轻微增加多巴胺和去甲肾上腺素调节情志，改善抑郁症。置身大自然或林间漫步，或公园练功，可分享山川、溪流清新的空气及安详与宁静；或沐浴朝阳，迎着海风，聆听海啸的旋律；在海水细沙的轻吻中，远遥海边的天际，"上下天光，一碧万顷，"何等惬意！这种大自然的美的享受，自然会令人"心旷神怡，宠辱皆忘"，改善脑部的化学结构，减轻忧郁之感。

笔者在港工作 15 年，常年坚持晨运，登九龙半岛的京仕柏山，开展有氧运动。也常向抑郁症患者介绍一些轻松的运动疗法。诸如《站式八段锦》《坐式八段锦》。其中"摇头摆尾去心火""叩齿集神""叉手按顶"等，促"阴平阳秘"，使"精神乃治"。

此外，跑步、瑜伽、书法、打麻将（香港《翡翠台》2006 年 4 月 11 日晚对麻将有益于抑郁症和阿尔茨海默病的康复进行了专题报道）参加体现自身价值的社会服务等活动均有助于减轻抑郁症。

3）音乐疗法

中国古代十大名曲：《高山流水》《广陵散》《平沙落雁》《梅花三弄》《十面埋伏》《夕阳箫鼓》《渔樵问答》《胡笳十八拍》《汉宫秋月》《阳春白雪》，均有深厚的中国文化底蕴，"天人合一"的文化精神。诸如含天地之浩远、山水之灵韵的绝妙古乐《高山流水》及伯牙钟子期的千年知音佳话，忧郁者闻之、思之，自然能激起共鸣，荡起心中的涟漪，"物我两忘"！

如若在悠扬的乐曲声中，徜徉于一些中外名曲的海洋，则更有一番超然脱俗的感觉，何郁之有？！

4）移情治疗

健康人都难免情绪波动，因"七情"所致之抑郁症患者则更难免。但是，只要动之以情，进行精神治疗，处置得当，亦可立竿见影。古代医家便有类似的"动情移情""移情易性""不药而治"的有趣个案。兹举二例。

（1）朱丹溪以喜胜忧

元朝有一秀才，婚后不久，其妻暴亡，悲痛欲绝。终日哭泣，忧郁成疾，多方治疗，毫无效果，转求朱丹溪。

丹溪诊之曰："你有喜脉，看样子恐怕有数月了。"秀才听罢，闻当代名医如此荒谬之话，不禁哈哈大笑！一阵大笑之后责之朱："世界上还没有见你这样看病的，简直是胡说八道。"丹溪笑不语。以后每当想起、谈及此事，这位秀才总是大笑不止。就这样，在一次又一次的大笑中，秀才的抑郁症神奇般地痊愈了。

后来秀才去拜谢朱丹溪，并询问缘由。丹溪说："当时我是故意说你有了喜，让你经常笑一笑，使你精神愉快、乐观，日子久了，你的病自然不治而愈。"

（2）韩世良以怒胜思

《类经》中有一则医案。一妇人早年丧夫，立志守节，与小女儿相依为命。不料女儿成人后远嫁他乡，母亲积郁成疾而亡。女儿思母心切，每每茶饭不思，从此重病缠身，郁郁寡欢，诸药不应。最后请来了名医韩世良。韩心生一计，对其丈夫说："此病不妨，你只需如此这般。"当然，这是一个善意的谎言。

丈夫乃照韩世良的吩咐买通了一个巫婆。巫婆焚香礼拜，替她招来母亲的"亡灵"。该女大惊，上前痛哭。那"亡灵"不但不感动，反而斥责道"你还哭，都是因为你命大克我，害我早死，我在九泉之下也不饶你！实话告诉你，你的病就是我弄的，我生前与你是母女，如今与你是仇人！"那女儿听后十分恼怒，说："我天天想你，念你，岂料你如此害我，真是岂有此理！此后不能再思念你了！"说罢，命人把巫婆赶了出去。从此即打消了思念母亲的念头，疾病很快就康复了。

上述故事。犹如杜牧的唐诗："朵朵精神叶叶柔，雨晴香拂醉人头。"提示我们，精神疗法，心理治疗。往往事半功倍，胜于药疗，不可小觑。

5）品茗解郁

品茗怡情，清心除烦，淡雅清香，余味无穷。

中国茶文化富含淡泊以明志的人文精神。"品"字三个口。品茶，细细琢磨，即品味人生。茶在自然中，它是朋友，不是严师。走进它，可以相濡以沫；走出它，也可以相忘于江湖。茶，未出山时，默默无闻地守在峰峦之中；一旦出山，上得厅堂，下得厨房，亲和无私，彻底奉献。历史上，北宋苏东坡官场失意一贬再贬，最终流放三年，贬到了当时那种万里蛮荒的中国南疆海南岛的天涯海角。身处逆境，以茶为友，品茶忍性，毫不颓废！他还主张人有小病，只需饮茶，"何须魏帝一丸药，且尽卢仝七碗茶"。

《香草爱情》道："目视于茶，看它小小的薄薄地躺在杯底。舒展则落落君子；卷缩则山中隐士；弯曲则新月一钩；八叉则大刀阔斧。"千姿百态，万种风情。但最终在旋转、沉浮、若即若离、若歌若舞、含苞欲放、绿袖缭绕……之后，由浓变淡，趋于平淡、娴雅、稳重、自然、质朴、收敛、直至温和与苍老。茶对于人类，只有奉献，不为收获，而人世间，还有得有失。研习茶文化，作为茶人，忧郁之心亦感慰藉。

从药效而言，茶叶具有提神、明目、清心、消食、防癌、减肥之功。可抑菌、防衰老、防止血管硬化、降血脂和胆固醇。中唐时期的著名诗人卢仝的《走笔谢孟谏议慧寄新茶》，即七碗茶诗可谓千古流芳，他也因在茶文化圈中被称为亚圣。

茶淡清心，静弃荣辱。无论从心理、还是药理而言，品茗，它都是一种高雅的静心之法。

当然，品茗，尚需讲究茶法、茶艺、茶技。例如自古就有"唐煮宋点明冲泡"之说。清心，宜凉开水浸泡，绿茶为宜。

（本文于 2006 年 5 月 26 日在山东济宁国际学术会议大会上交流，载入《华夏医药》2006 年第三期）

第十二节　中西医结合治疗肥胖病的研究进展

肥胖病俗称"胖子"，戏称为"富态"。其实，"富态"的背后隐藏着"灾难"。它与艾滋病、毒麻药瘾和酒精成瘾并列为世界四大医学社会问题。它是人类健康长寿的大敌，也是令医务工作者棘手、肥胖者烦恼的问题。

一、肥胖病的流行病学

二战以后至今，由于科学的飞速发展，物质生活条件的改善和饮食结构的不尽合理，肥胖病在发达国家及发展中国家像瘟疫一样蔓延开来，发病率逐年攀升。世界卫生组织指出，全球超过十亿人过重，其中至少三亿人是肥胖。

据报道，美国有超过 60% 成年人和 13% 儿童属于过重或肥胖。笔者作为成都市传统医药卫生考察团成员 2002 年 1 月应邀访美期间，在洛杉矶遇见一位体型奇特的肥胖症妇女，其身体高度与胸廓的宽度几乎相差无几，行走时需左右一人扶臂前行，十分艰难。

肥胖患者大量增加。据"世界体重监察会"调查，德国人口 6140 万，超重者占 50% 以上。墨西哥占 44% 的人臃肥。瑞士、澳洲都在 40% 以上。

在中国，有数字表明，1982 至 1992 年的 10 年间的肥胖人口，城镇由 9.7% 跃升至 14.9%；农村，由 6.8% 跃升至 8.4%，目前比例会更高。

香港的一份调查发现，本地人口中有 32.6% 的男士和 26.7% 的女士属于过重，5.4% 的男士和 7.0% 的女士属于肥胖。卫生署学童保健服务的统计数字，2001—2002 年度，学年大约有 14% 的小学生和 12% 的中学生属于肥胖。

过重的年轻人，在成年后继续过重和肥胖的机会是 70%。

世界卫生组织肥胖问题特别小组负责人菲利詹姆斯博士指出，胖子人数正在以每 5 年一倍的速度增加。由此推断，21 世纪，肥胖病将成为世界医学的重要疾病。

二、肥胖及肥胖病的诊断

肥胖系指构成身体的成分之中，脂肪蓄积过度的病理状态。是指热量多于身体消耗量以脂肪形式储存于体内，从而使体重增加至超过标准体重 20% 以上者。目前检测肥胖的方法有以下几种：

（1）测标准体重：

计算公式：男性成人体重（千克）= 身长（厘米）–100–（身长 –150）/4

女性成人体重（千克）= 身长（厘米）–100–（身长 –150）/2

（2）测 BMI 指数：

体重指数 = 体重（千克）/ 身高^2（米）

体重过轻：BMI<18.5。

标准体重：BMI 18.5 ～ 24.9。

超重：BMI 25 ～ 29.9。

肥胖：30 及以上。

上述数据虽然是诊断的依据，但具体病例还得看病人的具体情况，有的人天生骨粗肌壮，虽超过标准，但不一定属于肥胖病。

（3）测腰围辨肥胖

英国格拉斯哥大学和荷兰研究人员的一项联合研究证实，腰围其实比体重更能反映出一个人的健康状况。

小腰围组：男子腰围 <94（厘米），女子 <80（厘米）。

中腰围组：男子是 94 ～ 102，女子为 80 ～ 88；

大腰围组：男子腰围 >102，女子 >88。

小腰围组和中腰围组一般的健康状况都比较好，大腰围组中高血脂和高血压病患者比例比中小腰围组高出 2~4 倍，糖尿病患者比例高出 4.3 倍，心脏病患者多出 3.5 倍。

（4）测皮脂厚度：

对于局部脂肪堆积过多者，如"大肚子"，虽体重指数未超过标准体重 20% 以上，也可称之为"腹型肥胖"。目前美国、日本等国，也根据皮脂厚度和脂肪组织在总体重中所占比例来判断肥胖的程度。但这些检测方法比较麻烦。

三、肥胖病的危害性

20 世纪大量研究表明，肥胖对人体危害甚大。体内脂肪过剩能引起代谢紊乱。

腹部脂肪过多的中心型肥胖，可引起高胰岛素血症和胰岛素抵抗，从而引发高血压、冠心病、糖耐量减低、糖尿病、高甘油三酯血症、高密度脂蛋白胆固醇低下、高尿酸血症、动脉粥样硬化等。

非中心型肥胖患者，这类疾病发病率也较高。美国由于肥胖患者高达人群的 55%，因此它也是世界上心血管疾病患病率最高的国家之一。体内脂肪过剩还能引起内分泌紊乱，免疫功能下降及血液流变学异常，促发脑梗死、脑出血、心肌梗死、呼吸道疾病、胆石症、脂肪肝、变应性关节炎、下肢静脉曲张、妇女闭经、不孕等。

体重超重的男性，患直肠癌、结肠癌、前列腺癌的死亡率比正常体重者高。

在相同条件下体重超过 30% 者，其死亡率比正常体重者增加 50% 以上。在百岁以上长寿老人中，体质肥胖者低于1%，因此，治愈肥胖和控制肥胖的发展，对于保护社会生产力，减少多种疾病的发生，提高生活质量具有极其重要的意义。

四、肥胖病的病因及相关学说

引起肥胖的病因是相当复杂的。主要原因如下：

1）遗传与环境因素

肥胖病常具有家庭遗传倾向，大约有1/3的人与父母肥胖有关。调查表明，如父母均胖，子女肥胖发生率高达78%，父母一方肥胖，其子女肥胖占40%～45%，父母均正常，子女肥胖发生率占10%。由此产生了遗传学说。

2）物质代谢与内分泌的改变

肥胖的物质代谢异常，主要是碳水化合物的代谢、糖代谢、脂肪代谢异常。

内分泌功能的改变主要是胰岛素、肾上腺皮质激素、生长素等代谢的异常。

高胰岛素血症，能够使人们过多地增加饮食量，使肝脏及脂肪组织中脂肪合成加快，促进血液中的脂肪沉积于脂肪组织中，同时抑制脂肪组织中的脂肪分解，增强脂肪蓄积作用是其主要原因。

糖皮质激素使四肢脂肪组织分解增加，而腹、面、两肩及背部脂肪合成反而增加，这就是人们所说的"向心性肥胖"——库欣（Cushing）综合征。

糖皮质激素还能使肾上腺皮质功能不全的人发生排水障碍，出现水中毒。肥胖病人的多毛、闭经、与肾上腺皮质激素的分泌有联系。从而产生了高胰岛素学说。

3）能量的摄入过多，消耗减少

能量的摄入过多主要表现在食欲亢进，消耗的减少是活动减少及摄入与排出的不平衡。肥胖的成因主要是过剩能量引起的。从而产生了过食学说。少次多餐与多次少餐相比，前者更易引起肥胖。从而产生了进食次数学说。

4）脂肪细胞数目的增多与肥大

脂肪细胞的增殖，包括肥大型和增殖型两个方面。前者是指脂肪细胞内不断蓄积脂肪而使脂肪细胞体积增大性增殖，主要发生在成人。后者是蓄积脂肪的数量增多，多见于婴幼儿童的肥胖。从婴幼儿开始肥胖者，至成人后，多表现为增重与肥大混合型。这种情况比较容易产生重症肥胖症。由此产生了脂肪增殖学说。

5）神经精神因素

表现为对某种食物的强烈食欲，以及人们通过视觉、嗅觉和人为的吞食比赛的刺激反射地引起食欲，食量倍增。某些精神病人表现的食欲亢进症，在日常生活及工作中，感到压力过大，往往借助大吃大喝来平衡情绪，长期维持该状态，导致身体发胖。

6）生活及饮食习惯

欧洲人过多的食肉和奶油；游牧民族的大量食肉；非洲人的"蹲肥"；南非人的过多食糖饮食等等。

7）消耗减少 能量过多储存

能量过多储存，造成肥胖。运动不足，不仅在于减少了能量的消耗，也使机体变成了能量易在体内储藏的代谢状态。从而产生了运动不足学说。

8）其他因素

性别不同、年龄差异、环境因素、吸烟、饮酒等。

然而，导致肥胖的产生都是几种因素综合的结果。因此，在临床治疗时，大多宜采取综合性治疗方案，效果更佳。任何一种治疗方法和治疗药物，其减肥的有效率是不可能太高的。

在诸多因素中，主要应该强调进食次数的不正确——过食及运动不足为其主要原因。关于这两个成因，要从生理、生化上完全解释肥胖形成的原因，尽管显得有些说理不足，但在临床实际施治中，却可找到可能的治疗对策。

五、中医对肥胖病的认识

中医对肥胖早有认识。

《灵枢·卫气失常》把肥胖病患者分为"脂人""膏人""肉人"等三种类型。它是中医对肥胖病的最早分型。"肥贵人，则膏粱之疾也……其民华食而脂肥""䐃肉坚，皮满者，脂""䐃肉不坚，皮缓者，膏""膏者，多气而皮纵缓，故能纵腹垂腴""皮肉不相离者肉""肉者，其身容大""肉人者，上下容大"，并指出"众人奈何……众人皮肉脂膏不能相加也，血与气不能相多……故其形不大不小，各自称其身，命曰众人。"乃常人。

汉朝许慎《说文解字》曰："肥：多肉也；胖：半体肉也。"

中医认为肥胖病是指因嗜食肥甘、喜静少动、脾失健运、痰湿脂膏积聚，导致形体发胖超乎常人，并伴困倦乏力等主要表现的形体疾病。

发病主要与饮食、劳逸、体质、遗传、年龄、性别、工作性质、精神情志及地域等因素有关。《素问·示从容论》指出肥胖病的病机是"肝虚、肾虚、脾虚，令人体重烦冤"。

肥胖病为虚实夹杂、本虚标实证。

实者，主责之痰，所谓"肥人多痰""肥人多湿""肥人多瘀"是其邪实的一面。

虚者，主责之脾。根本原因在于气虚，阳气不足，病位在脾。

素体阳虚，气化失职，脏腑功能失调，疏泄乏力，气机瘀滞，脂浊痰湿堆积体内而致肥胖。肝肾阴虚，火热内生，肝失疏泄，肾失开合，脂浊痰湿，停积体内，与痰火胶结，发为肥胖。老年人阳气亏虚，不能气化，而造成脂浊痰湿蓄积，形体发胖而身重。

气机不利，血行不畅，脂膏不能被正常利用和排泄，使脂浊痰湿日积渐多，发为肥胖病。

根据肥胖病常见临床症状，中医仍然强调辨证论治。一般将其分为脾虚湿盛、胃湿热阻、肝郁气滞、痰湿内盛、气滞血瘀、脾肾阳虚及阴虚内热 7 型。此种分类方法基本与肥胖病的病因病机相适应。

中医治疗肥胖病选择针灸、按摩、医疗气功、药物和药膳、饮食疗法等综合疗法，具有安全、有效、不易反弹和无毒副作用等特点。

六、与肥胖病的其他相关问题

1. 血糖与肥胖病

血液中所含的糖主要是葡萄糖，简称血糖。在神经和内分泌等体液因素调节下，使血糖的来源和去路维持一种动态平衡。在肥胖者中，糖尿病的发病率比正常人高近一倍，且这些病人多属非胰岛素依赖型，大多只要体征降到正常，糖尿病情况也就缓解了。因此说，并非糖尿病患者都有"三多一少"（多饮、多食、多尿、消瘦）。

2. 肥胖病的血液流变学

肥胖人的全血黏度、血浆黏度、红细胞电泳、血沉、血小板聚集率、纤维蛋白原均明显升高。

了解和追查血液流变学的特征，在于通过降低血液黏度，稀释血液，使用降低纤维蛋白原的药物，降低红细胞和血小板的聚集性，对抗血纤维蛋白的形成，能够尽早地预防脑卒中、冠心病、糖尿病等严重并发症的发生。

3. 肥胖人的甲皱微循环

观察病人的血甲皱微循环情况，更科学而精确地判断要用微循环显微镜来观察。

单纯性肥胖患者左右无名指甲绉微循环变化有明显的异常。

更多肥胖人的甲皱微循环变化是与肥胖人的相关疾病有着密切的关系。

彼得等人研究发现：肥胖合并高血脂可进一步加重微循环的变化。

马绍尔等也发现肥胖合并高血压，可见甲皱微循环管襻顶瘀血明显增多。

还有人在研究糖尿病时，观察到肥胖合并糖尿病者甲皱微循环改变更为明显。

肥胖人的甲绉微循环变化，在某种程度上是某些疾病早中期的危险信号。故积极治疗肥胖对于防止产生并发症是很有意义的。

4. 肥胖与免疫

肥胖人表面看来很壮实，而实际上是"徒有其表"。胖人易患感冒，却不易很快好转；肥胖人运动后会气喘吁吁；肥胖人皮下常起疙瘩。这些都表明肥胖人的防御系统出了问题，免疫功能低下。

5. 肥胖与职业关系

能量消耗少，工作规律化，从事室内工作的人多有肥胖倾向，如教师、炊事员、行政工作人员和一些特殊职业的工人。经过调查发现许多整天坐着工作的人，大多数人腹部都有些肥胖。

长期坐办公室的人，约有 80% 的人有轻、中度肥胖。调查研究发现，脑力劳动者的肥胖发生率高于体力劳动者，城市居民中的肥胖发生率高于农村。

七、肥胖病的相关检查

肥胖应当减肥，但肥胖也不能盲目减肥。关键是弄清楚是属于何种肥胖。故必要时，一些肥胖病人应做一些必要检查。

测量身高，称量体重是肥胖人减肥治疗最基本的检查。

查空腹或餐后胰岛素能识别肥胖症（病）的特征。

空腹血糖、餐后血糖、糖耐量试验能了解肥胖与糖尿病的关系。

有关的血脂化验能了解肥胖人是否合并高脂血症。

甘油三酯的检查，配合 B 超能发现有关肥胖与脂肪肝的内在关系。

肾功能的检查会帮助医生发现柯兴氏综合征以及垂体肿瘤。

生长激素的检查可看出减肥有否效果。

性激素的检查则是观察雌雄激素作用部位与肥胖关系的好办法，并有利于确定减肥方案。

此外，也别忽视体温、脉搏、呼吸、血压、基础代谢率的改变。

八、单纯性肥胖病的疗效标准

（1）治疗目的

从医学的角度而言，肥胖病的治疗是要达到预期的目的。

从社会学的角度而言，减肥的目的在于减少物质资源的浪费，减少社会经济的一些不必要开支，改善人民的健康状况。

从营养学的角度来说，减肥的目的在于调整饮食结构，合理地吸收各种营养素，保证人的体质状态良好。

从行为科学角度来说，减肥在于改掉不良的摄食习惯，纠正错误的认识，维持饮食行为的日常行为。

（2）疗效标准

医学对于肥胖治疗所期望的是，治愈轻度肥胖，控制中度肥胖，减少重度肥胖及合并症。

1989 年 11 月第二次全国中西医结合肥胖症学术会议制定了单纯型肥胖症的疗效标准。

（1）一个疗程为 3 个月，疗程结束时，体重下降 3 千克以上为有效，或脂肪百分率下降 5% 为有效。

（2）一个疗程结束时，体重下降 1%、脂肪百分率下降 5% 以上或体重下降 5 千克以上为显效。

（3）一个疗程结束时，体重下降已达标准体重或超重范围内，称为近期临床痊愈。

（4）随访一年以上，维持原有疗效为远期疗效。疗程计算：3 个月为一疗程，每隔一个月可停药一周，疗程结束无效者为无效。

九、肥胖病的综合防治

预防肥胖的主要方法是控制饮食量，强调各种饮食成分的平衡，防止过多的脂肪和糖类摄入，改变不良的饮食习惯，加强体育锻炼等。若以上方法难以取得令人满意的效果，则要考虑综合治疗。

减肥综合治疗，首先要强调运动疗法，食物疗法和行为矫正疗法。对于药物，则认为"只代表总体处理和一小部分，服用时都有一定的副作用"。

中医主要减肥方法有：

（1）饮食替代疗法，减肥酥、减肥饼干、南瓜粉等。

（2）减肥茶剂，如减肥茶、降脂袋泡剂等。

（3）减肥药物，多采用专方专药与辨证论治相结合的方法。

辨证论治方面，江幼李 1985 年在北京中医学院（现北京中医药大学）学报上曾提出治疗肥胖病的八个原则：

化湿：用于脾虚湿聚之证，代表方为二术四苓汤、泽泻汤、防己黄芪汤。

祛痰：用于痰浊内停证，轻者用二陈汤、三子养亲汤、重者用控痰汤。

利水：微利用五皮饮，导水用茯苓汤、小分消饮，逐水用舟车丸、十枣汤。

通腑：用小承气汤、调胃承气汤或单味大黄长期服用。

消导：用三消饮、保和丸。

疏肝利胆：用温胆汤、疏肝饮、消胀散。

健脾：用五味异功散、枳术丸、五苓散、参苓白术散。

温阳：用济生肾气丸、甘草附子汤、苓桂术甘汤。

单味降脂减肥常用中药较多。诸如山楂、泽泻、丹参、大黄、决明子、何首乌、甘草、茯苓、柴胡、芍药、川芎、白术、黄芪、菊花、茵陈、当归、葛根、荷叶、桑寄生、桃仁、生地、党参、姜黄、虎杖、红花、三七、蒲黄、瓜蒌、茶树根、乌梅、地骨皮、槐花、虫草、黄精、女贞子、益母草、桑叶、青陈皮、枳壳、枳实、郁金、杜仲、珍珠母、仙人掌、绞股蓝、银杏及叶、郁李仁、黄芩、黄连、胡黄连、银柴胡、金银花等。

在降脂中药中，山楂、荷叶、菊花、枸杞、大蒜、海带、鱼油、马齿苋等既是药品，也是食品。

（4）耳穴压贴和体穴针灸、芒针、激光疗法。

针灸通过刺激人体局部穴位，调节人体整体机能来治疗肥胖病。现代研究认为针灸可通过神经、激素、细胞调节的影响，多环节调整肥胖机体能量代谢以及糖、脂肪代谢的失衡状态，逆转代谢异常，减少能量摄入，增加能量消耗，最终实现减肥效应。针灸治疗肥胖效应良好，它对患者血糖、总胆固醇、甘油三酯、低密度脂蛋白、高密度脂蛋白等指标改善明显。

（5）按摩疗法。

（6）药物外治疗法。

（7）减肥仪器。

以上药物和非药物疗法，对控制中国肥胖病的发展，起到了重要作用。

十、肥胖病防治对策及展望

回顾 20 世纪的肥胖病防治，国内外成绩巨大，困难、问题和机遇并存。当前存在的主要问题为：

（1）从医学角度看，肥胖作为一种文明病，虽然有遗传因素，但主要的是营养条件改善。随着科学技术在 21 世纪的进步，这种疾病是否能够控制？世纪是否会成为胖子的世界？

（2）从病人的角度来看，不少人没有将肥胖看作是疾病，有的只以瘦为美而减肥，减肥后的反弹常使其失去信心，对肥胖防治的长期和终身性认识不足。

（3）从市场的角度来看，减肥产品是以营利为目的，存在宣传不当和误导等许多问题，许多减肥食品有不同程度的不良反应，而大部分减肥食品广告对此均无说明。

针对 20 世纪肥胖病防治存在的问题，一些专家提出 21 世纪应采取如下对策：

（1）各级政府部门，对肥胖应引起足够重视，加强对肥胖病防治和科研的人力、物力、财力投入，加强各种媒体的正确宣传教育和引导，强调减肥是医疗行为，是综合性措施和终身措施。

（2）将肥胖病纳入重大疾病防治范围，允许肥胖治疗药物纳入保险范围，以提高人民体质和健康水平。

（3）将肥胖防治作为初级卫生保健，纳入社区医疗管理中去。特别应加强城市社区医疗保健网络对肥胖病防治的培训和指导，进行全民教育，针对肥胖儿童、青年、中老年、男性、女性、产后、更年期等不同人群采取不同措施，以降低肥胖病的发生率。

（4）建立示范性的肥胖研究中心，建立全国性肥胖病研究网络，加强肥胖的基础和临床研究，加强肥胖研究的国际交流与合作，充分发挥我国中医药和中西医结合优势，促进肥胖研究和治疗水平的提高。

（5）整顿、规范和完善减肥食品和减肥市场，开发更具优势的减肥食品、茶剂和药物，将减肥产品推向世界，逐步占领国际减肥市场，造福于中国和世界肥胖病患者。

（6）通过国内外防治肥胖病专业人员和非专业人员的不懈努力，在本世纪内，肥胖病的研究和防治必将再上一个新台阶。

（2006年8月在哈尔滨中国中西医结合学会第十八次全国消化系统疾病学术会议及2007年在香港东华三院王定一中西医药治疗研讨会上交流）

第十三节　医学与文学嫁接的奇葩——试从《本草纲目》《红楼梦》《西游记》浅析医学与文学的关系

摘要　本文从《本草纲目》《红楼梦》《西游记》三部惊世之作，立足于身心健康、浅析了医学与文学具有一种深厚的亲缘关系，二者互补，流芳溢彩。

关键词　医学　文学　亲缘

医学，是民族繁衍，赖以休养生息之高术；文学，是陶冶情操，丰富精神生活之食粮。

《庄子·知北游》谓："人生天地之间，若白驹之过隙，忽然而已。"要生活得健康、充实、富有诗意，医学与文学将会伴其度过短暂而美好的一生。

笔者年少时，喜欢《西游记》；学医时，接触《本草纲目》；再后来，翻阅《红楼梦》。深感具有五千年历史的泱泱大国创造了灿烂的民族文化，名人辈出，灿若星辰，在医学与文学史上也留下了座座丰碑。李时珍与《本草纲目》、曹雪芹与《红楼梦》、吴承恩与《西游记》就是群星之一。且医学与文学亦有不谋而合，交相辉映之处。

根于生活 医学大家借妙笔生辉

明代李时珍（1518—1593），是我国伟大的医学家，三次考举不第，仅敕封为文林郎蓬溪知县。他用毕生精力从事中药研究，"遍询土俗，远穷僻壤""访采四方"，完成了《本草纲目》巨著。该书"始于嘉庆壬子，终于万历戊寅，稿凡三易"。

全书五十二卷，二十六部，各部分类，"标名为纲，列事为目"，共十六纲，六十类。引据古今医家书目自陶宏景以下唐宋诸本草三百六十家。引用古今经史、百家书目五百九十一家。采集诸家药品一千八百九十二种，附方一千余个，集药物学、植物学、动物学之大成。十七世纪末传到国外，在中国及世界科技史上写下了不朽的篇章。特别是作为一部医学著作，《本草纲目》借鉴古今经史百家之多，也许旷世无双。诸如《易经》《诗经》《尔雅》《尚书》《春秋左传》《孔子家语》《周礼》《吕氏春秋》《战国策》《史记》《汉书》《三国志》《欧阳修唐书》《山海经》《嵩山记》《梦溪笔谈》《楚辞》《司马光名苑》《五代史》《宋史》《辽史》《野史》《蜀地志》《吐纳经》《文苑英华》《翰墨全书》《三苏文集》《刘禹锡集》《杨升庵集》《古今诗话》《精囊诗对》等林林总总，目不暇接。

《本草纲目》第十七卷，论草类中药蚤休（又名螯休、重楼、七叶一枝花），既注明蚤休药名的由来，系"虫蛇之毒得此治之即休，故有蚤休、螯休诸名"，在论其解毒之功时又载入民谚一首："七叶一枝花，深山是我家。痈疽如遇者，一似手拈拿"，形象、深刻。

第三十卷介绍枇杷时，言"其叶形似琵琶故名"。同时引用杨万里诗："大叶耸长耳，一梢堪满盘。荔枝分与核，金橘却无酸"，恰如其分，犹如一幅美丽画卷。

为说明樱桃甘、热，宜慎用，不惜笔墨，既引用了金代张子和《儒门事亲》一书中的病案，又有感而发，借用邵尧夫和王维的诗句。案云："武水一富家有二子，好食紫樱，每日啖一二升。半月后长者发肺痿（相当于肺不张），幼者发肺痈（相当于肺脓疡等），相继而死。"李氏慨叹："邵尧夫诗云：'爽口物多终作疾'，真格言也"，并引王维诗："饱食不须愁内热，大官还有蔗浆寒。盖谓寒物同食尤可解其热也。"文采飞扬，读来朗朗上口。

再如《本草纲目》虫部目录代生类中言青蒿囊虫可治小儿急、慢惊风，"用虫捣和朱砂、汞粉，五分丸，粟粒大，一岁一丸，乳汁服"。为强调效用，引用了《保婴集》诗："一半朱砂一半雪，其功只在青蒿节；任教死去也还魂，服时需用生人血（指乳汁，精血所生）。"笔者年少时，读及此处，突发奇想：果如此神验，若能采集到青蒿囊虫，对时年缺医少药的偏远山村的新生儿破伤风不妨一治，不是一件善事吗？！有鉴于此，任赤脚医生时，上级医院组织上山采药。我特意留心青山老林中的青蒿！虽在密林中寻着了几处老青蒿，却未发现其关节处有囊虫！此药难得，相信明代李时珍的报道是真实的。

《本草纲目》洋洋洒洒，博采三教九流、诸子百家之说，犹如一部百科全书。为颂扬这位伟大的医药学大家，电视剧《李时珍》被搬上了银幕。

源于生活　文学巨匠假绿叶添彩

"不废江河万古流。"同医学一样，真正的文学作品和伟大的文学家，其根和生命力同样来源于亿万人民，来源于大千世界。鲜花借助绿叶陪衬，更加夺目，光照千秋。文学借助于医学使它更接近生活、贴近读者，《红楼梦》《西游记》便是如此。

曹雪芹，尽管贫病交加，衣食常缺，终身难得皇帝赏识，但他坚韧不拔，伏案挥毫，一部伟大的文学巨著《红楼梦》却为他树立了一座不朽的丰碑。人情冷暖，世态炎凉，其好友鄂比曾赠给曹雪芹一副对联："远富近贫以礼相交天下少；疏亲慢友因财而散世间多。" 曹雪芹颇为世人敬仰，人们对红学的研究经久不衰。笔者1995年出差之际，赴北京香山参观了《曹雪芹纪念馆》，颇有感触。自然联想到了刘禹锡的《陋室铭》。电视连续剧《红楼梦》更增强了其知名度。

有学者统计，《红楼梦》中涉及疾病、医药保健与治疗知识的描写共二百九十一处，五万多字，占全书的十八分之一。共使用各种医学术语一百六十一条，描述各种疾病一百一十四种，方剂四十五个，药物一百二十七种，完整和较完整病案十三个。古今中外，一部小说涉及如此浩瀚的医学知识，实属罕见。

《红楼梦》中脉、因、证、治，论述精当，丝丝入扣，犹如出自名医手笔。如第十四回《金寡妇贪利权受辱 张太医论病细穷源》中谈到贾珍儿媳、贾蓉之妻秦氏病。张太医诊脉"左寸沉数，左关沉伏；右寸细而无神，右关需（濡）而无力。"分析道："其左寸沉数者，乃心气虚而生火，左关沉伏者，乃肝家气滞血亏。右寸细而无力者，乃肺经气分太虚。右关需（濡？）而无神者，乃脾土被肝木克制。"进而脉证合参，"心气虚而生火者，应见经期不调，夜间不寐；肝家血亏气滞者，必然胁下疼胀，月信过期，心中发热；肺经气分太虚者，头目不时眩晕，寅卯间必然自汗如坐舟中（子午流注诀："子胆丑肝寅时肺，卯时大肠申时胃"）；脾土被肝木克制者，必然不思饮食，精神倦怠，四肢疲软。"诊断"此病是忧郁伤脾，肝木忒旺，经血所以不能按时而至"的妇科经病，"明显出一个水亏木旺的症（证）候来"。处方是"益气养荣补脾和肝汤"。文学作品中，如此完整的病案，脉涉三部九候；因及木、火、土、金、水、五行生克制化；辨证兼容脏腑辨证、气血津液辨证及八纲辨证等等。理法方药，十分严谨。真可谓："都云作者痴，谁解其中味？！"

又如第七回《送宫花贾琏戏熙凤　赴家宴宝玉会秦钟》中周瑞家的问薛宝钗服药情况，宝钗自述那秃头和尚所给的"海上方"，制作的"冷香丸"一段更是绝妙好辞，此不赘述。

吴承恩，命运嘲弄了他，43 岁才补上一个岁贡生，但其文学巨著《西游记》问世，使这位文学巨匠在中国文学史上大放异彩。影视片、戏剧中《三打白骨精》《西游记》的播演更使其人其书家喻户晓。当代伟人毛泽东的"金猴奋起千钧棒，玉宇澄清万里埃"还引用了《西游记》中的故事。唐僧西天取经，历经八十一难，文中也不乏医学知识的陪衬。

如《西游记》第三十六回中，以药赋诗，颇有谐趣："自从益智登山盟，王不留行送出城；路上相逢三棱子，途中催赞马兜铃；寻坡转涧求荆芥，万岭登山拜茯苓；防己一身如竹沥，茴香何日拜朝廷。"九味中药，一气呵成。深刻的描写，反映了西行的艰辛。2001 年成都开展中医药民间知识竞赛时，笔者曾以此诗命题，指出其中有几味中药。市民争相举手，场面十分活跃。

并驾齐驱　百花争艳让香飘九州

医家、儒士同基，基于华夏、基于民众、基于社会、基于生活。艰难困苦，玉汝于成，同样基于千锤百炼。

医学家李时珍，文学家曹雪芹、吴承恩及其著作均是祖国文化遗产中的瑰宝，从不同的历史角度，不同的形式流芳溢彩。也正是由于他们的千姿百态，异彩纷呈，才形成了如此姹紫嫣红的百花园。

医学与文学互补，自然与社会互根，共同跻身于争奇斗艳、清香四溢的最佳境界，服务于民众，服务于社会，香飘九州。

人们有医学保护身体，有文学愉悦精神，不亦乐乎！

（本文 1995 年于安徽省黄山市召开的首届海峡两岸中医药文献、医古文及中医药文化学术研讨会交流；被收入《中医药文献研究论丛》中医古籍出版社，1996 年 8 月；发表于香港《亚洲医药》杂志 1997 年第 4 期）

第十四节　小儿麻痹（脊髓灰质炎）后遗症

小儿麻痹症是一种急性传染病，系感染时行病毒所致。大多发生于 1～5 岁的小儿。部分患者可发生弛缓性瘫痪，即小儿瘫。本病在出现肢体瘫痪之前，先有发热、食欲减退，或伴呕吐、腹泻、咳嗽、咽红、全身不适等呼吸和消化系症状的急性发作阶段。经过 2～3 天则热退，诸症消失。热退后 1～6 天发热再起，并出现烦躁不安、易出汗、肢体肌肉感觉疼痛等症状，以后逐渐出现部分肢体瘫的体征。瘫痪可发生于身体的任何部分，但以下肢最为常见，其次是上肢，其他如腰、腹、颈、面等部分均可出现。在面部则为口眼歪斜，颈部则左右倾倒，腰部则痿软不能直坐，腹部则当患儿哭闹时可见腹泡，四肢则痿软无力、关节松弛。病情轻者活动受限，重者完全失去活动能力，患部不温，皮肤发白而少血色，肌肉没有弹性，日久则逐渐萎缩，并出现足内翻、外翻、马蹄形脚、仰趾脚、膝后凸等各种畸形。本病西医属脊髓灰质炎病毒所致的急性传染病，中医近代将其划归中风门，清代戴麟郊称之为"软脚瘟"，明代王肯堂《证治准绳》谓："经络为风所闭，四肢痿痹不仁，终为废人"，对健康危害极大。

手法治疗一

1. 面部

［取穴］地仓、颊车、瞳子髎、攒竹。

［手法及操作］取推拿手法自攒竹斜向颊车，然后至地仓，如此往返 5 ～ 6 次，再至瞳子髎，大约 10 分钟，患儿坐位或卧位均可，边推拿边同孩子聊天，以分散注意力，使之有效配合。

2. 颈部及上肢

［取穴］天柱、大椎、肩井、肩髃、天宗、曲池、合谷。

［手法及操作］患儿取坐位。用推法自天柱至大椎、肩井，往返约 3 分钟。再用推摩法施于肩关节前后 3 ～ 5 分钟，然后用推拿法施于肩部三角肌及上臂、肱二头肌、肱三头肌至肘关节，沿前臂到腕关节，约 10 分钟。后捻指关节，最后以搓法结束。

3. 腰部、下肢及腹部

［取穴］腰阳关、肾俞、伏兔、足三里、解溪、承扶、委中、昆仑、环跳、阳陵泉、悬钟、中脘、天枢、丹田。

［手法及操作］患儿先取俯卧位，用推法或滚法从腰部操作向下至尾骶骨，臀部循大腿后侧往下至跟腱，往返约 10 分钟。再取仰卧位，先推患侧腹股沟部，向下循股四头肌经膝部沿小腿外侧向下至足踝部，往返约 15 分钟。再用摩法于腹部中脘、丹田，并用揉法于腹泡处，约 8 分钟，最后用搓法结束。

手法治疗二

1. 面部

［取穴］地仓、颊车、瞳子髎、阳白、攒竹。

［手法及操作］以推为主，自攒竹开始向上推至阳白穴，斜向瞳子髎、颊车穴，如此往返五六次。在每一个穴位上推 2 分钟以上，患儿取坐式或仰卧位均可。

2. 颈及上肢部

［取穴］大椎、肩井、天宗、巨骨、肩髃、臂臑、曲池、合谷。

［手法及操作］推、拿、搓，以推法为主。嘱患儿坐着，操作自大椎穴开始，推向患侧肩关节，再向下至肩胛骨，返回至三角肌部位。凡上述穴位均需多推，由上至下，往返三五次，然后用轻柔的拿法，拿曲池、合谷等穴，最后搓肩部结束。

3. 腰部及下肢

［取穴］腰阳关、肾俞、气冲、伏兔、足三里、解溪、承扶、委中、昆仑、环跳、阳陵泉、绝骨。

［手法及操作］推、滚为主，按、拿、搓、摇为辅。嘱患者俯卧，医者用推法或滚法从腰部进行操作，逐渐向下至尾、骶骨及臀部，往下循股四头肌，经膝部沿胫骨外侧向下至脚背。最后按足三里，拿委中、承山，以搓、摇患肢结束。

针刺取穴

上肢瘫痪：华佗夹脊穴、肩贞、肩髃、曲池、手三里、臑上、小海、合谷、后溪。

下肢瘫痪：环跳、肾俞、承扶、秩边、四强、殷门、委中、血海、足三里、阳陵泉、阴陵泉、三阴交、太溪、太冲。

每次 3～5 穴，得气后穴位注射长效维生素 B_{12} 针 1ml，加兰他敏 0.5ml，每次 3～4 穴，远近穴位兼顾，隔天重复 1 次。

护理及预后

小儿患小儿麻痹症，即脊髓灰质炎后遗症后，根据医家的经验及病情的需要，应在注意饮食和营养的同时，保持室温，尽量避免感冒、泄泻及其他疾病的发生。

根据临床经验，本病预后的程度要看瘫痪的程度、病程的长短及患儿年龄的大小。轻症，短程，年幼，经治疗后仅有轻度的肢体畸形。若病情严重，受损部位大，病程达 1～2 年乃至以上，年龄偏大者，则疗效较差。虽经针灸、推拿或配合药物治疗有所好转，但肢体功能难以恢复正常。

接受推拿治疗需耐心，一般重症要 3～4 个疗程，每一个疗程为 3 个月，治疗宜每天进行。

〔案例〕王某，男，3 岁，家住渠县三汇区汇北公社（现改乡）。因初起发热，咳嗽，渐至下肢痿软，步履蹒跚 4 月，于 1974 年（月份不详）经介绍前来汇西公社医院住院治疗。

小儿初起发热、咳嗽、咽痛、神萎，被生产大队赤脚医生误诊为"感冒"，用阿司匹林等解表清热药汗之，病不解，渐至肢体功能障碍，下肢无力，跛行。

公社医院条件极差，没有正规的住院部。住院者，全是我一人管理的推拿病人，不服药。名曰住院，实际上是仅安排一张病床供住宿。无规范查房，无规范病历，无夜班，无护士，无食堂，家属自己烧锅做饭。我上午上门诊，下午治疗住院病人。收费低廉，每日床位费 0.8 元，针灸推拿治疗费 1 元（笔者当年月薪 30 元）。

经过医患密切合作，给小儿每天一次推拿、针灸（自购麝香制作灸条）及隔日 1 次穴位注射长效维生素 B_1 针，安排两组穴位交替进行。

因发病时间短，小儿下肢功能障碍经两个多月的治疗竟出现奇迹般的好转。

住院期间，每当夕阳西下，夜幕降临，小孩能同一位患帕金森氏综合征的杨大爷，一位患严重肢体静脉曲张、跛行的李老太一行三人，披着晚霞，漫步在医院附近的田间小道上，格外欢快，父母为之十分感激。因其家中三个子女，二女一男，两女儿素来无恙，唯此子多疾，盼收为义子，我本二十多岁的青年，婉言谢绝了，但表态一定精心治疗。其父系石匠，后来给我打造了一对石锁，供我练功。盛情难却，收为纪念品。

第十五节　胃脘痛（胃、十二指肠溃疡，慢性胃炎，胃神经官能症）

胃脘痛俗称胃痛，现统称"胃络痛"，它的范围十分广泛，包括心、肝、脾及胃肠等部位，故前人又称"心胃痛"。胃居心脏之下，肝脾与之左右相邻，肠居其下。其痛的部位介于上腹部、胸骨下、左右肋骨之间、岐骨陷处，俗名"心窝痛"。历代文献虽有胃气痛、心胃痛、肝胃气痛、心脾痛等，名目繁多，但疼痛则一。如《内经》所谓："中脘属胃，隐隐痛者，胃脘痛也。"就健康而言，胃之与脾，互为表里，胃为水谷之海，胃受谷而脾磨之，胃为乾土、阳枢，脾为坤土、阴枢，二气调和，枢转有常。胃病失降，则吞酸，嗳腐，或呕吐，反胃。脾病不升，浊气在下则泄泻或便秘。胃痛大多寒痰食积于中，或情志抑郁于内，故初起易治，久则虽能愈，但若饮食、起居不慎，又难免复发。本病推拿配针灸，往往立竿见影。

一、手法治疗

［取穴］中脘、天枢、关元、足三里、公孙、合谷、内关、脾俞、胃俞。

病人仰卧式，站立或坐于患者右侧，身躯微斜，用右手大拇指先推中脘疏气调中，顺序下行推至气海穴，调摄人之元气，该穴为任脉中穴，除可治腹胀、腹痛、腹泻、痢疾、妇科经病、男子遗精、阳痿等外，还具有祛邪扶正、强身保健之功，久病体虚者更为适宜。其定位在腹部前正中线，脐下 1 寸 5 分。继推天枢，通泄肠胃气滞和食阻，行气以止痛。"天枢脐旁二寸寻"，在脐中旁开 2 寸，在此区域可来回往返推动 10 余分钟。再用手掌按揉法，在胸腹部往返做循环按摩约 5 分钟，达到增温散寒的目的。最后按或拿足三里调理脾胃。"肚腹三里留"；"要得全身安，三里水不干"；"膝眼三寸下三里"，足三里定位在犊鼻下 3 寸，距胫骨前缘约一横指。无论针法、灸法、按摩法，足三里均被用作强壮穴、止痛穴，作为足阳明胃经上的穴位，按之或拿之调理脾胃，尤其止痛，往往得气痛减。笔者按、点此穴，习惯于病人取靠椅上的坐式，双手靠椅子扶手，病人左腿置医生右腿，病人右腿置医生左腿，医生取坐式，腿上置治疗巾，借用针灸的"迎随补泻法"，根据胃脘痛的虚实病因，在足三里穴处，或循经向下，或循经向上，且配合病人吐纳进补或施泄。

此后，医生立于患者左后方，以拇指推背部足太阳膀胱经上的脾俞、胃俞等穴，扶脾通阳，兼和胃气。按内关，拿合谷，调整肠胃机能，宽胸解闷，缓急止痛，最后用双手掌在左右两胁下，用疏气的方法，轻快揉动，来回 10 余次，收功。

二、针灸治疗

［针穴］
①中脘、内关、足三里，远近取穴。
②脾俞、胃俞、肝俞，背部取穴。

［灸穴］足三里，取隔姜灸或悬灸，多用于虚寒型胃痛。

注：按摩可每天 1 次，针之与灸可隔日 1 次，两组针穴可交替使用，以减轻穴位处的疼痛；留针及捻转时间、转速视病人体质而定。笔者用此法治疗慢性胃炎、胃溃疡，配合阳陵泉等穴治疗慢性胆囊炎，均获较理想的效果。

第十六节　便秘

便秘为粪便排泄困难或大便干硬，或排便时间较平时习惯明显延长，排便次数减少。汉·张机《伤寒论》谓"阳结""阴结""脾约"，后世医家根据其病因又细分为六种证型，因胃热肠燥，火灼津枯者为"热秘"；因积滞不消者为"食秘"；因风盛肠燥者为"风秘"；因气失升降者为"气秘"；因阴血干枯者为"虚秘"；因阴寒冷结，阳气不能温通所致者为"寒秘"。其中虚坐努渍，汗出方解，因气虚所致大肠传送无力者也归入"虚秘"范畴。

本证临床表现多为大便干燥，排便困难，或秘结不通，腹痛膨满，三五日或十余日大便一次，伴四肢乏力，精神萎顿，头胀或痛，食欲不振，失眠心悸等。推拿治疗时分虚秘、实秘两类使用手法即可。

［取穴］中脘、关元、气海、大横、膈俞、肝俞、肾俞、大肠俞、长强、八髎、合谷、三阴交、足三里。

［手法］一指禅推法，配合拿、按、摩、搓、揉。

［操作］嘱患者仰卧床上，先以腹部为主，以一指禅法中的推拿轻快地在中脘、气海、关元、大横、天枢穴处推之，兼用揉摩手法，按顺时针方向在腹部操作 10 分钟左右。在下肢足三里、三阴交推之、按之。再嘱患者坐起，先在上肢合谷穴拿、揉。继在背部膈俞、肝俞、大肠俞、八髎、长强推之。最后在腰部加以揉搓，使脏腑气机通畅，积滞即能转动，大便自然解出。

［按］虚秘按、揉足三里、支沟穴 3 分钟，实秘，横擦八髎穴，以透热为度。至于"一指禅推法"系"一指禅"法中之一，而据《词源》所载：一指禅本是佛教禅宗用语，含义为万物归一。相传梁武帝时，达摩祖师在河南嵩山少林寺面壁而坐，达九年之久，日照月华，至今于其石壁上留下了清晰可见的身影，笔者 1992 年参观嵩山少林寺时，除了塔林、练功房内的"练功踏陷窝"外，令人叹为观止的就是那面壁悟性的"达摩身影"了！相传他悟出了"一指禅功"，故《黄氏医话》记载："推拿一科，发明于岐伯，著书十卷……及梁武帝时，达摩以旧法过简，不敷应症，复取旧法而扩大之……"。练时常用沙袋，吾师杨老先生嘱用布袋练习，遗憾的是恩师之法未尽得其传便进入另一世界了。

第十七节　瘫痪

半身不遂，古有"偏枯"之称，其病大多突然发作，为中风（脑血管意外）引起的后遗症。患者昏迷苏醒后便觉一侧的面部肌肉及上下肢有瘫痪的现象。患者多发生在 40 岁以上，男性多于女性。往往是上肢比下肢严重，因为下肢的恢复程度比上肢快。其一般症状，初起的预兆，常有手指麻木，或头晕目眩等症。发作时，轻的仅有眩晕和轻度的意识障碍；重的猝然仆倒，神志模糊，语言謇涩，痰壅不畅，口眼歪斜，颜面潮红，脉象弦滑等，正如《医学纲目》所述："中风世俗之称也，其症猝然仆倒，口眼歪斜，半身不遂或舌强不言……"

本病被现代医学归为脑血管意外引起的后遗症。其分出血性和缺血性两类，而出血性的脑血管意外又包括脑出血和蛛网膜下腔出血两种。脑出血又称脑卒中，高血压及动脉硬化是其最常见原因。若病人不立即死亡，脑部血块逐步液化、吸收，受损的脑组织由纤维所替代而形成后遗症，留下了左瘫右痪或右瘫左痪的运动功能障碍。蛛网膜下腔出血也是脑部血管非外伤性破裂，血液流入了蛛网膜下腔从而引起瘫痪，颅内动脉破裂为其常见原因。缺血性脑血管意外包括脑血栓形成和脑栓塞。脑血栓形成多由动脉粥样硬化所致，常见于中年以上年龄的患者。脑栓塞则常是风心病的并发症，多发生在青年人。

中风发作后，手臂拘挛，不能上举，或外旋、后弯，尤其是腕指关节不能握物，下肢各关节屈伸不便，不能步行，步行时多为内旋步态。患侧半身肌肤不暖，畏寒，甚则发抖，感觉迟钝，智力减退，健忘，语言塞塞，胃纳不佳等。病情轻者尚能勉强行动，严重者足踝外翻或内翻。病久则肌肉萎缩。气主动，少气则动难，动难则举艰。血主静，缺血则难静，静难则不舒。因"气为血之帅，血为气之母"，血非气则不行，气非血则不化。若血中无气则病为缓纵废弛；气中无血则病为抽掣拘挛。正基于此，由于本病多为营卫俱虚（注：营主血，行脉中，卫属气，行脉外），故中西医学在进行药物治疗的同时，在中风后两周左右即开始早期配合推拿疗法，疏通经络、理气活血，调营和卫，在促进肢体功能的恢复上具有不同程度的疗效。

手法治疗

［取穴］

颈面部：瞳子髎、承泣、颊车、下关、百会、四神聪。

颈项部：风池、风府、大椎。

上肢部：肩井、肩髃、天宗、曲池、少海、手三里、合谷。

腰背部：风门、胃俞、肾俞、腰阳关。

下肢部：环跳、风市、委中、阳关、阳陵泉、足三里、解溪、昆仑。

［手法］滚、推、按、摇、拿、点。

［操作步骤］治疗前病人不宜过饥过饱，并配合运气学说，上午、下午或夜间治疗采用不同的起始部位和体位。

俯卧式：患者伏卧于床，医者施用滚法或推法在其患侧之臀部滚向小腿部，往返数次。体丰者可铺设治疗巾后医者实施滚踩法，但其难度较大，必须运气之后快速有节律地"飞踩"，医生的重心转移至另一腿，以免发生意外而"踩伤"病人。再循膀胱经与督脉的路线，并以腰阳关、肾俞、委中为重点，仍用推法或滚法。随之点环跳穴数次，得气为度，按风市。接着医者以一手滚腰部，另一手握患侧大腿向后伸之，做抬腿动作，然后再做膝关节屈曲的辅助动作。

仰卧式：嘱患者侧身转入仰卧位。先用滚法或推法，在患侧之上肢臂部进行治疗，点压肩髃、曲池、手三里、合谷等穴，揉少海，捻指关节，并配合患臂外展和肘关节的伸屈动作，但要注意手法轻灵，动作灵活，忌粗鲁强展强伸，以免损伤韧带。下肢以大腿面及膝关节、阳关、阳陵泉为重点施用推法或滚法。再拿委中，按足三里，揉血海，滚解溪，点昆仑。接着医者再用右（或左）手托患侧之足跟。左（或右）手扶患侧膝盖部，两手同时用力，由内向外，由外向内摇动，使髋、膝、踝关节均能同时活动，以帮助伸屈功能的恢复。

坐式：站立患者左后或右后位（左手操作时），在患侧肩部用推法，以大椎、风门、胃俞为主。继在肩井、肩髃、天宗处用滚法，并配合摇法和拿法，以松弛肌肉的拘挛。

面部以推法为主，循瞳子髎、承泣、颊车、下关诸穴，点、揉百会、四神聪，并往返健侧3～5次，然后拿风池、风府、肩井，结束手法。

推拿疗法对本病的治疗，医患双方均要有耐心，欲速则不达。医生施术时，在肌肉强直关节拘谨之处，可用较重的手法，一面矫正姿势，一面施术。视患者面部表情，在其能忍受的程度下，将其患肢伸展或外旋，当时可能有一些痛苦，但推拿结束后就感觉轻松。若为高血压病患者，更须慎重，除了语言温和，还须手法轻柔，施术幅度不宜过大，勿使头部左右前后摇动。病员须情绪安定，不可操之过急，待病情好转后，肢体活动时，自体锻炼要适当，不宜过度疲劳。

笔者对于此病的治疗常配合头针疗法、水针疗法、穴位薄贴疗法等，以增强疗效。

1976年4月，自营山县某酒厂送来一位49岁的男性病员刘某某，瘫痪2年有余。于当地医院辗转求治，病情日渐加重，四处求医，后经介绍前来汇西公社卫生院治疗。

来时患者眼睑下垂，肢体肌肉萎缩，170多厘米高的汉子仅50千克体重，口角流涎，吞咽困难，吐词不清，屈颈，抬头无力，神志清楚。

查体时，扶正头部松手即偏，或左，或右，或前，或后。上下肢体枯瘦如柴，能活动，但不能抬举、外展、内收，更无力旋转。

40多年过去了，如今追忆，刘某所患疾病当属一种自身免疫性疾病——重症肌无力，一种难治之症。当年鉴于知识、阅历所限，将其视为"痿症"治疗，因睑为肉轮，脾主肌肉，脾主四肢，又《灵枢·海论》有言："气海不足，则气少不足以言"，故"治痿独取阳明"，认为可以从补益脾胃角度予以治疗。

但是，当时此病的接诊及处理十分为难。

一是病因不详。既无风心病、外伤史，又无原发性高血压及脑血栓形成及脑栓塞的病史，先前诊治情况未提示任何病历资料。

二是单位困难。虽然勉强同意老刘跨地区（营山县属南充地区）跨县到一所公社医院治疗，但医疗费用难以报销。

三是家境贫寒。农民家庭，捉襟见肘，基本生活都难以保证，何来宽松经济治病？但家人又不忍心让其坐以待毙。此次下决心来我所在医院治疗，途中历尽艰辛。病员及家属在交通极不方便的情况下从家中送往营山城，搭乘货车，转乘滑竿，从100多公里远的山村"慕名"而来。

四是医疗条件差。虽有简易病房，但无食堂，无高明的推拿医生；能从事推拿者仅我一人。如效果不佳，耗时破费，于心难忍。但那个年代，"把医疗卫生工作的重点放到农村去！""救死扶伤，实行革命的人道主义！""一切为了人民健康！"的"最高指示"催人奋进，浓厚的政治气候中不得有半点畏难情绪。经李学毅院长会诊，以恻隐之心，克服一切困难，收住下了这位远道而来的病员。

公社医院给予了力所能及的人道主义援助，尽最大努力，减轻其经济负担。①生活上，给予方便，允许自搭土灶烧饭。②让母女及病员一家三人住一个病房，仅收一张床位费。③每天治疗费包括针灸、按摩共收八毛钱，药品按规定计算（仅一点穴位注射用药及口服中药）。④治疗时间上，严格保证每天推拿一次，无论门诊病人多寡，从未间断。我将重庆名师杨鑫荣老先生的"掌心火""油火"等特殊手法全用上，坚持精心治疗，长达3月之久。

3个月来，下肢肌力有所好转，咀嚼、吞咽食物功能有所恢复，流涎明显减轻，构音能吐清简单的单词，诸如"好些""口干""嗯"等。老刘求生的欲望，每每给予你期盼的目光。但生活所迫，其妻女常常日进两餐，蔬菜充饥，十分可怜。病员营养亦难以保证，我等又爱莫能助，最后一家人含泪话别，返回了故里。

如今研究表明，该病是一种由乙酰胆碱受体抗体（Ach-Rab）引起的神经肌肉接头传递功能障碍的影响肌肉收缩功能的自身免疫性疾病。著名中医专家邓铁涛教授于20世纪80年代主持了该病的攻关课题，取得了一定的成果，为理论、临床、实验研究提供了可遵循的规律。

第十八节　失眠

神经衰弱引起失眠一症，中医称为"不寐"。其多由心神不宁、思虑过度、肾水亏虚、心阳独亢所引起；又有形体素盛、痰火上扰，或由于体质素弱、疲劳过度、病后精血亏虚、心失所养所致。

原因虽多，主要有二：一是阴血亏虚；二是邪气扰心。

临床上症见夜不能寐，或乍寐即醒，或面色萎黄，或㿠白无华，头晕，腰酸，遗精，脉象虚细。因肝胆火炽者，则胁肋胀痛，头痛，易怒，心烦，脉弦；因痰湿，或痰火中阻，则胸痞痰多，纳呆，苔黄腻或白腻，脉滑。推拿取穴治疗失眠，贵在健脾安神、养血疏肝、清热化痰。

手法治疗

［取穴］心俞、膈俞、胃俞、脾俞、肾俞、百会、大椎、至阳、中脘、关元、血海、委中、太冲、涌泉、神门。

［手法］患者取坐式，医者先着于背部推拿，在大椎、至阳、心俞、膈俞、脾俞、胃俞、肾俞等穴，上下往返推之。再于头顶百会穴处推之、按之。随之循督脉经按摩直下颈椎。继用双手提拿肩筋，抖搓上肢，拿揉神门。然后患者仰卧，推、揉、摩中脘、关元、血海，太冲推之、按之；委中，涌泉拿之。以之泻火安神，补肾和胃，行气化痰，清气上升，浊气下降，水火既济，失眠遂愈。

［针穴］

1. 神门、内关、三阴交、隐白。
2. 足三里、三阴交。

［水针］0.25% 普鲁卡因 1 ～ 2 毫升，穴位注射，每日 1 次，交替取穴。

［茶饮］养血宁心茶：丹参、夜交藤各适量，开水浸泡 30 分钟，睡前饮服。

第十九节　漏肩风

本病是由于风、寒、湿三气侵入肩部，阻于经络，气血不行引起的一种疾病。露肩当风，感受外邪引起局部酸痛，功能障碍，故称为"漏肩风"。其常发生于 50 岁左右的年龄，又有"五十肩"之称。其因年老体弱，气血不足，或肩部外伤，慢性劳损使肩部气血瘀滞，复因风、寒、湿三气杂至，使肩部气血凝滞，筋失濡养，经脉拘急。后期肩关节周围广泛粘连而形成"冻结肩"，从而使肩部活动受限。

漏肩风症状：轻者肩部酸痛或酸胀，发麻，自觉性僵硬，阴雨时节及气候变化时尤甚，局部有畏寒、酸胀、疼痛或麻木的感觉，可放射至前臂甚至腕部，晚间加重。轻症阶段，治疗较易。重者，除具有上述症状外且有肩峰突起，动作时上举不便，后弯欠力，肩部肌肉可有痉挛或萎缩现象，关节活动障碍日渐加重，穿衣、梳头等动作皆感困难。功能运动障碍早期是因疼痛而致，晚期是因肩关节周围广泛粘连所致。此时疼痛反而不明显，此为"漏肩风"的典型症状。推拿治疗需要熟练的手法和较长时间，方能取得满意的疗效。

手法治疗

［取穴］肩髃、肩贞、肩髎、天宗、巨骨、曲池、合谷。

［手法］推、拿、滚、点、摇、搓。舒筋通络、活血化瘀。

病人取坐位，医者先用双手吸定巨骨、肩髎、肩贞等穴位，使用推法。继用滚法施于肩井、巨骨、肩髎及三角肌等部位。再点天宗，拿肩井，按曲池，拿合谷。最后一手置于患者肩部，一手握住患者手掌，轻轻地左右上下旋转摇动，并用搓法，施于整个上肢。旋滚法于肩周部位时，笔者常配用"掌心火""油火"及其以"四生散"为主的药酒作用于患部，以增强活血通痹、散寒止痛的目的。

　　［功能锻炼］患者自身加强适当的、持之以恒的功能锻炼，如蝎子爬墙、摇膀旋臂、体后拉手等，有利于肩部运动功能的恢复。

第二十节　震颤麻痹

　　震颤麻痹又称"帕金森病"，是一种中枢神经系统疾病。神经系统在形态和机能上都是完整的不可分割的整体。根据位置和功能分为中枢神经系统和周围神经系统。脑和脊髓属于中枢神经系统。现代医学认为本病的发生是由于黑质纹状体内色素性神经元减少、萎缩和空泡形成，神经胶质增生，位于脑干第四脑室正中沟与界沟间形成的内侧隆起处的蓝斑（其深部有含黑色素的神经细胞集团，即蓝斑核）及网状结核、迷走神经背核等类似变性所致。其主要病变在黑质和纹状体。中医认为本病系肝肾阴虚，"髓海不足"，水不涵木，肝风内动所致。"血虚生风"为其主要病机。其化学病理则是因纹状体的多巴胺含量显著减少，乙酰胆碱的作用相对增强而发病。

　　震颤、肌强直、运动减少为其主要临床特征。手指的震颤呈搓丸样模样，称"搓丸样动作"。震颤于肢体静止时发生，随意运动时减轻，情绪激动时加重，睡眠时完全消失。肌肉强直呈"齿轮样"。其特殊姿态为：腕屈曲，手指内收，拇指对掌，肘关节屈曲，膝关节亦略弯曲，躯干前弯，头部可前倾，其手姿呈"搓丸样动作"。行走时急速小步，向前冲，越走越快，不能及时止步或转弯，习称"慌张步态"。运动减少，缺乏表情，眨眼少，习称"面具脸"。由于手指运动不便，书写困难，所写的字越写越小，称"写字过小征"。病情较重者，口角流涎，痴呆，肢体常有发紧、发强、不适等感觉症状，但无客观的感觉障碍。

手法治疗

　　1. 头颈部

　　病人取坐式。以拇指峰推单侧桥弓，自上而下，以桥弓穴肌肉组织松软为度。推了一侧再推另一侧。随之以两手拇指螺纹面自印堂开始分向攒竹、鱼腰、太阳穴往返操作，逐渐从印堂沿上星至发际为起点往返推向两侧。再用指偏峰循足少阳胆经在头部的循行部位推行。此后拿头顶至枕后线路，经枕后风池穴时，改五指拿法为三指拿法至第七颈椎止。

　　2. 躯干部

　　病人姿势同前。沿锁骨下横擦前胸部至第十二肋。随之横擦背部至腰部，均以透热为度。病人两肘支撑于大腿上，医生与患者面对面站立，从背部大椎穴起向下直擦至腰骶部，透热为度。

　　3. 上肢操作

　　病人仍取坐式。自腕至肩腋部由远及近，内、外侧直擦，再改用拿法，最后捻抹手指搓上肢，摇肩部，收功。

　　1976 年 3 月，原达县地区公安处干部杨某某，因"震颤麻痹"住地区某医院治疗，口服安坦、左旋多巴等，效果不佳。经介绍，前来渠县汇西公社卫生院要求按摩治疗。采用上述推拿疗法，每日1次；头针疗法（平刺足运感区、语言区，两侧交替进行，双拇指接续平推，每分钟150次左右）；口服自制二仙丹。由于病员的积极配合，搓丸样动作、慌张步态、口角流涎及"面具脸"的症状经过近3个月的治疗，有明显好转，带药出院。去前所述，住院好转期间，常同渠县汇北公社前来住院治疗的患儿王某（小儿麻痹后遗症）、渠县木船运输社退休女工李某（下肢静脉曲张、风湿性关节炎患者）晚间一道外出散步，沐浴着夕阳的余晖，跛行在机耕道上，欢声笑语，苦中充满着病退的喜悦。自然，笔者也深感欣慰。

第二十一节　百年东华济东亚　一片黄叶舞秋风

2004年冬，一个偶然的机会，我有幸与香港东华三院结缘，直到2019年11月辞职返蓉，历时15个春秋。这15年对我而言，不仅是人生旅途中一段重要的时光，同时也是我业医生涯中一段难忘的岁月。

在港任职期间，接触的第一位东华三院高层便是当年东华三院的行政总监梁锦芳先生。他酷爱中医，热心中医事业，在东华三院也有口皆碑。2003年成都中医名医馆开诊典礼，梁总监专程前来参加，并发表了热情洋溢的讲话。

东华三院董事局中，王定义主席一家人对东华三院、东华中医事业做出了巨大贡献。黄大仙医院中医药临床研究服务中心，便是以其慈母王李名珍命名的。

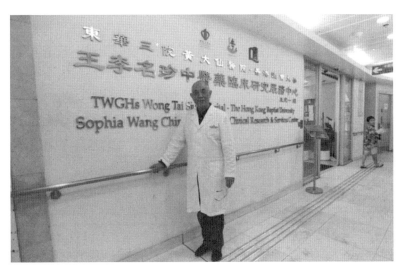

东华三院黄大仙医院—香港浸会大学王李名珍
中医药临床研究服务中心留影

我在港期间，东华三院中医工作的总部领导是医务科李爱清总主任。广华医院、黄大仙医院两个中医药研究中心的主任是李捍东教授。他（她）们对中医事业倾注了大量心血，对中医同仁给予了很大的人文关怀。如今告老还乡，落叶归根，眷念东华，故提笔回顾香港往事，记忆东华！

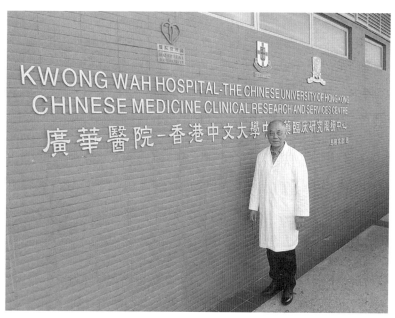

广华医院—香港中文大学中医药临床研究服务中心留影

一、萍水相逢名医馆　有幸受聘赴香江

1997 年 7 月 1 日，香港回归祖国。为支持香港中医事业，带教香港中医大学毕业生，香港特区政府利用"内地人才引进计划"，先后从广东、江苏、湖南、四川、北京等省的中医药大学及其附属医院、中医研究机构引进中医专家 20 余人入驻东华三院，包括成都中医药大学刘敏如教授、谭万信教授、刘碧清教授等。

2003 年 10 月 22 日，成都中医名医馆开诊。邀请了省政府原副秘书长李大林，四川省卫生厅原厅长卓凯星，省中医药管理局原局长杨殿兴，中共成都市委原副书记、纪委书记黄忠莹，市政协原副主席贺大经，成都市原副市长郝康理、市卫生局暨中医管理局原副局长李铀等领导同志及医院科室负责人等 100 余人参加开诊典礼。此外还特邀香港东华三院行政总监谭锦芳、医务科谭司理等先生专程前来参加开诊典礼。我作为名医馆馆长作了专题汇报，梁总监作了热情洋溢的讲话。我俩在此相逢。

2004 年，成都市中医管理局原副局长李铀、中医处原处长甄英访港期间，为成都市争取了一个公派东华三院工作的中医专家名额。按 3 ∶ 1 人选推荐，我有幸中选。当年的市委黄忠莹副书记对此项工作极为重视，于是，我带着使命于 2004 年 12 月 1 日，告别家人，只身赴港。

到港后，梁总监很谦和地笑谈："院长、馆长来我院当医生，委屈你了！"上班后，医务科谭司理专门嘱咐黄大仙研究中心办了一期专栏，介绍成都名医馆及我个人，不难理解，我被选中赴港，与名医馆开诊典礼上给总监的第一印象有关。

2015 年春，梁总监光荣退休了。退休晚宴上，内地教授们赋诗、题扇、发表感言，同学们则唱歌表演，气氛热烈。我初来乍到，心目中还留有"成都使命的概念"，于是自报题目：背诵宋范仲淹的《岳阳楼记》。因其中有"先天下之忧而忧，后天下之乐而乐"句，借以赞扬梁总监对中医事业的情怀。

工作 840 天以后，医务科谭司理也荣休了，出于礼节，赠送了纪念品答谢成都名医馆开诊典礼上的知遇之恩。

二、矢志不渝济天下 百年坚守护岐黄

香港开埠不到 30 年，人口还只有约 12 万的时候，东华医院诞生。它是第一间根据西方法律成立而为贫病华人提供免费服务的中医院。这个不平凡的开端，以及医院以后与华人息息相关的发展历程，使东华三院在香港史、中国近代史以及世界史享有独特的地位。

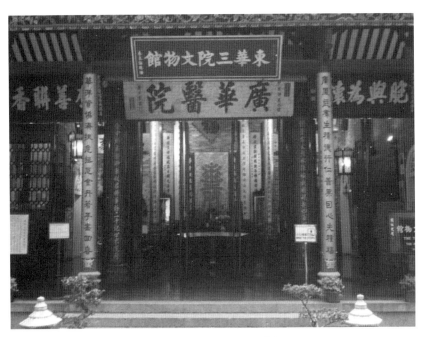

东华三院文物馆（远景）

东华三院的名称，来自 1870 年创办的东华医院、1911 年增办的广华医院及 1929 年落成的东华东院。1931 年三间医院合并，由一个董事局管理。此外，还包括 1950—1960 年增办的黄大仙医院、冯尧敬医院。其中，广华医院，筹划于 1906 年，1911 年（宣统三年）10 月 9 日成立。有广济同胞，服务社群之意。其创建主席何启为，就是孙中山先生在香港西医书院习医时的老师。各界赠送的恭贺匾额及对联挂满了广华医院大堂。尤为醒目的是广华董事局第一届主席陈柏明的金漆对联：

> 悯苍黎火热水深唤我国魂起四百兆同胞痼疾，
> 合中外良医妙药仗君佛手拯二十纪世界沉疴。

香港曾经历了一个多世纪的政治、经济和社会变迁，从当年一个地处南国边陲的小港口，发展成为如今拥有超过 700 万人口的大都会，在这一过程中，成千上万的人获得过东华三院的帮助和救治。

三、十五春秋育新秀 港九杏林多奇葩

自香港回归祖国怀抱以来，香港的中医事业有了很大的发展。香港的大学中成立了 3 所中医学院。

东华三院与内地的大学（附属医院）及香港的中大、港大、浸大联办的中医药临床研究服务中心就有东华医院、广华医院、黄大仙医院、东华东院、东区医院五处。中医药临床研究服务中心创办以来在港影响深远，颇受欢迎。我有幸曾是东华三院一员，更有幸成为黄大仙医院—香港浸会大学、广华医院—香港中文大学两个研究服务中心的一员。斗转星移，不觉十五个春秋。

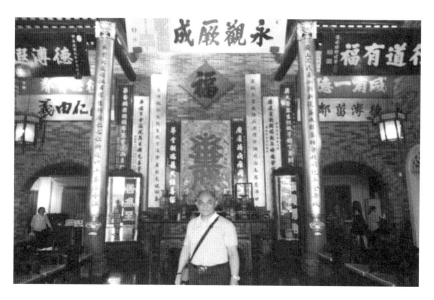

东华三院文物馆（大厅）

十五年来，香港一大批青年中医茁壮成长，硕士、博士，人才济济。东华三院无形中成为培养临床中医的摇篮。莽莽杏林，春意盎然。

十五年来，亲身体验到东华三院对中医事业的执着与关怀。东华三院董事局、医务科李爱清总主任、高级医务经理杜伟龙先生及科室同仁对我们这些老专家十分关心，爱护。董事局几乎每年在百忙中都设宴慰问，礼贤下士，倍感亲切！研究中心主任李捍东教授与大家朝夕相处，同甘共苦，对同事，乃至其家属都十分体贴，关怀备至，其乐融融！

经过二十多年的经营，东华三院中医药临床研究中心享誉全港。香港百姓越来越信赖中医，不分男女老幼。医患关系十分融洽。上下级之间，同事之间，师生之间，相互尊重，相互帮助，十分友善，互尊互敬。工作十分愉快，令人流连忘返。

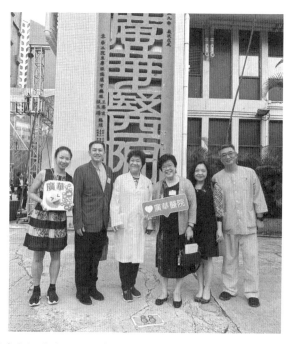

东华三院医务科主管李爱清小姐（右三）、高级医务经理杜伟龙（左二）、广华医院—香港中文大学中医药临床研究服务中心主任李捍东教授（左三）、医务科副主管陈奕华小姐（右二）广华医院留影

我辞职前的 2019 年 10 月 30 日，同事们在黄大仙中医药临床研究服务中心设宴饯行。

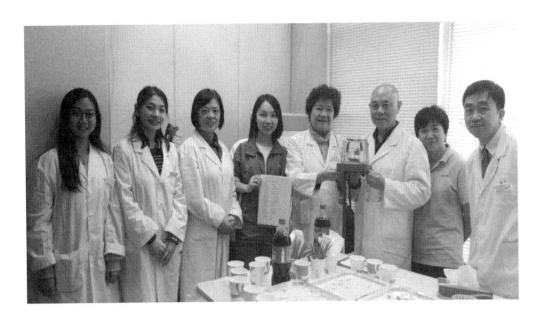

退休前中心主任李捍东教授（右四）馈赠纪念品（2019 年 10 月 30 日）

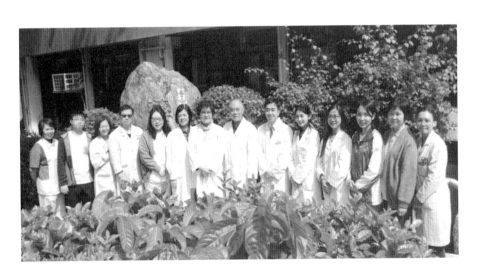

黄大仙中医药研究中心同事合影留念（2019 年 10 月 30 日）

2019 年深秋，东华三院医务科、广华医院中医药临床研究服务中心主任、诸位教授仍欢聚一堂，设午宴为我饯行。

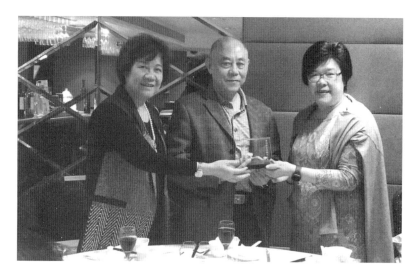

李爱清总主任（右）、李捍东中心主任（左）赠送纪念品（2019 年 11 月 12 日）

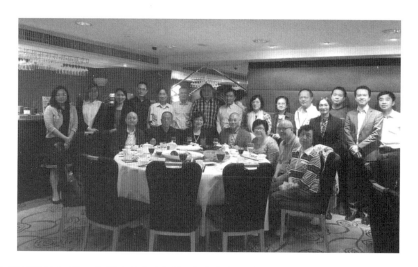

东华三院医务科、广华中心领导及同事在饯行午宴上合影（2019 年 11 月 21 日）

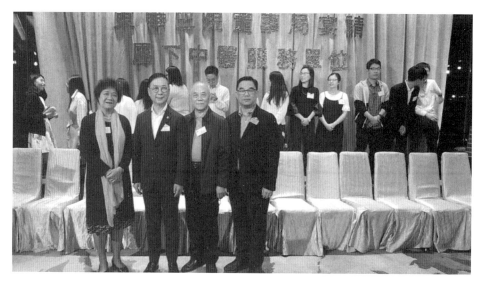

荣休前与东华三院董事局主席、中心主任合影（2019 年 11 月 28 日）

"人事有代谢，往来成古今"。

"回日楼台非甲帐，去时冠剑是丁年"！

东华三院是全港最大的一个慈善团体，涉及的下属单位160余个，员工近20 000人。东华的故事源远流长。

东华的中医故事中，有我的一丝影子。我的故事中，东华占有很大的比重。我暮年南漂，一介寒士赴香江。这段历史，使我有幸认识香港，服务香港；情系东华，欢乐在东华！

第二篇

医案集锦

——临床病案逾八秩　慕名患者越五津

本篇提要

"秩"，其意有三，其中包括十年为一秩，本篇最早医案见于1935年，时隔80余年。

"五津"，始见于唐·王勃《送杜少府之任蜀州》，"城阙辅三秦，风烟望五津"。津，指渡口。"五津"原指都江堰附近的白华、万里、江首、涉头、江南五渡口，后来泛指巴蜀。本文"五津"，意指原达县地区的州河，通（江）、南（江）、巴（中）、平（昌）四县沿岸的巴河，渠江，远至太平洋沿岸的深圳罗湖、上海黄浦江。病员来自中国内地、中国香港等。

前述的大巴山灵气孕育出的一批名医中，亦不乏儒医。有的弃教业医，有的弃政从医，有的或儒兼医，有的因家亲之疾延医而亡，发愤学医。有的幼承家学，师从名流，家传师授，声名鹤起。《礼记》中"医不三世、不服其药"之说，早就强调了经验的重要性。大多名医成天门庭若市，忙于诊务，难得闲暇整理医籍，散失颇多，良可慨叹！

1983年时逢盛世，政府立志"振兴中医"，组织、整理、抢救名医经验，笔者有幸采访了一批中医老前辈。或耳提面命，直接记载；或培训助手，整理文字；或拜读老师临证笔记，或归纳验案初稿，归集了一部分临床医案，使寥若星辰之名医实践经验得以流传。医案，作为《脉案》《诊籍》，临证圭臬，登堂入室之阶梯，拟分科编录，按人排列，以便参考，互相借鉴。其中亦罗列了笔者部分验案。各案立足事实，稍加按语，不作渲染。能中西医病名对照者，列于中医病名之后。

第一章 儿科疾病

第一节 刘独行医案

刘独行老先生毕生业医，生活中接触最多的是小儿科疾病，在临床实践中积累资料最多的也是小儿科病案。病案中最多的是外感六淫邪气所致的热性疾病。热性病中相当部分是急性传染病。急性传染病病案中急危重症所占比例较大。从这些真实病案中也可以看出，只要辨证准确，用药得当，中药同样能转危为安，屡起沉疴，甚至起死回生。

一、肺卫高热案

刘某某，男，新生儿，15 天，达县京剧团职工之子。1962 年 12 月某日初诊。

患儿因日前洗澡时不慎感冒，症见发热，微咳，鼻塞，喷嚏，时流清涕，大便干，舌尖红，苔薄微黄，指纹浮红、止于气关。体温 39℃。血常规报告：白细胞总数 7 100/mm^3，中性粒细胞 60%，淋巴细胞 40%。此属外感热病，邪袭肺卫，宜辛凉解表。处方：银花 3 克，连翘 3 克，柴胡 1 克，荆芥 8 克，淡竹叶 3 克，桔梗 2 克，葛根 2 克，知母 2 克，服 1 剂。

次日复诊，体温正常，余症好转，咳嗽仍存，乃原方去荆芥、知母，加前胡 2 克，以宽肺止咳，清解余邪而愈。

［按］新生儿脏腑娇嫩，形气未充，感受外邪，从阳化热，伤津化燥，治以银翘散加减，使热自外入者仍自外出，邪去正安。"治上焦如羽，非轻不举"，药品简单，剂量极轻，轻描淡写，信手而愈。血象分类计数，淋巴细胞偏高，提示病毒感染，方中银花、柴胡均有良好的抗病毒作用。其中，银花及其复方如银翘散除抗菌范围广泛外，对呼吸道病毒如流行性感冒病毒等有抑制作用，且能抑制和延缓其致细胞病变的作用。柴胡煎剂对流感病毒及肝炎病毒有较强的抑制作用。

二、风热郁表，引动肝风案

患儿苟某某，男，2 岁。因突发高热 1 天，中风抽搐 3 小时，于 1938 年初秋就诊。

患儿家住达城珠市街，其父缝纫工。小儿起居不慎感冒，日前高热，继发惊风，抽搐不已，邀刘先生诊治。症见舌质红，苔薄白，脉浮数（精神症状记录不详）。诊为风热郁表，引动肝风。邪从表入者，仍从表出，辛凉解表，清热息风，银翘散主之：银花 6 克，连翘 6 克，荆芥 3 克，防风 3 克，桑叶 6 克，黄芩 6 克，竹叶 6 克，钩藤 6 克，僵蚕 3 克，蝉蜕 3 克，刺蒺藜 6 克。

次日复诊：热势大减，抽风缓解，目开，神渐清醒，守方 1 剂。

三诊：热退，神清，搐止，微咳，乃予疏风清热、宣肺止咳以善后，处方以桑菊饮加减。

桑叶 6 克，菊花 6 克，桔梗 6 克，杏仁 6 克，银花 6 克，连翘 6 克，竹茹 6 克，陈皮 6 克，甘草 2 克。

药后痊愈，无后遗症。

［按］《素问·至真要大论》云："诸热瞀瘛，皆属于火。"又云："风淫于内，治以辛凉，佐以苦甘，以甘缓之。"火为热之渐，风热袭表，内灼肝经，耗劫阴液，筋脉失养，引动肝风而发抽搐。叶天士谓："温邪上受，首先犯肺，逆传心包。"观此案，高热、抽搐、微咳之外初起必有"逆传心包"之神志障碍。对此治以轻清宣透之银翘散，辛以解表，凉以胜热，苦以坚阴，甘以缓急。后以疏风清热的辛凉轻剂桑菊饮收功。此案虽有惊风，但因风热郁表所致，故表热止，风自息。

三、麻毒内陷，并发肺炎案

廖某某，男，3 岁，达县第一中学教师之子。因高热、咳嗽、气喘（时间不详）于 1958 年春就诊。

小儿病起高热，体温达 40℃，咳喘气促，于当地某医院检查，诊断为"小儿肺炎"，予以解热、抗菌（青霉素、链霉素）及对症治疗（剂量不详），三日无效，遂转入刘先生所在医院治疗。仍按"肺炎"论治，二日无好转，且病情恶化，高热不退，面唇青紫，喘息急促，昏迷不语，遂改求中医。刻诊：舌红苔黄，指端发凉，脉象浮数。此为邪热壅肺、热深厥深，急予清热宣肺、涤痰通窍，麻黄杏仁石膏甘草汤主之。处方：

麻黄 3 克，石膏 12 克，杏仁 6 克，知母 9 克，银花 12 克，连翘 12 克，瓜蒌仁 6 克，竹茹 9 克，化红 6 克。

凌晨排（大）便一次，发声呼喊，灯光照视，见面赤发疹，气息缓和，神识转清，手足温和。

次日二诊，在原方基础上加减，去石膏，加柴胡 6 克，紫草 12 克，芫荽 6 克，以宣肺透疹，嘱服二剂。

三诊：麻疹畅出，渐次收没，高热已退，咳嗽未止，口渴，舌红，予以养阴生津、清肺泄热调理。处方：

沙参 9 克，麦冬 6 克，竹叶 9 克，桔梗 6 克，杏仁 6 克，瓜蒌壳 9 克，贝母 6 克，连翘 12 克，石斛 6 克，甘草 3 克。送服二剂而愈。

［按］此为麻毒内陷，并发肺炎重症。清·吴谦等《医宗金鉴》云："凡麻疹出贵透彻，宜先用表发，使毒尽达于肌表。若过早用寒凉，冰伏毒热，则必不能出透，多致毒气内攻，喘闷而毙。"典型麻疹病程本有潜伏期、出疹前期、出疹期及恢复期，但重型麻疹起病即有高热，且持续在 40～41℃，伴惊厥、昏迷。此例病儿初起高热，呼吸道症状明显，但眼结膜充血、口腔中麻疹黏膜疹（柯氏斑）及全身斑丘疹等临床特征缺如，故西医按一般肺炎病原体引起的肺炎予以抗炎、清热、镇静等对症处理无效。中医以麻杏石甘汤辛凉解表重剂，给邪以出路，先予解表，不徒清其里，使内陷之邪从外而解，疹出热退，转危为安。肺与大肠相为表里，方中杏仁、瓜蒌仁既开宣肺气，又兼润大肠，大便得解，腑气畅通，病情缓解，是以转危为安，化险为夷。麻杏石甘汤系张仲景《伤寒论》太阳病方，小儿麻疹在 20 世纪 70 年代初期亦不少，常合并肺炎，笔者 30 年前在乡下从医期间用此

方疗此疾，确有良效。

四、伏暑夹湿（胃肠型感冒）案

周某某，男，4岁，本院职工子弟。因高热、烦躁4天，于1976年秋就诊。

患儿初起即发高热，予以解热剂，肌注并静脉滴注抗生素（药品，剂量不详），4日无好转，体温高达40℃左右，烦躁不安，入夜更甚，遂转中医诊治。刘先生视之，证见患儿发热，不欲食，渴不欲饮，舌尖红，苔白滑腻，脉浮数而濡。此系伏暑夹湿，宜解表清热、理脾化湿，藿香正气散合小柴胡汤加减。处方：

藿香6克，香薷3克，柴胡6克，黄芩9克，连翘9克，银花9克，佩兰6克，厚朴6克，陈皮6克，茯苓9克，茵陈9克。

药后子夜渐安，翌晨热退，午后体温降至正常，欲进食。原方去香薷，再剂而愈。

［按］湿与热合，如油入面，难解难分。此案暑湿合邪，高热不退，清热之中芳化其湿，湿去则热孤，湿退则脾醒，故高热、烦躁、纳呆等诸羔悉平。

五、外感湿热（胃肠型感冒）案

梁某某，女，4岁，本院职工子女。因寒战、高热、腹胀3天，于1977年秋就诊。

3天前患儿不明原因发热（体温不详），即予解热、消炎、对症支持的西药治疗（药物及剂量不详）2天，病反增剧，高热不退，腹胀，伴寒战，神疲，乃邀中医治之。刘先生刻诊：患儿腹满不欲食，舌质红，苔厚腻，黄白相兼。思之，此系湿热蕴结，表里不和。治宜和解表里、清热化湿，以小柴胡汤合藿香正气散加减。处方：

柴胡6克，藿香6克，薄荷3克，黄芩6克，佩兰6克，茯苓6克，厚朴6克。

二诊：高热退，寒战止，腹满减，食欲增，疾病向愈。原方去薄荷加神曲收功。

［按］上述5例，皆属外感热证，前3例风热表证为主，后2例湿热表证为主，虽均为表证，但治各殊途，一以辛凉解表为法，一以芳苦清化为治。如此可见刘先生辨证论治，切中病机，故事半功倍。小儿3岁以下也多审脉而非单察指纹，不墨守成法，贵在实用，下述各案亦然。

六、暑温：气分高热（流行性乙型脑炎）案

黎某某，男，5岁，住原达县关帝庙巷。因高热、头痛、呕吐，伴神昏、谵妄3天，于1958年初秋就诊。

患儿起病急骤，3天前突发高热，达40℃，头痛、呕吐甚，神昏，谵妄，病情急重。其家兄已死于乙型脑炎，全家骇然。西医确诊为"乙脑"，治疗2天无好转，时下河北省石家庄治疗乙型脑炎的中医经验的报道已见诸报端，乃改用中药。刘先生刻诊：患儿神昏，谵妄，头痛，呕吐，项强，口干，饮水即吐，面赤，苔黄燥，舌红不绛。根据临床表现、发病季节，诊为暑温，气分高热证。舌质不绛，热未入营，稽留阳明气分，急予清热解毒、镇静开窍，方用白虎汤加减。处方：

石膏45克，知母9克，银花9克，连翘9克，代赭石15克，朱砂6克，郁金6克，石菖蒲5克，竹茹9克，芦根12克，钩藤15克。

二诊：热退，神清、头痛、呕吐、项强诸症悉退，但胃纳不佳，口干，舌红，少津，此为热伤阴液所致。治宜益胃养阴、清热生津，益胃汤加减。处方：

生地 9 克，沙参 12 克，麦冬 9 克，玉竹 9 克，淮山药 9 克，麦芽 9 克，连翘 12 克，石斛 9 克，淡竹叶 9 克。

三剂后，疾病痊愈，除短暂的语言功能障碍外无其他后遗症。

[按] 暑温是发生于夏季的急性热病，以壮热、烦渴等阳明胃热为主证，如叶天士所说："夏暑发自阳明"。流行性乙型脑炎，是由乙脑病毒引起的急性中枢神经系统传染病，以高热、意识障碍、抽搐、脑膜刺激征等为特征，流行于夏秋季，多发于儿童。本例患儿属脑病中暑温不兼湿者，热在气分，未入血分，首用辛寒清气的重剂白虎汤撤热，后用甘寒养阴生津之益胃汤收功。无腑实结滞之候，虽有谵妄、神昏，未予釜底抽薪。临证不惑，与张凤逵《伤暑全书》之论"暑病首用辛凉，继用甘寒，终用甘酸敛津，不必用下"不谋而合。

七、春温：热结阳明案

杨某某，男，1 岁半，本院职工子弟。因高热、抽搐 4 天，不大便 3 天，于 1962 年春就诊。

患儿初起即高热不退，体温达 40℃，伴抽搐、烦躁，昼夜频发，西医急予解热镇静、抗菌消炎等（药名及剂量不详）治之四日，高热不退，抽风频作，转求中医。刘先生诊之：三日不大便，按之腹满，尿少而黄，舌红苔黄，脉数有力。此系中医春温，气分热甚，热结阳明之腑实热证，当予清热泻下、息风止痉，以白虎加承气汤主之。处方：

石膏 12 克，知母 9 克，银花 12 克，连翘 12 克，大黄 6 克，芒硝 6 克，钩藤 12 克，全蝎 2 条，僵蚕 6 克，枳实 3 克，厚朴 6 克。

三诊：上药煎汤，服至二次后，大便渐通，体温下降，夜未抽搐，翌日清晨体温降至正常，切中病机，击鼓再进。原方加减：

石膏 9 克，知母 6 克，银花 9 克，连翘 9 克，淡竹叶 6 克，钩藤 9 克，刺蒺藜 9 克，菊花 9 克，淮山药 9 克，麦芽 9 克。

三诊：三剂后饮食如常，病后患儿步履蹒跚、形欲跌倒的神经系统症状 1 月后完全康复。

[按] 春温为感受温热病毒而发生于春季的伏气温病。其发病突然，病情严重，初起即现里热证候。热在气分，不兼表证；非无形热炽，乃有形热结，故扬汤止沸，不如釜底抽薪。患儿阳明腑实，刘先生以承气撤热，白虎救焚，便解腑通，诸症悉退。"恐炉烟虽息，灰中有火也"，晨温正常后，撤去承气汤，予以疏风清气热，泻后培脾土调治而安。

八、肺热痰喘（支气管肺炎）案

张某某，男，1 岁半，原达县大众旅馆服务员之子。因高热、咳嗽、喘促 4 天，于 1961 年秋就诊。

患儿因不明原因及诱因于 4 天前出现发热，体温高达 39℃，伴有咳嗽、喘促（痰的量、色、质不详），于城区一家医院诊断为"肺炎"（实验室检查及胸透情况不详）。西医予以打针、服药，三日无好转。其家母治病心切，乃遗弃余下的青霉素、链霉素针不再使用而转入刘独行先生处服中药。

刻诊：患儿高热，咳逆，喘息，喉中痰鸣，面色青紫，舌质红，苔黄脉滑数。诊为肺热咳喘，痰热壅肺，予以清热化痰、宣肺平喘，麻黄杏仁石膏甘草汤主之。处方：

麻黄 3 克，杏仁 6 克，石膏 9 克，知母 6 克，银花 9 克，瓜蒌仁 6 克，陈皮 6 克，竹茹 6 克，茯苓 6 克，甘草 1.5 克。

上方诸药，嘱回家急予煎服。但其母疑其药味平淡，价格低廉（药费壹角捌分），病重药轻，无异杯水车薪，延至傍晚才勉予服之。

次日复诊：热退，神爽，气息平和，面色红活，其病大减，乃深信不疑，原方略为加减，清解余邪，遂愈。

［按］麻黄杏仁石膏甘草汤，出自仲景《伤寒论》，解表清热、宣肺平喘，为辛凉解表的重剂，多用于治疗现代医学中急性支气管炎、喘息性支气管炎、大叶性肺炎、小儿肺炎及麻疹合并肺炎等属中医肺热咳喘者。本例病儿以之清热宣肺、降逆平喘，更加瓜蒌仁、陈皮、竹茹等涤肺中之痰，热退，痰消，嗽宁，喘止，重病告愈。

九、湿温：痰蒙清窍救误案

周某某，女，4岁，原达县城郊罗江镇人。因发热、呕恶伴昏迷不语6天，于1941年夏末入城求医。

来时患儿病情危重，于当地治之六日不解，乃进城延医，以希万一。诊之：发热，昏迷不语，呕恶，不欲饮食，胸腹痞满，大便溏薄，小便短赤，舌尖红，苔灰厚腻，脉象濡数。此本湿热类温病，即湿温病，询之前医以温热病治之，予以大量清热滋阴之品，药用石膏、知母、芦根、花粉、麦冬等以期凉遏其邪，反致病情不解，湿热酿痰，蒙蔽心包。值此误治、病深不解、邪盛正衰之秋，刘独行先生予以扶正祛邪，标本兼治，清热化湿，豁痰开窍，佐以益气之法，菖蒲郁金汤合人参泻心汤主之。处方：

石菖蒲5克，郁金6克，黄连3克，黄芩6克，干姜2克，西洋参3克，连翘9克，滑石9克，木通6克，竹茹6克，法夏3克，白豆蔻3克，生姜汁5滴，一剂。

二诊：药后患儿苏醒，开口喊叫，小便通畅，本属重病转危为安的征象，嘱再进前方，继续送服。然其亲人误以为患儿醒后（叫喊）闹着回家，药用洋参益气，是患儿将死、回光返照之迹象，促其回乡。病儿祖母弃药于地，准备返家。刘独行先生获其此情，以大医恻隐之心，予以劝慰，亲人乃拾起弃地之药重新煎服，继续调护。

次日三诊：患儿神识清楚，说话清晰，二便通调，开始进食，灰苔渐化。再予理脾化湿，佐以清热。处方：

佩兰6克，陈皮6克，厚朴6克，菖蒲5克，黄芩6克，黄连3克，木通9克，竹茹9克，白豆蔻6克，茯苓9克。

上方煎服二剂，病儿痊愈而归。

［按］此例病儿临床表现类似现代医学中的"伤寒"，鉴于距今80余年，医疗条件所限，是否肝脾肿大、有无玫瑰疹、血象如何，未见记载，也无从考证，但实属中医"湿温"证候。其脉象，秦越人扁鹊《难经·五十八难》记载为"阳濡而弱，阴小而急"；晋代王叔和《脉经》指出其病因是"常伤于湿，因而中暍，湿热相薄（注：即"搏"）"，并告诫，"治在足太阴，不可发汗"；清代吴鞠通更明确指出了湿温初起三大禁忌，即发汗、攻下、滋阴，谓"汗之则神昏耳聋，甚则目瞑不欲言，下之则洞泄，润之则病深不解"。此案，前医犯忌，误用阴柔，锢结湿邪，变证蜂起。刘氏逆流挽舟，辛开苦泄，湿热两治，沉疴顿起，令人叹服，尤其是危难之秋，劝说病家，坚持救治，良苦用心，令人敬仰，真是："救人一命，胜造七级浮屠"！

十、暑温挟湿，湿遏热伏救误案

王某某，男，2 岁，原达县上后街人。以壮热、呕逆、便溏（时间不详）于 1945 年 7 月就诊。

初诊：患儿舌红，苔腻，以辛苦清化之法治之，无效。

二诊：途中更医，被人邀请他医诊治。彼医以其热而大清之，以其呕吐误为食积又复下之，冰伏其邪，再伤其正，邪陷正衰，病情转剧，遂转求刘独行先生救治。证见发热未解，神识昏蒙，项背强直，仍呕吐，便溏，尿少，舌红，苔白厚腻，脉数无力（阳濡而弱，阴小而急）。诊为：暑温夹湿，湿遏热伏，湿热酿痰，上蒙清窍。其舌不绛，尚未入营，邪陷气分，急予化湿清热、豁痰开窍、息风止痉，菖蒲郁金汤合半夏泻心汤主之。

处方：石菖蒲 4 克，广郁金 4 克，黄连 4 克，黄芩 6 克，钩藤 9 克，竹茹 6 克，连翘 9 克，法夏 2 克，干姜 2 克，党参 6 克，佩兰 6 克，木通 6 克，生姜汁 4 滴。

三诊：上方连服二剂，病情大为好转，热退，神清，目开，能言，项强转软，呕止进食，舌苔渐退。

原方加减：石菖蒲 4 克，广郁金 4 克，刺蒺藜 6 克，连翘 9 克，黄连 4 克，黄芩 6 克，白豆蔻 3 克，法夏 2 克，竹茹 6 克，陈皮 3 克，佩兰 3 克，木通 3 克。

四诊：上方二剂后诸症悉除，唯食少纳呆，精神欠佳，乃调胃和中，以五味异功散化裁。

处方：泡参 9 克，白术 6 克，茯苓 6 克，陈皮 6 克，甘草 3 克，竹茹 6 克，连翘 9 克，佩兰 6 克，麦芽 6 克，刺蒺藜 9 克。

上方二剂，病遂告愈，无后遗症。

〔按〕长夏多湿，时置 7 月，天暑下逼，地湿上蒸，人处气交之中，暑温挟湿。前医按温热论治，既清且下，误治致逆，刘先生察色按脉，审证求因，辛开苦泄，寒温并用，化湿清热，湿热两解，虚实兼顾，而获奇效。

前述案九，为湿热酿痰、蒙蔽清窍的湿温病，刘先生治之以菖蒲郁金汤合人参泻心汤；此病案，湿热酿痰、蒙蔽清窍之暑温夹湿证，治之以菖蒲郁金汤合半夏泻心汤，同属湿热为患，同选泻心汤类，同为正虚邪甚的救逆，一用西洋参，一用党参、泡参，权衡规矩，别具匠心。

十一、春温变证：湿热两盛救误案

汪某某，女，4 岁，家居达县蒲家乡农村。因高热、头痛、呕吐 8 天，神昏、口痉、项背强直 3 天，于 1939 年 3 月就诊。

初诊：患儿起病即高热，头痛，呕吐，渴不欲饮，虽值春季，无卫分表证，渴不思饮，每多夹湿，本属春温夹湿之候。患儿先后于蒲家、罗江两地治疗。医者孟浪，以其大热、口渴，大施清润之法，治及七日，邪毒内陷，病情危急，遂入城救治。来时患儿已昏迷不醒，口痉不语，项背强直 3 日，干呕，腹满，便溏，尿少，不食，舌红，苔黄厚腻，脉象濡数无力。便溏、苔腻，非阳明腑实；神昏不语系热入心包；舌红不绛，非营亏瘛疭；口痉不语、项背强直系热极生风。纵观舌脉，刘独行先生辨为春温变证，湿热两盛，正虚邪恋。治以清热化浊，豁痰开窍，平肝息风，佐以益气，菖蒲郁金汤合人参泻心汤加减。

处方：石菖蒲 6 克，郁金 6 克，钩藤 12 克，蜈蚣 2 条，乌梅 6 克，黄连 5 克，黄芩 6 克，竹茹 6 克，生姜汁 5 滴，干姜 3 克，连翘 9 克，厚朴 6 克，茵陈 9 克，白豆蔻 5 克，泡参 6 克。

嘱急煎频服，初服一次，腹中肠鸣，午后四时，再服一次，病儿苏醒，突然开口"要吃桔柑"（即红橘）。其母惊喜，信心倍增，频频送服前药。

二诊：次日病情渐趋好转，原方续服，三剂后抽搐止，项背和，全身活动自如，神转清，渐进食，二便调，舌苔已退。以调理脾胃、清解余邪而愈。

患儿病后留下智力障碍、两目对视的后遗症。

［按］此例患儿之疾，酷似现代医学中的流行性脑脊髓膜炎。80多年前刘先生用纯中药挽回其生命，回春之术，经验可取。春温多以热盛津伤而燥渴，但此证渴不欲饮，以湿热论治，辨证确切，治之得法，立竿见影。

十二、暑湿弥漫三焦救误案

王某某，男，2岁，家住达县北外乡小学。因身热面赤、神昏不语、呕吐、无便无尿（时间不详），于1939年夏就诊。

刻诊：家长述其子因发热、纳呆、小便短赤于当地就医，清热数日，病情有增无减。来时呕吐，发热，神昏，便闭，按之胸腹胀满，舌虽红赤，苔犹黄腻，脉象滑数。此为暑湿弥漫三焦气分之候。前医徒清其热，凉遏其湿，暑湿郁内，三焦气化失司，不便无尿，危在旦夕。其父（该校教员）一手赶制棺木，准备后事，一面使其母携子入城寻觅良医以希万一。刘独行先生投以辛开苦泄、清热利湿、豁痰开窍、宣通三焦法，甘露消毒丹主之。

处方：广藿香6克，石菖蒲5克，郁金5克，杏仁5克，白豆蔻5克，佩兰6克，黄芩6克，连翘9克，栀子5克，茵陈6克，滑石9克，竹茹6克。

水煎，一次服三匙。服及二次，泌清别浊，大便通，小便至，目开能语，其母惊喜有加，带药返校，频频送服。

复诊：三日后患儿诸症若失，精神转佳，蹦跳，欢笑，犹如常人。乃与调理脾胃、清解暑湿余邪善后而瘥。

［按］叶天士谓："湿邪害人最广……须细察精详……热病救阴犹易，通阳最难，救阴不在血，而在津与汗，通阳不在温，而在利小便。"陈光淞指出："清热太过，留湿致困，养阴不当，反成蒙蔽，见证施治，用药最难。"此案前医清热太过，留湿致困，刘先生补偏救弊，见证施治，通阳利便，化气利湿，二便通调，湿邪得解，热孤病退。又暑湿弥漫三焦之时，宜治上焦的芳香化湿、治中焦的苦温燥湿、治下焦的淡渗利湿的三法并用，甘露消毒丹兼备三种功效，故选之得当，效如桴鼓相应。80多年前，逆流挽舟，刘先生不愧良医也。

十三、高热腹泻（小儿急性肠炎）案

黎某某，男，8个月，住达县西外乡小学。因高热腹泻2天，于1958年秋末就诊。

2天前不明原因腹泻，发热，体温高达40℃，于城区某医院诊断为急性肠炎，予以消炎、补液、对症治疗，高热不退，腹泻次数不减遂转求刘独行先生中医治疗。来时，患儿昏睡，大便黄稠，肛门发红，时有呕吐，舌红，苔薄黄，脉滑数（无指纹诊查记载，西医缺血象及大便常规等记载），考虑"秋季腹泻，热重湿轻型"，宜予苦寒清热、芳香化湿、降逆和胃，葛根芩连汤主之。

处方：葛根5克，黄芩3克，黄连2克，银花6克，六一散6克，竹茹4克，藿香4克，佩兰4克。

次日二诊：服药后体温下降，腹泻减轻，精神转佳，呕吐止，原方再剂而愈。

［按］刘先生诊治小儿腹泻前已述及。此案腹泻在秋季，虽同见高热、昏睡，但未述及大便性状中是否有黏液、脓血，且曾经西医治疗，大便常规检查也许做过，仅未记载而已，故排除"中毒性菌痢"。又因非先有发热，数日后腹泻，亦非先有腹泻后现发热，而是腹泻与发热同时出现，故系同一种病。舌红，苔薄黄，脉滑数，肛门发红，大便黄稠而非白冻或黄白相兼，亦非水样便，故以湿热泄泻，热重湿轻诊治。切中病机，应手而愈，一剂知，二剂已。"秋季腹泻"，西医多见于病毒性肠炎，尤其是轮状病毒引起者，此外埃可病毒、柯萨奇病毒等肠道病毒及沙门氏菌属感染性腹泻亦于秋季多见。本例患儿，西药治疗，效果应佳，适得其反，也许与致病因素有关。

十四、湿热吐泻，吐蛔案

王某某，男，2岁，住达县西外乡小学。因高热、腹泻、干呕5天，于1957年6月就诊。

5天前患儿因发热、腹泻、干呕急送城区某人民医院诊治，以"急性胃肠炎"论治，（药品不详），二日不愈。

3天前又转院治疗，仍予补液、纠酸、抗感染等对症治疗，仍无好转，且病情加剧，遂转求中医治疗。刘先生诊视：患儿体温39.5℃，昏迷不语，呕吐，由口鼻出蛔虫数条，便泄清水，舌质红，苔滑腻，脉象濡数。此系脾胃不和，湿热内蕴，寒热错杂之候。治宜辛苦并用，虚实并调，安蛔止呕，半夏泻心汤合乌梅丸化裁。

处方：乌梅6克，半夏3克，黄连3克，黄芩6克，泡参9克，花椒3克，干姜6克，白豆蔻5克，广藿香6克，茯苓6克，陈皮6克，竹茹6克，甘草2克。

二诊：上药一剂后，体温下降（37℃），神情清爽，呕止，泻减，嘱守方一帖。

三诊：泻止，蛔安，予调理脾胃之剂而瘥。

［按］本案湿热蕴结，脾胃升清降浊功能失司，而致发热、吐泻。蛔虫寄人小肠，喜温，恶寒怕热，性动好窜，得酸则伏，得苦则安，因寒而动。仲景半夏泻心汤辛开苦降，寒温并用，乌梅丸安蛔驱虫，健脾和胃，刘先生遣二方合用，以经方治时病，选方精当，加减得宜，从而显效。

十五、麻疹合并吐蛔案

朱某某，男，2岁，居住于达县城关镇横街。因麻疹透疹期烦热、吐蛔、腹泻，于1951年2月就诊。

患儿疹出甚畅：按部位次第出现，本应疹出时全身症状随之加重中以呼吸道症状为主，咳嗽频繁，两眼结膜红肿畏光，可闻及肺部湿啰音，X线透视或摄片可见肺门纹理增多或有间质性肺炎。体温升高，禀赋较差者可见嗜睡，甚或谵妄，亦可伴呕吐，腹泻，但吐蛔者少见。刘先生刻诊：患儿烦热不安，呕逆吐蛔，便泄清稀，舌质红，苔厚滑腻。诊为麻毒炽盛，脾胃湿滞，此非温热而属湿热，宜清热解毒，辛苦并用，理中安蛔，以椒梅汤加减。

处方：蜀椒2克，乌梅6克，黄连3克，黄芩6克，泡参6克，甘草2克，干姜3克，半夏3克，银花9克，连翘9克，紫草9克。

煎服，是夜安睡，蛔亦得安，吐止。随即原方再剂，热退，皮疹亦按耳后、颈部、额部、面部、躯干、四肢顺序消退，脾胃和，病向愈，乃以养阴清热、调理脾胃之法善后，未见其他麻疹并发症。

［按］麻疹本属"温热病"范畴，系因感受时邪病毒所致，病位主要在于肺脾二经。此例患儿素

体脾虚湿盛，又遇热毒内攻，乃至湿热蕴结，呈现出了上热（呕蛔）、下寒（泄利）的寒热错杂症，若仅按中医对麻疹的治疗三原则，即辛凉透表、清热解毒、养阴清余热及调理脾胃的常法而治，则湿难祛，热难退，病难解，故宜知常达变，方可游刃有余。

十六、霍乱：湿热并重，正虚邪恋案

朱某某，女，6岁，住达县南坝乡村。1939年8月就诊。

是年，该地区霍乱大流行，哀鸿遍野。该女感染，剧烈腹泻，喷射性呕吐，治及二日，毫无好转，吐泻交作，濒临死亡，急备衣棺。一缝纫工进言，仍须服药，以图万一而尽人道。遂连夜入城，求刘先生一治。来时患儿气息微弱，昏睡于木板之上，烦躁不安，下利未止，干呕，饮水即吐，双脚转筋，极度消瘦，眼窝凹陷，舌尖红，苔白滑，脉象细数而弱且模糊不清。此为霍乱吐泻重症，正虚邪恋。脾气虚寒而水泻于下（苔白滑，脉细欲绝），胃中有热而上逆为呕（舌红，心烦，脉数），急予大补元气，兼以辛苦清化，方用半夏泻心汤加减。

处方：杏林参5克，干姜5克，黄连3克，黄芩6克，法夏片5克，白豆蔻6克，薏苡仁15克，木瓜9克，乌梅6克，晚蚕沙12克，甘草3克。

二诊：服上药，吐泻减少，水入不吐，安卧，偶见烦躁，脉缓弱较清晰，病情缓解，乃再守方一剂。

三诊：神清能坐，不呕不泻，脚痉缓解，食欲渐增，少少与之，仍宗前方加减。

处方：杏林参5克，干姜5克，黄连5克，法半夏3克，陈皮6克，白豆蔻6克，薏苡仁12克，竹茹6克，白扁豆9克，甘草3克。

四诊：上方煎服两剂，告愈，继用参苓白术散加减促其康复。成年后执教，于某小学校长岗位上退休。

［按］"霍乱"乃烈性肠道传染病，死亡率高。80多年前，缺医少药，虽缺实验室的相关检查，但从其流行情况、发病季节、临床表现看，此例患儿"霍乱"的诊断无疑。在缺乏西医的病原治疗、对症治疗、补液治疗的条件下，且病入膏肓，纯中药口服治愈，起死回生之术，值得总结与效法。

上述所列刘独行先生运用辛开苦泄、寒温并用之法治疗小儿湿热类的急危重症，包括现代医学的流行性急性传染病，充分反映了有是证用是药、异病同治的观点。同时提示，古方不仅能治今病，而且在治疗急危重症中具有广阔的前景，值得深入探讨。

十七、热毒内陷，气营同病案

何某某，女，4岁，住达县某小学。因高热、神昏、谵语7天，于1956年7月就诊。

患儿初起高热，其母请中西医并治，西医予以解热药、抗生素，中医投以清热燥湿之龙胆泻肝汤，5日无好转。送某医院诊治，两日无效，遂转求刘先生服中药。

刻诊：患儿高热灼手（体温40℃），烦躁，口渴，项强，神昏，谵语，大便不利，舌绛，苔黄，脉象滑数。考虑热毒内陷，尚未动血动风，病在气营，当气营两清，用清瘟败毒饮加减。处方：

石膏24克，知母12克，银花15克，连翘15克，生地12克，丹皮6克，犀角3克（磨水），竹叶9克，石菖蒲5克，郁金6克，大黄5克。

上药二剂，水煎，送服至宝丹0.6克。

二诊：药后，热减，大便畅利，原方去大黄，再服 2 剂。

三诊：体温正常，口渴减轻，神清，纳食，烦止，改用益气养阴、生津止渴、清解余邪之剂。处方：

沙参 9 克，麦冬 6 克，生地 6 克，连翘 9 克，竹叶 9 克，石斛 9 克，淮山药 9 克，谷芽 9 克。

煎服 4 剂而愈。

［按］叶天士指出："再论其热传营，舌色必绛，绛，深红色也。初传绛色，中兼黄白色，此气分之邪未尽也，泄卫透营，两和可也"（《外感温热篇》）。本案患者舌绛，苔黄，为热在气营之证，前医不辨，投药无效，刘氏予以气营"两和可也"。

十八、暑温：气营两燔（流行性乙型脑炎）案

刘某某，女，4 岁，住达城解放路。因高热、头痛、呕吐 10 天，项强、谵语 2 天，于 1955 年夏末就诊。

患儿 10 天前病起高热、头痛、呕吐，于城区某医院治疗，注射抗生素，口服解热镇痛药（品名不详）未见好转。一中医因其发热、呕吐，以为邪在少阳，予以小柴胡汤，无效。又认为是气分热盛，投以辛凉重剂白虎汤，仍未中的。复至某医院求治，诊断为"乙型脑炎"。治及 2 日，病更危急。其父母遂再度自动出院，转求中医治疗。刘先生诊之，患儿高热（体温 40℃），持续七八日不退，口渴，烦躁，呕吐，项背强直，角弓反张，抽搐频作，神昏，谵妄（其母畏与之接近），舌绛苔黄，脉滑数。此为乙脑极期，高热，意识障碍，惊厥，抽搐，病情十分严重。中医属温病，气热未罢，又入心营，气营两燔，热势砥张，急予清气凉营法，清瘟败毒饮加减。处方：

犀角 5 克（磨水），生地 12 克，赤芍 6 克，丹皮 6 克，石膏 24 克，知母 12 克，栀子 9 克，银花 15 克，连翘 12 克，大青叶 15 克，石菖蒲 5 克，钩藤 12 克，蜈蚣 2 条，朱砂 3 克，代赭石 9 克。

连服 3 剂，每日 1 剂，兼服安宫牛黄丸 2 粒。

二诊：连服 3 剂后，体温下降，神识渐轻，痉挛缓解，已能活动，乃嘱续服上方 4 剂。

三诊：上药 7 剂后热退，神清，项背痉解，活动如常，能进食稀粥，病已好转。仍口干欲饮，神情倦怠，掌心发热，舌红不绛，脉弱细数。此为气阴两伤，余热未尽，予以益气养阴、清解虚热，加减复脉汤合益胃汤主之。处方：

鲜生地 12 克，白芍 9 克，麦冬 9 克，沙参 9 克，淡竹叶 6 克，连翘 12 克，青蒿 9 克，淮山药 12 克，谷芽 6 克，生甘草 3 克。

嘱服 4 剂后精神转佳，食欲好转，诸症悉除，但留下了精神方面的后遗症，记忆减退，反应迟钝，休学在家，步入青年后当了一名缝纫工。

［按］此案属中医"暑温"范畴，西医为"流行性乙型脑炎"，反复折腾，延误时机，留下了终身遗憾。

十九、麻毒入营案

龙某某，男，4 岁，住达城长兴街。1940 年春就诊。

是年春季，麻疹流行。龙家疏于预防，先后有两儿得病，出疹，退疹，恢复，症顺而治愈。此孩感染麻疹后，疹出热甚，辨证施治，清热解毒，佐以透疹。但其家人重视不够，未予介意，失于护理，未及时送服其药，入夜患儿烦躁不安，次日高热，舌质转绛，苔黄，脉数。气分邪热未罢，热毒

又深入心营，遂予清营解毒之品。处方：

犀角 5 克（水磨），生地 9 克，石膏 15 克，赤芍 9 克，丹皮 6 克，紫草 12 克，连翘 12 克，升麻 6 克，知母 12 克。

上方透营转气，1 剂后病情好转，再剂热退目张，神清能言，解黑色稠便 2 次，疹点转红润，舌质变红，索食，微咳，此内陷麻毒，得以外达之佳兆，续以清解余邪。处方：

连翘 9 克，紫草 12 克，板蓝根 12 克，生地 9 克，麦冬 9 克，丹皮 6 克，赤芍 9 克，竹叶 9 克，瓜蒌仁 9 克，贝母 6 克。

煎服 2 剂痊愈。

［按］《医宗金鉴》谓："凡麻疹出贵透彻……使毒尽达于肌表。"又余师愚《疫病篇》论治疹时指出："疹出于胃""热疫之斑疹，发之愈迟，其毒愈重"，只有在禀赋素盛、胃气不虚时预后才佳。因"胃能敷布十二经，营养百骸，毫发之间，靡所不贯。毒既入胃，势必敷布于十二经，戕害百骸，使不有以杀其炎炎之势，则百骸受其煎熬不危何待？"验之本案，透疹期，药不及时，使麻毒未"尽达于肌表"而内陷，设若刘先生不以犀角地黄汤加紫草、升麻、连翘等寓化斑汤意，凉血透斑，"以杀其炎炎之势""不危何待？"可见，治之得法，护理亦极为重要，"三分治疗，七分护理"，言之不为过。

上述三案，介绍了刘独行先生运用清营凉血法治疗乙脑、麻疹等急性热病之热入营血的小儿疾病，治之得法，其效神速。不独小儿，"刘小儿"以此法于成人病案中亦屡见不鲜，每获良效，兹记之于第二章内科疾病治验中。

二十、阴虚发热救误案

潘某某，男，3 岁，达县金乡人。因身热、烦躁、夜不能寐 10 天，于 1957 年 6 月就诊。

患儿 10 天前不明原因发热，烦躁，夜不能寐，于当地就医。医生因其热重，投以黄芩、黄连、栀子之类大苦大寒之品，治之十余日不解。医者托词"缺药"而辞之，病家乃入达城求治。来时见其热甚（39℃），口渴喜饮，饮后立安，舌质红燥，少苔，脉象细数。初为热邪伤津，后为苦寒燥湿，燥热伤津，耗气伤阴。脉象细数乃虚热之候，宜甘寒之品清热生津，沙参麦门冬汤化裁。处方：

北沙参 6 克，麦门冬 6 克，天花粉 6 克，淡竹叶 9 克，知母 6 克，淮山药 9 克，玉竹 6 克，石斛 6 克，水煎，频服。是夜即安，再进 2 剂。

药进 3 帖，热退烦止，其病顿失，父子欣然而归。

［按］有谓"寒之不寒是无水也，宜壮水之主以镇阳光"。本案前医以三黄汤加味，寒之不寒。刘先生以养阴清热之品"以镇阳光"，前车之鉴，后事之师。

二十一、热灼真阴，虚风内动案

李某某，男，2 岁，达县双龙小学教师之子。1962 年夏就诊。

患儿反复发热 5 月多，屡服清热解毒之剂不解（方药不详）。其间多次于城区某医院诊治，诊断不明，服药无效，遂转求刘先生中医治疗。诊视：形体消瘦，高热不减（体温 39.8℃），心烦不寐，口干微渴，手足蠕动，舌质深红，少苔，脉来细数。此为久热伤阴，水不涵木的阴虚内热证，宜滋阴、清热、息风，青蒿鳖甲汤加减。处方：

青蒿 9 克，鳖甲 6 克，知母 6 克，生地 6 克，丹皮 3 克，沙参 6 克，麦冬 6 克，地骨皮 6 克。

上方一剂知，二剂减，再剂豁然。体温正常，不烦不渴，夜间安睡，蠕动自止，食欲渐增。乃用调理脾胃之品以善后。处方：

沙参9克，麦冬6克，淮山药9克，麦芽6克，连翘6克，石斛6克，扁豆9克，玉竹6克，竹茹6克，佩兰6克，连服3剂。

［按］数月久稽久热，数剂中药而瘳，可谓价廉功倍。1周后康复，2月后追踪未再复发。刘先生在本案中以舌、脉、手足蠕动等体征特点，按温热病中久热阴虚的治法，切中病机，疗效立竿见影。

二十二、肺痨阴虚，邪热稽留案

张某，男，5岁，达县工会职工之子。因持续发热、咳嗽、心烦久治不愈，于1961年冬就诊。

患儿因发热、咳嗽，被西医确诊为"肺结核"，经肌注链霉素，口服抗痨药等对症治疗（剂量不详）数月不解。延医诊治，已数日不食，亲属急转求中医治疗。来时患儿形体消疲，精神倦怠，心烦，微渴，咳嗽，无痰血，不思饮食。诊之，体温39.5℃，舌质红少津，苔薄，脉细数。此为阴虚发热，痨瘵为患。热自阴来，"壮水之主，以镇阳光"，予以滋阴清热，青蒿鳖甲汤主之。处方：

青蒿9克，鳖甲6克，知母9克，生地6克，丹皮5克，地骨皮9克，银柴胡6克，沙参9克，麦冬6克，紫菀6克，百部6克。

二诊：上方3剂后食欲正常，咳嗽好转，余症悉除，嘱规范化口服抗痨药异烟肼，3个月后身体康复。透视报告：肺结核病灶已钙化。

［按］此案为呼吸道传染病，西医诊断清楚，治疗方案明确，但邪热久稽，耗气伤阴。刘先生运用中医疗法，坚持整体观念和辨证施治，且衷中参西，扬长避短，坚持按疗程服用抗痨药。半路出家，自学有成的纯中医，60多年前便接受了中西医结合的新观念，思维可谓超前。

二十三、湿温久稽，气虚发热案

姚某，男，7岁，住达县下后街。因发热、胸闷、呕逆20余天，于1944年秋就诊。

患儿病湿温，发热，困倦，中药治之3周不愈（药品不详），遂转求刘独行先生诊疗。来时患儿时时发热，汗出即减，继而复热，状若阴虚，胸胁痞满，呕恶，不食，神倦，舌淡，苔薄白润，脉弱细数。前医曾予以增液汤、清骨散等方治之，欲养阴退热，其病益甚。综合脉症，刘老按肝脾两虚、气血不足之内伤发热论治，逍遥散加减：

党参9克，黄芪9克，白术9克，当归6克，白芍9克，柴胡6克，青蒿9克，茯苓9克，竹茹9克，陈皮9克，甘草3克。

二诊：药进1剂，发热汗出顿减，守方2帖。

三诊：上方3剂后，热退汗止，胸胁痞减，食欲转佳，改用参苓白术散调理数剂而愈。

［按］此案原本病温，前医遵《内经》"寒之而热取之阴"，药之不解，刘氏改养阴之法为益气。脾虚气陷，中焦虚寒，虚阳外越而发热，肝血不足，或脾不生血，"血虚不能配阳，阳亢（浮）发热"（《证治汇补·发热》），谨守病机，予以调理肝脾、益气养血、甘温除热而瘳。

二十四、正虚邪陷，疹毒内郁治验

李某某，女，5岁，住达县城关镇兴隆街。1942年春就诊。

患儿初起发热，前医予以清热之品，治之十余日不解，不仅热邪稽留不退，反增烦躁不安，且时有谵语，乃转求刘独行先生诊治。刻诊：患儿精神倦怠，懒言，目赤，流泪，微咳，厌食，舌淡，苔薄微黄，脉数无力。乃系正虚而邪热内陷不得外越所致，法当益气清热。邪自外入者仍从外出，方用补中益气汤加减。处方：

黄芪9克，党参9克，白术6克，当归6克，柴胡6克，前胡6克，银花9克，桑叶9克，菊花9克。

二诊：邪热未解，但现颜面隐隐红疹，嘱原方再剂。

三诊：皮疹自耳、颈、额、面遍及全身，遂予清热解毒，稍佐透疹之品，顺其势促毒从外解，疹收邪热渐退。调养数日，方能独自步行。

[按] 此可谓"热因热用""甘温除热"之治病求本案例。根据流行病学及临床特征，西医确诊为小儿呼吸道传染病中的"麻疹"无疑，且历经了潜伏期、出疹前期、出疹期、恢复期的典型病程。鉴于出疹前期，前医忽视了舌淡、脉弱的正虚体征及目红、流泪，乃至怕光、流涕等麻疹出疹前期的重要症状，徒清其热，未及扶正及辛凉解表透邪之品，故诸药无效。刘独行先生，明察秋毫，审微穷奥，非良医者乎？！

二十五、温病气虚亡阳救逆治验

彭某某，男，8岁，住达县北外乡农村。1941年7月就诊。

患儿因温病高热，清之数日，四肢发斑，大量吐血、衄血。医又投以犀角地黄汤以期凉血治斑，然血仍不止，病情危急，乃邀刘独行先生同另一老中医会诊。

刻诊：患儿吐、衄不止，一身尽痛，倦卧呻吟，奄奄一息。查体见四肢斑点色暗，舌边尖有紫点，苔滑，脉象微弱。病本热证，今已从阴寒化，当易其法，"寒者热之"，方用甘草干姜汤加味。处方：

甘草3克，干姜（炮黑）9克，侧柏叶12克，茜草12，炒蒲黄15克，急煎送服。

二诊：服上药，未见好转，病更危殆，是日病家乃邀刘先生独行就诊。症见：吐衄如故，手足逆冷而面反赤，舌苔灰滑，脉微弱欲绝。此时，不仅脾阳虚衰，且肾阳将亡矣，危在旦夕，气随血脱，大厦将倾。遂以温肾回阳、扶正救脱为急务，方用人参四逆汤主之：

乌附片（先煎）30克，炮干姜15克，炙甘草6克，全党参6克，茜草根（炒）12克，童便每服三汤匙。

三诊：是夜药后病情稳定，次日下午吐、衄渐止，时吐白色泡沫痰，手足渐温。切中病机，嘱守方2帖。

四诊：患儿吐、衄止，身痛已，斑点自退，手足温和，精神转佳，病情减轻，家人神情亦随之"阴转晴"。其母已连续三天不思食，不洗脸，不入病房，以为患病儿入膏肓而莫救，成天愁眉苦脸。现见"逆流挽舟"，小孩转危为安，乃喜笑颜开，同桌共餐。后改用附子理中汤加味，调理1周，告愈。

[按] 此为实证转虚、热从寒化的亡阳救逆危证案。温病发斑、吐、衄，多因阳明胃热陷入营血所致，此其常。前医以"入营犹可透热转气，如犀角、玄参、羚羊角等物，入血就恐耗血动血，直须凉血散血，如生地、丹皮、阿胶，赤芍等物"，亦与叶天士《外感温热篇》所论相符。然出血不止，血不营经，已见一身尽痛；气随血耗，阳随气脱，不达四末，已见四肢逆冷；营阴大伤，阴不敛阳又

见颜面反赤之"戴阳"假象。脉微欲绝之际,"精血不能骤升,元气所当急固",病已从寒化,急当回阳以固脱。刘先生会诊时虽亦标本兼顾,温阳止血,但"杯水车薪",病重药轻,后邀刘先生独诊时,乃予重典镇逆,大剂回阳救逆之品,反佐止血治标之药,尤其妙用童便咸寒引经,而起沉疴,挽救了患儿的生命。屈指一算,彼时刘先生年仅 32 岁,而立之年,已成大器。

二十六、湿温误治阳虚救逆治验

王某某,女,10 岁,住达县城关镇中心街王家院。1940 年 7 月就诊。

患儿因湿温发热,前医但清其热未及除湿,治之十余日,其热不退,反致神昏,絮语不休,语音低微,时断时续,倦卧于床,不饮不食,全家愕然,邀刘先生诊视。

刻诊:诸症同前,手足不温,舌苔白滑,脉象沉微。此为真寒假热,心肾阳衰证。急予温肾、宁心、回阳、固脱,四逆汤加味主之:

乌附片(先煎)18 克,炮干姜 6 克,炙甘草 3 克,石菖蒲 6 克,龙骨 9 克,茯神 9 克。

二诊:上方 2 剂后病情稳定,絮语减少,手足转温,但仍不食不饮,倦卧,脉微。原方加吉林参 6 克,大补元阳、益气固脱。

三诊:上方 1 剂后,患儿急欲饮冷,服之 1 杯,不呕不啰,病见起色,嘱原方再剂。

四诊:次日身作寒热,肢体震颤如疟状,邪在半表半里,欲外出之象,因势利导,以小柴胡汤加减和解少阳。处方:

柴胡 12 克,黄芩 9 克,杏林参 6 克,藿香 9 克,茯苓 9 克,石菖蒲 9 克,竹茹 9 克,陈皮 6 克,甘草 3 克。

五诊:一剂知,肢颤寒热顿止。二剂已,神清心宁,起卧自如,能进米粥。原方加减调理告愈。病后脱发几尽,仅头顶遗留少许至若干时日。

[按]此系湿温误治,冰伏其邪、心肾阳虚的证候。絮语不休,时断时续,非喃喃自语,见人便止,属心气大伤,精神散乱之"郑声",既非癫证中精不养神之"独语",亦非声高有力、胡言乱语之"谵语"。手足不温,非阳气郁遏不达于外之四逆散证,苔白脉微,倦卧无力,乃阳虚之证。刘先生从真气虚衰、阳气式微着眼,以回阳救逆为治,大补元气立法,使正气渐复,转邪外出而大病得瘥。

二十七、湿温妄施清下变证治验

况某某,女,8 岁,住达县城关镇花码头,1953 年就诊。

患儿病湿温,高热,医以温热类温病治之,先以白虎汤加味大清气热,无效。又谓"温病下不厌早",以为阳明腑实证,复予大承气汤(大黄、芒硝、枳实、厚朴等)大下之,其热似降,但其病转剧,乃邀刘先生治之。刻诊:患儿面壁倦卧,不言不语,不食不饮,昏昏然不清,口中和。诊之四肢欠温(尚未至厥逆状),舌淡、苔白滑,脉象沉迟。此本湿热类温病,宜除湿以清热,今以大队苦寒清下之品大伤中阳而致变证。急当温阳益气、扶正固本,附子理中汤主之。处方:

乌附片(先煎)24 克,干姜 9 克,杏林参 6 克,白术 9 克,茯苓 9 克,炙甘草 3 克,石菖蒲 6 克,2 剂。

二诊：药后神志转清，手足渐温，起卧自如，病见转机，嘱守方 2 剂。

三诊：病情明显好转，能下床活动，食欲增加，二便如常，遂改投参苓白术散调理数剂而收功。

[按] 此案本不复杂，前医辨误，差之毫厘，失之千里，妄施清下，致使脾（肾）阳虚而变证蜂起。刘先生改弦易辙而致柳暗花明。王孟英谓："湿邪害人最广……在阳旺之躯，胃湿恒多；在阴盛之体，脾湿亦不少，然其化热则一。热病救阴犹易，通阳最难，救阴不在血，而在津与汗，通阳不在温，而在利小便……"使气机宣通，水道通调则湿邪可从小便而去，湿去热孤，其病可愈。前医"前后不循缓急之法"，清之无效又妄下之，"虑其动手便错，反致慌张矣。"前车之鉴，后事之师，辨证用药不可不慎。

二十八、外感误消致亡阳虚脱治验

刘某某，女，4 岁，家住农村。1935 年冬就诊。

患儿本因外感发热，精神倦怠，不思饮食，其祖母误认为"伤食"，予以节食，思之过二日必瘥。然症候如故，乃求治于医。医生仅凭口述，未辨其证，遂予大队磨谷消食、清热导滞之品（神曲、麦芽、柴胡等）服之。一次后腹痛，服第二次腹泻，其祖母以为除积务尽，嘱续服之。然三次后大泻清水，病情转剧，急求刘先生救治。

刻诊：患儿闭目倦卧，目眶凹陷，身热虽退，但手足厥冷，舌淡、苔白滑，脉微欲绝。此乃误投消导之品，大泻之顷，中阳大伤，脾肾阳虚之候，急予附子理中汤温补脾肾、回阳救逆。处方：

乌附片（先煎）12 克，干姜 6 克，党参 24 克，焦白术 6 克，茯苓 9 克，生姜 2 片，甘草 3 克。

初服一次，呕逆，心烦，此为"寒格"，即加童便一匙凉服之，遂药随之安然下咽，乃予频服。

二诊：次日手足转温，目开，略思热饮，大便次数减少，嘱再剂续服。

三诊：患儿精神好转，眉开眼笑，泻止，纳食，改服香砂六君子汤调理善后而痊愈。

[按] 小儿本属稚阴稚阳之体，其病有"易虚易实"之性。穷乡僻壤，缺医少药，其祖母命其"节食"为一误，前医不见病知情，主观用事而再误，几致转危莫救。性命攸关，岂能以药试病乎！此案是刘独行先生所存最早的临床验案，距今 89 年。

上述 28 例病案皆系刘独行老先生诊治小儿热病的宝贵经验。按证候分类，分属表热证、里温热证、里湿热证、热入营血证（邪实正尚不虚）、阴虚发热证、气虚发热证、亡阳虚脱证（正虚邪恋）七个证候。其多属现代医学的急性、热性、传染性疾病，诸如乙型脑炎、流行性脑脊髓膜炎、麻疹、肺炎、急性胃肠炎及烈性传染病霍乱等。既反映了成功的经验，也记载了同道用药的反面教训，而且时差跨度很大，自 1935—1978 年，病案记载达整整 40 年！足见刘独行先生治学之严谨，苍生大医，当之无愧！

下文继续分享肠道疾病医案四例，以供参考学习。

一、湿重热轻泄泻治验

宋某某，男，半岁，家住达县地区棉纺织染厂。1965 年 8 月就诊。

患儿因腹泻（性状不详）请西医诊治，考虑为"急性肠炎"。嘱服土霉素片及止泻剂（品名、剂量不详），10 余日未见好转。遂嘱其宜补液治疗，家母不从，乃改求中医。

刘先生诊之，小儿泻下清水，日 10 余次，呕吐时作，腹胀，尿少，目眶下陷，手心发热，舌尖红，苔白滑腻，脉象濡数。此为小儿泄泻，湿重热轻型。治宜健脾化湿，佐以清热，方用三加正气散化裁。处方：

藿香 3 克，佩兰 3 克，陈皮 3 克，茯苓 3 克，柴胡 2 克，竹茹 2 克，连翘 3 克，六一散 5 克。

二诊：翌日，泻减，吐止，原方加白豆蔻 1.5 克。

三诊：上述药后，吐泻止，精神爽，嘱停药，米粥调养。旬余腹泻，2 剂告愈。

［按］时值盛夏，暑湿当令，湿与热合，困脾碍运，升降失司，清阳不升，浊阴不降，上逆而吐，下陷而泻，清浊不分，合污而下，下注大肠而致泄泻发作。刘先生因其排泄物为清水而非黄稠、黏液，尿少而不黄，苔腻色白不黄，脉濡等证候认为湿邪较重，兼之手心热、舌红、脉数，故兼热象，遂以湿热泄泻湿重热轻型论治，予以芳香化浊、淡渗利湿、清热除湿之法，俟湿去热孤，泌清别浊，吐泻自止。如前所述，刘先生诊小儿病注重舌脉，此案患儿虽未满周岁，仍重舌脉而略指纹，亦无例外。前医效差，若系轮状病毒性肠炎，投以抗生素及收敛之品，自然难以治愈。

二、寒热错杂吐泻治验

何某，男，1 岁半，住达县锅罐厂。1961 年 7 月就诊。

患儿因腹泻、呕吐 4 日，西药治之无效，其母携之于门诊转求中医治疗。刻诊：患儿神萎，身倦，双目凹陷，呕吐，水泻交作，腹中肠鸣，饮食不思。询之，曾吐蛔数条，查：舌边尖红，苔微黄腻，脉数无力。证属寒热错杂、虚实并见之吐泻，属西医"急性胃肠炎"范畴。治宜辛开苦降，寒温并用，扶正祛邪，仲景半夏泻心汤主之。处方：

法夏 2 克，黄芩 3 克，黄连 2 克，炮姜 3 克，生姜 3 克，泡参 6 克，陈皮 6 克，花椒 2 克，乌梅 3 克，甘草 1 克。

二诊：上药水煎服，后夜半吐泻渐止，翌日来院复诊，嘱守方 2 剂，告愈。

［按］患儿吐泻交作，目眶凹陷，神萎厌食，脱水较重，电解质紊乱，从西医而言，宜住院对症、支持治疗为宜。刘先生从中医角度认为素因湿热内蕴，复因吐泻伤正，虚实并见，寒热错杂。予以辛开苦降法，看似轻描淡写，实获桴鼓之应。其父母仅此一子，感激之情，溢于言表，叹曰："一角钱的药救人一命，真是华佗再世，妙手回春"，亦曾一度传为佳话。

三、脾肾阳虚泄泻治验

刘某某，女，1 岁半，住址不详。1964 年初就诊。

患儿起病一日，大便稀溏，完谷不化，腹痛，不思饮食，嗳气，发热，时烦而啼。其祖母代诉，以为伤食致泻。求之他医，不见病人，乃予保和丸加枳实、厚朴消食导滞而治之。服至第二次，其泻更甚，日十余次，倦怠无力，四肢厥冷，病情转剧，急求刘先生诊视。

刻诊：患儿腹微满，不拒按，干呕，舌质淡，苔白滑，脉沉微，指纹青紫，余症同前。此本脾虚泄泻，反予消导克伐，犯虚虚之戒，气损及阳，以致脾肾阳虚泄泻。法当温肾健脾，方选附子理中汤加味，处方：

制附片（先煎）3 克，白术 4 克，干姜 3 克，党参 4 克，陈皮 3 克，生姜 3 克，炙甘草 2 克。

二诊：服上方 1 剂，腹泻减轻，食欲增加，嘱守方 1 剂。

三诊：药后诸症消失，改用七味白术散调理善后。

［按］小儿暴泻，实证或虚实夹杂多见。此案新病，素体本虚，禀赋不足，复因误导，阳虚火不腐谷而诸症叠见，故温中散寒、健脾止泻为法而效如桴鼓。

四、热重湿轻泄泻治验

黎某某，男，1岁，达县西外乡人。1961年7月初诊。

患儿腹泻，大便性状初如蛋花样，随之清稀如水，伴身热、烦躁，舌脉记载缺如，某医院诊断为"急性肠炎"，服西药、打针、对症支持治疗二日无效，再予静脉给药（品名，剂量不详），仍无好转，患儿手足颤动，势欲抽风，家父焦急，不待输液结束，乃拔针后急转刘独行先生救治。

刻诊：患儿烦躁不安，眼眶凹陷，呕逆，腹软，腹泻稀水，体温高达40℃，肛门色红，舌质红，苔薄黄腻，指纹紫，气关之上。此为小儿泄泻，热重湿轻型。急则治标，急予清热燥湿、降逆、止泻，葛根芩连汤主之：

葛根5克，黄芩3克，黄连0.5克，藿香3克，竹茹3克，银花5克，连翘3克，六一散6克。

二诊：药进1剂，呕吐止，热减，泻轻，嘱原方再剂。

三诊：腹泻止，精神转佳，欲饮食，原方去黄芩、滑石，加白扁豆、白茯苓健脾渗湿，一剂收功，嘱啜粥自养，日渐康复。

［按］葛根芩连汤出自仲景《伤寒论》太阳阳明合病，治表邪未解、热已传里的协热下利方剂。葛根轻清外发，清热生津，芩连苦寒燥湿，清里泄热，加银花、连翘清热解毒，藿香和胃降逆，竹茹除烦止呕，甘草配滑石增强湿热下解之力。诸药合用，表里双解，清热不碍胃，燥湿不伤津，热退，烦止，呕宁，泻安。标证罢，酌情加减，转为培土扶正，水谷自养。古方治今病，运用及法，其效如神。

第二节 徐先彬医案

一、小儿重阴伴幻视治验

王某某，男，10岁，学生。1984年10月6日就诊。

患儿半年前因看影片《少林寺》后心神不安，常于课余或周末及节假日，聚集同伴挥拳踢腿，学"少林功夫"，似"走火入魔"不能自控。其右脚因此受伤，肿大、化脓，住院月余，切开引流，清除大量积血、脓液，伤口愈合后出院，仍迷恋"武功"乃至劳神耗气，"怪症"丛生。

患儿每至夜半，突感胸紧如束，心慌难耐，急于下床，室内徘徊，且觉一切器物通通倾斜、变形，失去本来面目。持续一刻钟左右心情渐安，可再次入睡，醒后如常。连续三夜，夜半即发，家人大骇，焦虑不安，乃求治于开江县名中医徐先彬先生。

刻诊：患儿面色少华，精神不振，手足欠温，语言无力，舌淡苔白，脉来缓弱。此乃"重阴伴幻视"病，因心阳式微，神散不藏所致。治宜通阳宣痹、宁神定志，仲景瓜蒌薤白桂枝汤加味。处方：

全瓜蒌12克，薤白4枚，桂枝10克，茯苓12克，远志6克。

二诊：药服一剂，当夜安宁，药已中的。嘱原方加黄芪15克，当归10克，续服2剂。

三诊：诸恙悉平，乃以归脾汤调理心脾，服用旬余，巩固疗效。随访半年，未再复发。

［按］中医认为，午前为阳中之阳，午后为阳中之阴，夜半前为阴中之阳，夜半后为阴中之阴，故《灵枢·营卫生会篇》谓"夜半而阴陇为重阴。"患儿素体阳虚，兼之外因所惑，迷恋不解，劳神

耗气，致夜深阴气独盛之际，阳不胜阴，痹阻胸阳，则心胸不适。动则生阳，下床走动稍安而可再入睡者，即《类经附翼·医易义》中所谓"阴亢者胜之以阳"之说。"五脏之精，皆上注于目"，神不散藏，视而幻觉，方用瓜蒌、薤白通阳宣痹，茯苓、远志宁神定志，桂枝温通心阳，流畅血脉，致使"阴平阳秘，精神乃治"（《素问·生气通天论》）。后以归脾汤养血归脾、益气养心、安神定志而凑全功。

二、小儿水肿重症验治验

李某某，男，2岁。因高热咳喘、全身凹陷性水肿8天，于1963年4月初诊。

患儿8天前因高热、咳喘、全身水肿，西医以"急性肺炎""急性肾炎"及"急性肝炎待排"收入住院。住院期间，注射青霉素，口服解热、利尿、抗菌、消炎的西药（品名、剂量不详），7天之中，除体温略有下降外，余无明显变化，家长要求用中药治疗，乃邀徐先彬先生应诊。

症见：全身凹陷性水肿，色泽鲜明，气喘咳嗽，鼻翼轻微扇动，胸部胀满，心烦不安，发热，无汗，饮食不进，小便色黄，舌红，苔白，脉象浮数。体温38℃，肝大，右锁骨中线肋缘下1.5厘米，压痛不明显。

综合脉证（血象及胸片、小便常规等报告的记载缺如），诊为阳水肿，属中医"风水"范畴。风寒外束，郁热内炽，积于胸中，上郁下闭，则咳、喘、小便不利，水邪因气化失司，决渎失职而停留肌肤，漫溢全身，而变见诸症。亟宜宣肺泄热、利尿除湿，拟张仲景越婢汤加减。处方：

麻黄3克，石膏15克，全瓜蒌8克，葶苈子4克，苍术5克，泽泻6克，桑白皮6克，水煎服，2剂。

二诊：上方2剂后，尿量增多，肿消及脚，咳喘大减，改清肺化痰，健脾除湿，以祛余邪。处方：

全瓜蒌6克，黄芩6克，杏仁4克，浙贝母3克，薏苡仁10克，白扁豆10克，白茅根15克，水煎服，4剂。

三诊：上药4剂后，晚上喘平，肿全消，改用参苓白术散调理旬余，痊愈出院。

［按］本例患者，病机重点在于上焦郁闭，故以麻黄辛温宣肺，石膏辛凉清肺，佐葶苈子泻肺去积，瓜蒌宽胸散结，配苍术运脾除湿，泽泻导水下行，三焦气化则湿化，上窍开，下窍泄，邪有出路，而诸脏得安。

附记：患者成年后就读于体育学院，健康状况良好。

三、小儿麻毒内陷重症治验

赵某，男，1岁半，1943年6月初诊。

患儿患麻疹5天，初起疹点稀疏，颜色紫黯，半日而隐。随后咳喘加剧，烦躁不安，连更三医，均用升麻葛根汤透疹，而疹终未出，至第5日，病情恶化，医生告危，乃邀徐先彬先生往诊。

症见昏迷不醒，面色苍白，口唇淡紫，四肢厥冷，全身欠温，牙关紧闭，呼吸微弱，似有若无，以灯芯置鼻前测试，有轻微摆动，知一息尚存！腹部膨胀，扪之初凉继热，久之不减，胸部亦然。询之，已三日无大便。指纹紫滞，透过命关，脉伏而不显。急用灯火灸颊车穴三壮，口张，一声啼哭，咳喘痰鸣又作。苔中心黄厚，舌质紫黯，腹内闻及肠鸣音。综合脉证，症属疹毒内陷太阴，下传阳明，上郁下闭，邪无出路，热深厥深，身冷而腹部独热，足可为凭。宜宣肺透热以畅气机，通腑泻浊以去积毒，若误用辛热，祸旋踵而至矣。方用麻杏石甘汤加味。处方：

麻黄 3 克，杏仁 3 克，浙贝母 3 克，石膏 12 克，全瓜蒌 6 克，大黄 6 克，厚朴 6 克，甘草 3 克。

当晚服药，深夜解便，秽浊清稀便甚多。便后全身转温，微见汗出，安卧至次日中午神志已清，咳喘大减。后以润肺化痰、健脾养营法调治半月而痊愈。

［按］此案似属麻疹合并肺炎重症。徐氏详察证候，审微穷奥，临证不惑。身冷肢寒而胸腹独热，为里热内盛之候；腹胀满有水气声，为乳食热毒内结、下窍郁闭之征。上郁下闭，出入废，升降息，危在旦夕，故用麻杏石膏宣肺透热以畅通气机，厚朴、大黄通腑泻浊以降积毒。辨证精当，用药精练，有的放矢，切中病机，遂转危为安。

第三节　陈福安医案

一、大承气汤治疗小儿蛔虫性腹痛案

肖某某（名字不详），女，6 岁，1973 年（具体时间不详），前来渠县汇西乡白塔大队合作医疗站就诊。

患儿常常腹痛，近日复发，且疼痛更甚，其母背着前来就诊。

询问病史，已数日无大便。查体：腹胀如鼓，拒按，扪之有条索状的感觉。

当年毫无急腹症的概念，更无鉴别诊断的常识，不知道条索状的腹部体征多与蛔虫病有关。只知腹部痞、满、燥、实、坚，疑似《伤寒论》中阳明腑实证，当下之。便原原本本开了一个经方：大承气汤以下之！

《金匮歌括》曰："大黄四两朴半斤，枳五硝三急下云。枳朴先煎黄后入，去渣硝如火微醮。"

比例不变，剂量酌减，嘱遵古法煎熬：枳实、厚朴先煎，后下大黄，去渣以后放入芒硝。为防意外，告知，若无缓解，急去医院。

其母亲仅付了五分钱的挂号费后背着女儿，取药回家了。

当年合作医疗站属大队（现在的村）集体所有制，每人每年交一元钱（作为基金），每次看病只交 5 分钱作挂号费（一些贫困户，常欠挂号费），治疗费、药费、出诊费等全免。

次日下午，女孩伴随母亲，徒步前来复诊了！

其母诉，女儿服下中药后，晚间泻下了半盆蛔虫，可能上百条！肚子也不胀、不痛了，只是有些疲倦，故前来复诊。

［按］此案换作今日，也许诸多顾忌。当年正自学《伤寒论》，认为腹部痞、满、燥、实、坚，属阳明腑实证，只知"胃家实"，宜下之。尚无"六腑以通为用"的基础知识。及至今日，不会佐以安蛔之品。

二、苏叶黄连汤治疗新生儿吐乳案

20 世纪 90 年代末期，某日，我正在门诊电脑室上班。突然院办公室来电，有人请我亲自接电话，茫然。原来是一位老校长喜得贵子了！

他是一位受人尊敬的老人，德高望重。早年，因夫人有恙，未生小孩。耳顺之秋，夫人病故。

后来续弦，六十多岁喜添贵子。

电话中第一句话就是"福安，我有儿子了！"乐不可支。

紧接着告诉我新生儿吐乳。出生刚 3 天，尚未出院，希望我能开点中药。

难题来了。一则难在住在其他医院，尚未出院，不便出诊；二是新生儿喂药极难，不慎，误入气管引起吸入性肺炎咋办？再则，我非儿科专家，缺乏经验。

此时，《本草纲目》青蒿囊虫条下的一首《保婴集》诗提示了我："一半朱砂一半雪，其功只在青蒿节；任教死去也还魂，服时需用生人血（指乳汁，中医认为精血所生）。"书中介绍，用母乳调该药粉涂于乳头，让新生儿吮吸，可治疗脐惊风（新生儿破伤风）。1970—1977 年间，我在乡下当赤脚医生时，自学《本草纲目》原著，读及青蒿囊虫条后，曾为此上山采药时，刻意寻觅青蒿关节中的囊虫而未果，但记忆颇深。故突发奇想，可否将中药汁涂于乳头用来治疗吐乳呢？

用何方呢？凭新生儿及小儿易寒易热的病理特点，以辛宣苦降的外治法收功，借用《温热经纬》中用于治妊娠恶阻的苏叶黄连汤治之！

于是请校长找来纸笔，记下药物及剂量，改煎熬为开水浸泡。用棉签蘸药汁涂乳头。虽苦，但根据巴浦洛夫学说，新生儿吮乳是条件反射，苦也会吮吸的。同时，此法也不会有吸入过量，乃至进入气管之虞。即使吮药后吐了，但中医认为"吐药不吐性"。

没办法的办法，不妨一试！

校长如法炮制，后电话告知，居然见效了！

［按］：祖国医学的确博大精深，有是证，用是药。治疗疾病，异法方宜。

第一节　刘独行医案

一、湿温：高热稽留（伤寒）治验

吴某某，男，28岁，原达县文化馆职工。因持续高热20天于1953年7月就诊。

患者20天前因发热进住城区某医院，体温稽留在40℃左右，西医拟诊为"伤寒""沙门氏菌属感染"，但未确诊。对症治疗20日（药品不详）无好转，家人失望，主动出院，改服中药，请刘独行先生诊治。为慎重计，以会诊形式，刘先生邀该科老中医2人一道出诊。同行2人皆以其高热久稽（体温持续在39.5～40℃）为主要矛盾，主张应大清气热，使热从便解，并谓温病"下不厌早"，今已迟矣。如是清下并用的白虎承气汤送服3剂，其病依然故我，高热不退，二位师兄颇感棘手，病家亦不知所措。此际刘先生独行诊视，从容观察。见其榻前盘中糕点丝毫未动，询问之，家人曰"他已多日不饥不食了，且胸下痞满，烦呕，夜热尤盛，便少而溏。"望其舌，尖红，中及根部苔厚腻（注：无苔色的记载），诊其脉，数而无力。慎思之，此系湿热类温病，非温热类温病，前医屡以清下欲治其标热，"急则治其标"于理亦通，但夹湿之疾，大多苦寒之品必凉遏其湿，不仅耗伤阳气，且致湿热胶结不解，病深高热不退。患者食欲不振，消化功能低下，舌红不绛，虽正虚邪盛，但仍在气分，尚未入营入血。乃改弦更张，以辛开苦泄、除湿清热为法，方用连朴饮合人参泻心汤加减。处方：

黄连5克，黄芩9克，厚朴9克，石菖蒲6克，法半夏5克，干姜3克，党参12克，甘草3克，佩兰9克，茯苓9克。

二诊：服上药一剂，体温降至38.8℃，守方二剂。

三诊：药进三帖，体温正常，36.8℃，胸腹痞除，呕止纳食，舌苔已化，脉来缓和。病势已退，强弩之末，乃以参苓白术散加减，益气健脾、清解余邪而收功。患者大病初愈后脱发至秃，数月乃生。

［按］此患者，持续高热，食欲不振，相对缓脉，又经西医诊疗，病属现代医学的伤寒无疑，至于疑似沙门氏菌属感染也不无依据，因伤寒杆菌便属沙门氏菌属中的B族，系革兰氏阴性杆菌，其裂解时，释放的强烈内毒素，是其主要致病原因。该病归属中医"湿温"范畴。湿中蕴热，熏蒸为患，治疗上视其湿之与热孰轻孰重，予以分解湿热，不可偏颇，否则病魔难却，正如吴鞠通所说：

"徒清热则湿不退，徒祛湿则热愈炽"，若湿热一旦化燥化火，治疗方可按温热病论。湿土之气与脾胃关系密切，同道按温病法治之故而罔效。刘先生另辟蹊径，按湿温论治，湿祛热孤，脾醒胃和，后予轻清芳化，佐以淡渗、甘缓，扶正之中，清除余邪，至精至诚，至善至美。

二、温病夹湿，正虚邪陷救逆治验

张某某，女，26 岁，达县地区物资局职工。因发热、身痛、情志异常 15 天，于 1978 年 3 月就诊。

患者半月前因感冒后发热，头昏，关节酸疼，食欲下降，继之出现明显神经精神症状，右侧肢体麻木，乏力，神识模糊，口吃，流涎，烦躁易怒，哭笑无常。求之西医，诊断不详，予以解热、镇静、解痉、抗感染、对症治疗（用药不详）8 天，无效，改服中药。一中医以其有明显的精神症状，分析为中医的七情致病，因精神刺激（恐癌症）为病，诊为"神经病"（人们常与精神病相混淆），投以大量重镇安神、清热除烦之品，诸如龙骨、牡蛎、石决明、朱砂、栀子等，连服 5 日，病情加剧，危在旦夕，乃邀刘先生救治。

刻诊：患者神志不清，舌强不语，项背强直，胸肌痉挛，不能起坐，不欲食，舌尖微红，舌苔厚腻，极脉（110 次 / 分左右）濡弱。审证求因，慎思之，患者素体脾虚湿盛，时值一阳初生之阳春三月，痰湿之体复感风热温毒之外邪，湿热相煎，酿痰上蒙清窍而致神识昏糊，既非血海有余之笑不休，亦非七情内伤，而属中医外感六淫所致，宜按外感温病论治。前医重用镇潜之品，外邪内陷，变证致危，权宜之计，拟诊为温病夹湿，正虚邪恋，痰蒙清窍。急则治标，先予化湿清热、豁痰开窍，以翼转机，方用菖蒲郁金汤治之。处方：

石菖蒲 10 克，郁金 12 克，胆南星 6 克，法夏 5 克，陈皮 9 克，竹茹 12 克，枳实 5 克，射干 9 克，栀子 9 克，厚朴 9 克，茵陈 9 克。

二诊：上方二剂后，病情稳定，未见好转，并见鼻衄，大便已数日不行，此为痰热扰于上，湿热阻于中，予以逐痰通腑、引热下行，原方加减。处方：

石菖蒲 9 克，郁金 9 克，胆南星 9 克，青礞石 9 克，法夏 5 克，陈皮 9 克，黄芩 6 克，生大黄 6 克，枳实 5 克，白术 9 克，茯苓 9 克。

嘱服二剂。

三诊：虽鼻衄止，大便通（已解二次），但余症如故。望其舌，尖红质嫩，挛缩不能伸，舌中偏后苔灰厚腻，诊其脉，细数濡弱，病在厥阴，肝虚，气滞，湿阻，痰凝，肝脾两虚，邪陷正衰，穷必及肾，乃予前方合逍遥散化裁。处方：

柴胡 15 克，白芍 18 克，当归 15 克，白术 15 克，茯苓 15 克，甘草 3 克，石菖蒲 9 克，郁金 9 克，黄连 6 克，厚朴 9 克，草果 9 克，苍术 15 克，苡仁 18 克，钩藤 18 克。

嘱服二剂

四诊：上药送服，喜见转机，神识较清，痉挛缓解，已能出声，已有食欲，进食不多（手颤不能自理，由家人代喂），灰苔渐化，脉象好转。药中病机，守方 4 剂。

五诊：神清能言，肢体灵活，行坐自如，饮食自理，但仍感头昏，语言不利，食欲较差。乃予益气养血、调理肝脾、清解余邪之品。处方：

柴胡 12 克，白芍 15 克，当归 15 克，白术 15 克，茯苓 15 克，甘草 3 克，党参 18 克，白豆蔻 6 克，郁金 9 克，竹茹 9 克，陈皮 9 克，苡仁 18 克，天麻 18 克，刺蒺藜 18 克，石菖蒲 9 克。

连服 4 剂，疾病告愈。

［按］此又一救误的重症病案，尔后患者自行来诊，大病初愈，调理后天之本，身体逐渐康复。根据其临床特点、流行病学资料及实验室检查（资料缺如），经重庆某医大诊断为"散发性局灶型病毒性脑炎"。纵观刘先生病案，用药剂量较轻。本例病人，前二诊药后效微，第三诊始用药加重，量专力宏，忌杯水车薪，扭转了病势。本为外感六淫所致，先以内伤七情而论；本属春温、风温季节，但又兼中阳偏虚，从太阴湿化，虽精神症状明显，但又非狂躁证型。刘先生把握中医整体观念、辨证施治的基本原则，准确判定为"温病夹湿、正虚邪陷"而遣方用药，使之转危为安。魔高一尺，道高一丈，危难之秋显英雄。

三、春温：热入心营（病毒性脑炎）治验

张某某，女，24 岁，住达城大北街。因发热头昏 8 天，神昏谵语 4 天，大便下血 1 天，于 1952 年 3 月就诊。

病员 8 天前初起即发热、不恶寒，伴头昏倦怠，不欲饮食，服药 2 月无好转（药品不详），一中医误因其头昏倦怠为气血不足，投以八珍汤气血双补，热势更甚，而至神昏、谵语。更医求治，另一中医因其高热，大清气分，予白虎汤救焚，不解。复下之，加入大承气汤，病情危急，遂再度更医，求刘独行先生治之。

刘先生见其高热（体温 40℃），神昏谵语，大便下血，询其病史，起病 8 天，谵语已 4 日，日前大便见血，舌绛，苔黄，脉滑数。思之，气分邪气未罢，温毒又深入营血，徒清其气非其治也，宜气血两清，清瘟败毒饮加减。处方：

犀角 5 克（水磨），生地 12 克，石膏 20 克，知母 9 克，连翘 9 克，赤芍 6 克，焦栀子 9 克，石菖蒲 5 克，朱砂 5 克。

二诊：上方 1 剂后，高热下降（体温 38℃），嘱守方再剂。

三诊：体温降至正常，谵语止，神识渐清，病情明显好转，原方续进 2 剂。

四诊：诸恙悉平，唯口干欲饮，舌质红，脉细数，以养阴清热之品收功。处方：

沙参 12 克，麦冬 9 克，淮山药 15 克，竹叶 9 克，玄参 9 克，竹茹 9 克，麦芽 9 克，连翘 9 克，甘草 3 克。

连服 3 剂告愈。

［按］此案病在春季，初起即见气分证候，无卫分表证，似属春温范畴，本属气血两燔之候，他医予以气血双解之法，犹如"留贼于室，扣门而出，贻害匪浅"。另一医以清热为急务，无可厚非，但仅立足于气分，且清下并施，病不得解，又有伤正之虞。刘先生谨守病机，先清气血，后养阴清热，而获全胜。

四、气虚发热、自汗救逆治验

刘某某，男，（年龄不详），住达县城关下后街。1944 年秋就诊。

患者病起劳累过度，不慎感冒，高热不退，前医"热者寒之"，投以辛凉重剂白虎汤及清泻肝胆湿热之龙胆泻肝汤，反复数剂无效。复加入百乃定注射液等解热止痛西药，中西药并用达 25 日，毫无好转，遂求之于刘独行先生。

刻诊：患者卧床不起，少气懒言，发热，畏风，掀被则畏寒，盖之则大汗，不食不饮，伴胸胁

痞满，舌淡苔白，脉数而弱。诊为久病肝脾两虚，气血不足，加之苦寒伤胃，中阳不振，正虚邪恋，法当调肝理脾、扶正撤邪为治，逍遥散加减。处方：

黄芪 20 克，党参 15 克，白术 15 克，茯苓 15 克，柴胡 15 克，白菊花 15 克，当归 12 克，枳壳 12 克，甘草 3 克。

二诊：上方 1 剂，是夜汗出减少，热轻势微，嘱守方 2 剂。

三诊：3 剂后，久热顿退，表固汗止，神情清爽，胸宽欲食，遂改服补中益气丸缓缓调理，1 月后康复。

［按］患者初起病热，医者以凉药寒之，本符合《素问·至真要大论》之"逆者正治"之法则。治之无效，责之辨证不确。刘氏以之多汗为气虚，舌淡为血虚，脉弱为正虚，食欲不振为脾虚，胸胁痞满为肝郁气滞，复因其热未解，虽其热已成强弩之末，但毕竟尚存，故辨为"肝脾气血不足、正衰邪恋"之证，审证求因，审因论治，投以逍遥散加减，故效如桴鼓。纵观此方，实寓四方合剂：即玉屏风散、四君子汤、当归补血汤合四逆散之功，兼具怡神清心之力。血虚身热用当归补血汤，"阳在外，阴之使也""阴在内，阳之守也"，黄芪益气固表，当归养血益阴，故自汗得治，黄芪与原方相比，仅比例不同而已；党参、茯苓、白术、甘草，即"四君子汤"，健脾益气；柴胡、枳壳、甘草即"四逆散"去阴柔之品的白芍，解郁疏肝而不恋邪。药仅十品，寓意颇深，读书于文字之外，刘老先生用药之精，当令孟浪郎中鞭长莫及！

值得商榷的是，本案例原始资料谓"气虚盗汗，余热不除""恶寒而盖被，盖之则发烧而盗汗"。考盗汗系入睡则汗出，醒后则汗止，本案汗出时其人清醒，再者有神疲、无力、少气、畏寒等阳气虚损的症状，观之用药又无治阴虚盗汗之品，故诊为"气虚发热、自汗救逆"为宜。

五、暑湿犯肺咳嗽治验

王某某，男，50 岁，达县罗江区农民。1951 年夏就诊。

患者于暑热炎天，下地劳作，回家后即感头痛，眩晕，身热，汗出，心烦欲呕，渴饮冷水。继之咳嗽，咯痰黄稠，吐之不爽，伴腹痛泄泻，小便短赤。诊之：舌质红，苔微黄腻，脉数。此为暑湿犯肺，肺气失宣。治宜祛暑化湿、宣肺止咳，方用新加香薷饮化裁。处方：

银花 15 克，连翘 12 克，白扁豆 20 克，香薷 12 克，薄荷 12 克，全瓜蒌 12 克，杏仁 12 克，茯苓 12 克，六一散 40 克。

二诊：两剂后，小便增多，诸症消失，疾病告愈。

［按］时值盛夏，气候炎热，暑多挟湿，侵袭肺卫，导致肺气失宣，发为咳嗽。刘独行先生谨守病机，着眼于祛暑除湿，以去其因，俾暑湿之邪从小便而解，则咳嗽诸症随之自愈，故一剂知，二剂已。

六、脾虚痰湿咳嗽治验

刘某，女，18 岁，达县西外乡人。1954 年 9 月就诊。

患者病咳，屡用西药（药品不详），愈月不瘥，转求刘独行先生以中药治之。

病见：咳嗽不止，咯痰色白，量多清稀，胸痛隐隐，伴神疲乏力、纳呆便溏，舌质淡红，舌苔白腻，脉弱。此为脾胃虚弱，健运失司，痰湿内生，上贮于肺，肺失清肃之令，发为咳嗽。治当健脾燥湿、止咳化痰，方用六君子汤加味。处方：

泡参 10 克，白术 10 克，陈皮 8 克，茯苓 10 克，法夏 8 克，紫菀 10 克，桔梗 10 克，厚朴 8 克，藿香 10 克。

二诊：上药二剂后咳嗽大减，唯纳食欠佳，舌尖转红，原方去桔梗、法夏，加连翘 10 克，砂仁 3 克，再进两剂，食欲转佳，诸恙悉平。

［按］"脾为生痰之源，肺为储痰之器""五脏六腑皆令人咳，非独肺也"（《内经·咳论》）。本案即因脾胃虚弱，运化失司，湿停痰凝，上干于肺使然。故治疗不居于肺，重在治脾，生痰之源得清，则贮痰之器自宁。足见中医之整体观念及辨证施治应验无穷也！

七、水肿救误治验

赵某某，男，39 岁。1981 年 1 月初诊。

患者因一身悉肿（时间不详），西医以"肾小球肾炎"收入住院。小便常规：红细胞（＋），管型 +++。西药对症治疗数日（药物、具体时间记录不详）无好转。请中医会诊，以"风水"论治，方用金匮越婢加术汤，药后全身浮肿更甚，遂更医，邀刘独行先生往诊。

症见：患者身热，腹胀，尿少，呕恶不欲食，舌苔白腻，脉象濡数。思之，此为脾不制水，前医按"风水"表之，非其治也，宜运脾利水、和胃除湿，藿朴夏苓汤主之。处方：

藿香 12 克，厚朴 12 克，法夏 10 克，茯苓 15 克，杏仁 10 克，苡仁 15 克，白蔻 12 克，陈皮 10 克，竹茹 12 克，木通 12 克，泽泻 15 克，水煎服。

二诊：服上药，一剂止，二剂减，切中病机，病人乃出院调治十余日而愈。

［按］汉代张仲景《金匮要略·水气病脉证并治》谓"风水其脉自浮，外证骨节疼痛，恶风"。"热在下焦则尿血"之"水肿""血尿"，与现代医学急性肾炎症状相似。但本案乏风水泛滥的相关表证、诸如发热、微恶风寒、肢节酸楚，或咽喉肿痛，舌苔薄白或微黄，脉浮紧或浮数等证候，前医以"风水"为治，祛风行水"开鬼门"非其治，故罔效。刘老先生遵《内经》之说："诸湿肿满，皆属于脾"，以湿毒浸淫施治，运脾利水，"洁净府"为法，切中病机，故而立竿见影。

第二节　徐先彬医案

一、黄汗治验

周某某，男，32 岁，开江县人。因汗黄如柏汁反复 6 年，于 1984 年 3 月 10 日就诊。

患者深夜出汗，醒后全身微热，微恶风，内衣尽湿，汗出粘衣，汗后先前无明显不适。半年前，渐觉体倦乏力，食欲欠佳，精神不爽，左眼视力明显下降。曾赴重庆几家医院检查，均未见异常。既往嗜酒，有汗出浴水史。

刻诊：患者面色萎黄，语言清晰，行动自如，白睛无黄染，苔白，脉缓。证属黄汗，因汗出浴水，营卫失和，郁而生热所致，宜调营和卫，桂枝汤主之：

桂枝 10 克，白芍 10 克，黄芪 15 克，甘草 3 克，大枣 3 枚，生姜 3 片。

二诊：药进两帖，汗止，但尿色加深，此湿郁化热，由经入腑，欲从下出之佳兆也。乃于原方中桂枝、白芍各减至 6 克，另加茯苓 12 克，防己 10 克，茵陈 15 克。

三诊：上方 2 剂，尿色正常，嘱停药 3 天，未见复发。

［按］患者汗出浴水，水从汗孔，内侵经脉，阻碍营卫运行，气郁生热，湿遏热伏，致身微热而汗出，蕴蒸日久，色黄如柏汁，汗出而粘衣，汗黄而目不黄，为病不在脏腑。徐老先生以营卫不调论治，仲景桂枝汤主之，切中病机，两剂汗止，加黄芪益气以固表。营已调，湿热未清，既不出腠理而外解，必然下注而里结，小便色深，因势利导，给邪以出路，桂枝、白芍减量，加利湿清热之茯苓、防己、茵陈之属，邪去正安，六年痼疾，一朝顿减。

二、气虚眩晕治验

张某某，女，36 岁，梁平县南门乡农民。因反复头眩、耳鸣半年，于 1987 年 1 月 18 日就诊。

患者半年前始见前额晕重，如石板压迫，目眩，耳鸣，3 月前渐感食少，乏力，行走时头向前倾，步态不正，难以自控，多方诊治无效，转求开江县徐先生就诊。

刻诊：患者面黄少华，形体消瘦，表情痛苦，动作迟缓，舌淡苔白，脉虚缓无力。前额摄片显示：上颌窦发育不良。综合脉证，诊为气虚眩晕，补中益气汤主之。处方：

黄芪 30 克，党参 12 克，白术 10 克，当归 10 克，陈皮 10 克，升麻 6 克，甘草 5 克，菟丝子 12 克，熟地 15 克。

二诊：二剂后病情大减，嘱上方缓图。

三诊：上方加用自拟食疗方（猪髓 1 付，核桃 1～2 枚，去壳取仁，蒸熟食，每日或隔日 1 次）连服 8 剂，诸恙悉平。

［按］《景岳全书》谓："无虚不作眩，当以治虚为主。"《素问·至真要大论》说："诸风掉眩，皆属于肝。"历代医家论述指出眩晕头重，如石板压迫，但体不丰（消瘦），苔不厚腻（苔白舌淡），脉不滑不濡不弦（虚缓无力），故非痰浊内阻、清阳不升。虽有前倾步态，表情痛苦，但无烦躁易怒、恶心欲吐、肢麻筋惕，口不苦，舌不红，苔不黄，故与肝阳上亢无关。徐老先生脉证互参，认为是气虚血弱，头失濡养而致眩，如前人所谓："上气不足，故头为之苦倾，耳为之苦鸣，目为之苦眩。"乃先予补益气汤化裁。精血同源，脑为髓海，髓海空虚，精血不足，亦致头眩、耳鸣，徐先生继以自拟食疗猪髓汤填补髓，配合原方当归、熟地、菟丝子，精血并治，故半年之疾，十剂收功，可谓桴鼓相应。

三、笑不休治验

敬某某，女，61 岁。1985 年 6 月 21 日初诊。

患者 20 日上午到亲友家赴宴。午后返程途中，突然头晕跌扑，旋起旋跌，连跌两跤。家人闻讯火速前往，接回家中。当时，患者除自觉左侧髋关节疼痛（着地时体位记录不详）外，余无不适，安舒静卧。入夜后突发笑不休，每隔 1 小时左右发作 1 次，每次持续 2～3 分钟，直至入睡方止。次日起床后，发作频繁，家人大骇，遂急求徐先生就诊。

刻诊：患者体丰身矮，面带倦容，表情淡漠，语言清晰，神情合作。舌体大，舌质红，有瘀点，舌心苔黄厚腻，脉滑有力。测血压，160/80 毫米汞柱。此系痰热相搏，上扰心神所致，乃清心泻浊为治，大黄黄连泻心汤主之。处方：

大黄 6 克，黄连 4 克，黄芩 10 克，麻沸汤服。

二诊：服上药后，当晚解大便甚多，极臭，自觉腹内宽舒，笑症发作次数大大减少，嘱前药尽剂。

三诊：舌中心黄腻，厚苔已退，惟舌上瘀点仍存，此湿浊去，瘀未除之故，乃原方加丹参、桃仁，改作煎剂，续服 1 剂。

四诊：药后笑止，但仍头昏、神疲、倦怠乏力，跌伤处仍隐隐作痛。此邪去正虚，投四君子汤加当归、白芍、淮牛膝，连续 3 剂，平复如初，追踪观察，未再复发。

[按]《灵枢·本神篇》说："心气虚则悲，实则笑不休。"此案患者，素体脾湿，心有郁热，跌扑骤惊，气结血滞，痰瘀气滞，扰乱神明，两实相搏，乃笑而不休，此心气之实也。徐老先生深谙《黄帝内经》之肯，临证不惑，对症下药，而不落入重镇宁心，豁痰开窍之俗套，而用《伤寒论》中的大黄黄连泻心汤清热泄痞。且遵古服药，不用煎煮，而用"麻沸汤"渍之，意在泄痞，不在攻下。痞气通，大便调，腑气通，神乃定。《伤寒论》154 条下所谓"麻沸汤"，即开水。水沸时，水面气泡很多，浮动如麻，故名。"麻沸汤"渍之，须臾绞去滓，分温再服，即上述三药用开水泡一泡即送服之意。徐先生遵《内经》之旨，籍仲景之方，治今人之疾，非儒医能入此境界乎！

四、血海有余治验

患者唐某某，女，18 岁。1939 年 6 月初诊。

患者与其母因生气发生争吵后郁郁寡欢。次日出现胡言乱语之精神症状。发作时语言错乱，喋喋不休，反复述说自身形体特别高大，乃至不能进门，无法入室，而清醒后则如常人。遍请诸医，皆不得治。恰逢徐先彬先生自成都返家，乃邀其诊视，以希万一。

刻诊：患者心烦意乱，阵发性面赤，手足发热，口苦，舌质红，苔黄燥，脉弦有力。徐老一时不得其解，思之良久，乃以气郁化火，上扰心神论治。治以清肝泻热、苦寒清下，以龙胆泻肝汤加大黄、桃仁治之。

二诊：上药服 2 剂后，泻下糙屎若干，诸症顿失，但感身倦乏力，食欲不振，改为疏肝和胃、益气健脾，逍遥散合四君子汤加减，以善其后。

[按]《灵枢·海论篇》说："血海有余，常想其身大"。本案诊为"血海有余"，有据可考。"冲脉者，为十二经之海，其腧上在于大杼，下出于巨虚之上下廉"，即冲为血海，与十二经脉密切相关。冲脉为人体奇经八脉之一，"邪实者有余，正虚者不足"，今冲脉邪气偏亢，波及全身，气郁化热，上扰心神，而"怪病"乃生。徐先生是年刚毕业于成都国医学院，初出茅庐，一介书生，学以致用，临证不惑，勇于探索，实乃"后生可畏"！"壮火食气"，苦寒之品又每多败胃，故以逍遥散解郁疏肝的同时合四君子汤以健脾益气，若稍佐益胃养阴之品则效尤佳。

五、心肝郁热舌肿痛治验

乔某某，女，61 岁，农民，家住开江县骑龙乡六村。1986 年 7 月 3 日就诊。

患者不明原因舌体肿痛 1 年。初起痛势较缓，春节以后逐渐增剧。时已影响进食，口苦心烦，尿赤，纳呆，不渴饮，多方更医无效转求徐先彬先生治疗。

刻诊：患者身材矮小，消瘦，神情忧郁，面色萎黄无华，舌赤苔少，边尖红甚，右侧舌体明显肿大，脉象细数。此当心肝郁热，本虚标实之候。"急则治标"，泻肝清心，龙胆泻肝汤合导赤散代化。处方：

龙胆草 6 克，生地 15 克，黄连 3 克，当归 10 克，柴胡 6 克，车前仁 10 克，泽泻 12 克，丹皮

10 克，鲜竹心 10 支。

二诊：上药二剂后，舌痛大减，肿亦消退，改弦易辙，以清心泻热为主。处方：

生地 15 克，黄连 3 克，茯苓 10 克，丹皮 10 克，连翘 10 克，知母 12 克，甘草 3 克。

三诊：2 剂后，疼痛全消，诸恙悉平。

［按］"舌乃心之苗"，舌红少苔脉细，为热病伤阴；尖红、溲赤，为心热移腑；一侧舌肿、口苦、脉数，为肝经郁热，本阴亏耗，标热明显，气血不畅，肿痛乃作。徐先生用龙胆泻肝与导赤二方加减，清心肝之火，导热下行，火上之势顿挫，肿痛得以平息，标病遏制后标本兼治，清热滋阴并重，以生地、知母、丹皮凉血滋阴以固本，黄连、连翘清心火以治标，茯苓淡渗利湿以通水道，甘草解毒以调和诸药，七品将士各领风骚，一年痼疾因之而愈。

六、寒痹治验

张某某，女，40 岁，开江县黄泥乡二村农民。1983 年 4 月 10 日就诊。

患者两年前出现左肩关节不明原因冷痛，以后日渐加重，但仍坚持劳动。1 年前其关节活动受限，只能前后摇动，不能抬举，入冬尤甚，经当地多方治疗（方、药不详）效差，乃入城求徐先生诊治。

刻诊：患者面色苍白，轻度消瘦，因左肩疼痛，常习惯性以右手护之，舌苔白，脉沉细而迟。检查血常规及血沉等未见异常。此为寒痹，系寒凝关节所致，宜温经散寒、通络止痛，乌附麻辛桂姜汤主之。处方：

乌头 15 克（先煎），附片 15 克（先煎），桂枝 12 克，麻黄 10 克，干姜 12 克，甘草 10 克，细辛 10 克。

二诊：服上方 2 剂，痛减。嘱守方 10 剂。

三诊：上药 12 剂后疼痛消失，后嘱服十全大补汤 10 剂，以巩固疗效。半年后随访未再复发。

［按］《素问·痹论》谓"风、寒、湿，三气杂至，合而为痹……寒气胜者为痛痹……"此案诊之为"寒痹"源于此论，言之凿凿。张子和认为："此病之作，多在四时阴雨之时……太阳寒水用事之月，故草木水寒为甚；或濒水之地，劳力之人，辛苦失度，触冒风雨，寝处津湿，痹从外入。"联系此案，实为写照！徐先生以原成都中医学院戴云波名老中医之秘方乌附麻辛桂姜汤大队辛温燥热之品直捣寒穴，且一鼓作气，续服 12 剂，致顽疾告愈，若辨证不当，祸不旋踵。

七、阴水治验

徐某某，男，54 岁。1945 年 4 月就诊。

患者知医，5 天前发病，初起两下睑浮肿，如卧蚕之状。以为水肿先兆，因无其他症状，未予介意。4 天前由睑至面微肿，自拟五苓散两剂，服之无效。旋现大便稀溏，遂又自行改用真武汤加味服之。药未尽剂，突发全身水肿，来势迅猛，乃急求徐先生救治。

刻诊：头肿如钵，腹大如鼓，阴茎蜷曲，小便不利，息微喘促，面色晦暗，体倦神疲，舌淡苔白，脉缓无力。诊为阴水肿，阴盛阳衰，正虚邪实，阳虚水泛之重症。治宜温阳益气、逐水消肿。处方：

人参 5 克，盐附子 15 克。依法煎成参附汤液，甘遂、黑丑等分为末，取 3 克，枣肉裹服，先服参附子汤 1 杯，半小时后吞服甘遂黑丑末，约 1 刻钟入厕，大量水液倾泻而出，肿消至膝，卧床休息，每小时进参附汤 1 小杯，安睡一夜。

二诊：次日精神逐渐好转，能下床自由活动，遂改用五苓散（肉桂易桂枝），每次 3 克，每日 3 次，仍用参附汤送服。

三诊：上法续服旬日，面肿尽消，乃改服补中益气汤巩固疗效。患者 7 年后逝世，其间未曾复发。

［按］肺失宣发，脾失运化，肾失开阖，三焦决渎失司，膀胱气化失职，均可导致水液代谢失常而发生水肿，《金匮要略》称为水气，"夫水病人目下有卧蚕"。阴水、阳水分于金元。综合脉证，此案诊为"阴水肿"较为贴切。水肿之治，早在《内经》就论之精辟，"开鬼门（发汗），洁净府（利小便），去苑陈莝（攻下逐水）"，给水以出路，至今 2000 余年不越乎此。患者自服五苓散、真武汤以"洁净府"似无可厚非，但"杯水车薪"，难挫其势，徐先生果断"去苑陈莝"攻补兼施，泻下逐水，邪去正安，化险为夷，而获奇效。病后患者体会颇深，曾赋诗一首，以感怀其事，诗曰："读尽王叔和，还须见症多；医人忽视此，徒唤莫奈何！"

八、阴水重症（慢性肾小球肾炎急性发作）治验

刘某某，男，50 余岁，退役军人。1975 年 6 月就诊。

患者既往有慢性肾小球肾炎病史。3 月前因劳累后出现腰痛，面目浮肿，以"慢性肾炎急性发作"收入某军区医院住院。入院后病情加重，出现头晕，耳鸣，口苦，咽干，五心烦热夜不能寐，食少，纳呆，尿色深黄，血压持续在 210/120 毫米汞柱左右，小便常规检查有蛋白、红细胞、颗粒管型。住院期间，曾用多种抗生素、维生素及降压药、双氢克尿噻等对症治疗，未见好转。患者因久治不愈，神情焦虑，更加烦躁，时见呕恶。时值该院部分军医正在学习中医，西药无效，乃试用中药，先后送服五苓散、五皮饮等多剂，仍无效果，遂邀请徐先彬先生前往会诊。

刻诊：慢性病容，仰卧体位，中度消瘦，舌赤少苔，舌边尖有瘀点，六脉弦大而数，余症同上。诊为：阴水，肝肾阴虚，肝阳偏亢。治宜滋阴潜阳，方用大剂量知柏地黄汤加牡蛎 30 克，桃仁 12 克，鲜茅根 30 克，连服 4 剂。

二诊：上方 4 剂后，证情大减，舌上瘀点消失，血压下降至 160/90 毫米汞柱，能下床活动，唯夜间睡眠仍差，原方去牡蛎、桃仁，剂量酌减，另加五味子、益母草、夏枯草服之。

三诊：上药 7 剂后余症基本消失，复查小便，蛋白仍在，食欲欠佳，乃补脾摄精，改用参苓白术散加减。

四诊：上方调理半月，食欲正常，小便常规正常，痊愈出院。

［按］慢性肾炎，临床并不少见，但脾肾阳虚水泛居多，而肝肾阴虚者却少，且预后极差。本案患者有血尿、水肿、高血压三大症状；实验室检查有蛋白尿、颗粒管型等特点；症状出现前有劳累等先躯病史；既往曾患过肾小球肾炎，故其西医诊断是明确的。就中医辨证而言，肝肾阴虚，水不涵木，木火上逆则五心烦热、舌赤咽干、头晕目眩、夜不能寐，肾阳虚则耳鸣、腰痛，摄纳无权故尿有蛋白及红细胞、管型颗粒，脾虚水泛故"目窠上微肿，如新卧起之状"。用知柏地黄汤滋阴降火，牡蛎镇肝潜阳。阴津既亏，营血必滞，故舌见瘀点，加桃仁、茅根，凉血祛瘀。活血化瘀同时改善了肾小球基底膜的微循环，减少了肾素－血管紧张素的分泌，从而调整了肾性高血压。

至于慢性肾炎蛋白尿的出现，徐先生认为病因有在肾、在脾之分。如属肾虚，以固肾摄精为主；如属脾虚，以补脾摄精为要。立方遣药，用药剂量，均不宜墨守成规，亦不可拘泥"肾炎"病名，以

为有炎就消，见肿治肿，忽视整体观念及辨证施治，往往有害无益。

九、虫积腹痛（蛔虫性肠梗阻）治验

陈某某，男，22岁，开江县靖安乡五村农民。1959年4月20日就诊。

患者素有肠道寄生虫病史。从2年前开始，每逢4月则脐部突然红肿化脓，旋即溃破，大量蛔虫随脓从溃疡口排出，每次达60余条，虫尽伤口自愈，一如常人。今年发病，仅有十余条，蹊跷！

5天前，因脐部伤口初愈，加之饮食失节，夜晚突发全腹剧痛，大便不通，恶心，呕吐蛔虫数条。4天前腹痛有增无减，渐次腹部膨隆，胀满不适，心烦不安，伴高热、汗出。由于大便不通，不敢进食，饥渴交迫。曾用大承气汤一剂，不仅未下，而且腹痛剧增，未敢尽剂。危难之秋，适逢巡回医疗组到达该乡，徐先彬先生闻讯急往诊视。

症见：患者急性病容，单衣裸腹，靠椅半卧，腹大如鼓，阵阵鼓胀，呼号呻吟，力疲声嘶，腹痛拒按，舌苔中心黄浊，质红，脉数有力。西医诊断为"蛔虫性肠梗阻"拟手术治疗，病家拒绝手术，仍求中药保守治疗，试请中医处方。中医拟诊为"虫积腹痛"，治之之法，思之再三。通腑去积，安蛔止痛，确属刻不容缓。按常规，阻塞既坚，理当峻下，但若两坚相搏，而脐部溃疡初愈，恐峻下失势，变证蜂起，又曾用大承气峻下未果而痛反甚，为之佐证，乃改用缓下频进，安蛔、润肠，视其变化而进退。处方：乌梅15克煎汁，蜂蜜60克，兑入频服。傍晚服药后至夜半，自觉腹痛部位逐渐下移，鸡鸣时分产生便意，坐桶解便，终于排出燥屎数枚，蛔虫一束，接着大量蛔虫伴随污浊浆液便倾泻而下，便后胀、痛顿除，排出蛔虫竟300余条！调理数日，其病告愈，随访10年未再复发。

［按］此案称奇，奇在脐部排蛔，奇在定时发病。患者广泛性、不定位性腹部鼓肠，剧痛，腹胀，不大便，无矢气，有呕吐蛔虫史，确诊"蛔虫性肠梗阻"，伴高热、汗出，其症颇重。观舌中心黄浊而不黑燥，切脉象数而有力而不沉实，提示虽有痞硬，但非全属燥矢硬结之候，且前医送服大承气汤不仅不便，反而痛增，佐证药不对症，非峻下所宜。蛔虫寄生于小肠，数量多时，缠结成团，形成虫梗，阻塞肠中，使传化不行，腑气不通，本案虽腹痛剧，心烦热，恶心、呕吐而汗出，但未及手足厥冷而非蛔厥。蛔得酸则伏，徐先生用乌梅以安蛔，虫安则痛减，"滑可去涩"，以蜂蜜频服润肠以通便，涩减，便通，腑气顺而痛，胀顿除。且乌梅、蜂蜜二药合用，酸甘化阴，尤宜于高热持续，饮食俱废者，药力虽缓，其效亦宏。此案证明，中医缓下法亦治西医急腹症。

徐先生该方当时曾在基层推广，该院中医科在方中加入使君子、槟榔、川楝子、白芍、黄连等品，制成蜜乌合剂，用治多种虫痛，每获良效。

十、呃逆重症治验

徐某某，男，34岁，农民。1942年初夏就诊。

患者病因突然咯血，约碗余，无咳喘（未注明其他兼症，故难知出血原因）。次日血止后出现呃逆，且逐渐加剧，竟至呃逆连声不断，昼夜不休，食难下咽，睡不枕席。先后更医数人，皆以旋覆代赭石汤加减，均无效果，乃邀徐先生往诊。此时患者病情颇重，寝食俱废已三日矣。

证见：急性病容，面色苍白，形体消瘦，靠被坐床，呃逆不止，呃声急促，胁肋胀痛，心烦不安，舌质红绛，无苔，脉弦大而涩。

综合脉证，诊为阴虚呃逆。治宜滋阴养血、平肝潜阳。处方：

大生地30克，大麦冬24克，白芍15克，海蛤粉20克，炙甘草6克。

二诊：服上药头煎半小时后，呃减；一剂尽，呃遂全平，开始进食。嘱原方续服一剂。

三诊：口舌津生，予以益胃汤 4 剂，巩固疗效。

［按］呃逆一证，《内经》《金匮要略》皆谓之"哕"，由"客气动膈"，气逆于上所致。本案前医以脾肾阳虚为治，平冲降逆无效。徐先生辨证为阴虚呃逆，滋阴潜阳，大相径庭。病因突然失血，阴液大失，肝失血养而气逆，胃失津润气不降，肝胃失和，气频动膈而呃逆不止。药用大生地养血滋肝，大麦冬生津和胃，白芍、甘草同用，柔肝缓急，佐以海蛤粉潜阳降逆。药仅五味，但量专力宏，求本以治，切中病机，故见效神速。

十一、术后大便失禁治验

周某某，女，77 岁，住院病人。1984 年 8 月 15 日会诊。

患者因腹痛、呕吐，于 1984 年 8 月 4 日就诊，以"急性胃炎""慢性胆囊炎急性发作"收入内科病区住院治疗。经解痉止痛、降逆止呕、对症支持治疗 1 周无好转。查体时于右上腹抽出脓性分泌物，疑为化脓性胆囊炎，急转外科手术治疗。术中发现空肠末端嵌入股环，部分肠段坏死，引发腹膜炎，故做肠段病灶截除。术后饮食俱废，大便失禁，排泄物为稀薄淡黄色浆液，量少，无酸腐味。经抗菌、消炎、收敛、补液等综合治疗，三日无进展，遂下病危通知，并请中医会诊，以希万一。

症见：面黄形瘦，疲惫不堪，合目而卧，难于自动，语音低微，呼吸微弱，奄奄一息。诊：舌淡苔白，脉虚无力。此乃气虚下陷，中阳式微，形食虚脱之危候。法当升阳举陷、益气固脱，补中益气汤化裁。处方：

黄芪 30 克，白术 15 克，人参 5 克（另煎兑服），升麻 6 克，干姜 12 克，肉豆蔻 10 克，煨诃子 12 克，砂仁 8 克，炙甘草 6 克，水煎服。

二诊：上方 2 剂后，大便减至每天 8～10 次，精神状态稍见好转，嘱再守方 4 剂。

三诊：原方 6 剂后，大便减至每天 4 次左右。但突感手足灼热，心中微烦，舌质胖嫩。此系中气渐复，营阴未充，不营四末之候。改弦易辙，予以补中益气，健脾养营，佐以固肠止泻为治。处方：

黄芪 20 克，淮山药 15 克，莲米 15 克，白扁豆 15 克，乌梅 15 克，煨诃子 10 克，甘草 3 克，荷梗 5 寸，北沙参 12 克，芡实 12 克，水煎服。

四诊：上方连服 4 剂，热平，泻止，开始进食少量软食，大便已能自理。遂改服参苓白术散加减，不再更方，继续调理半月后痊愈出院。

［按］此为衷中参西治疗重症验案。入院之静脉补液，坏死组织手术切除。手术之后，大便失禁，虚脱危急之秋，以中药益气固脱，养营举陷，以期阴阳平调，气血循行，升降有序。其用药精当，涩不碍胃，行不破气，养不滋腻，土气冲和，肠道邪去而正安。中西医结合，各取所长，遂使沉疴顿起。

十二、胆道蛔虫病治验

杨某某，男，中年（年龄不详），开江县甘棠公社九大队农民。1974 年 4 月就诊。

患者素有虫积腹痛史。就诊前 3 天，因饮食失节，突发右上腹钻顶样绞痛，阵发性加剧，向右肩胛区放射，伴便秘，恶心，食物难进。发病当日，先后吐蛔虫 3 条，当地治疗无效遂进城就诊。

刻诊：病情同上，舌质红，苔黄浊，脉沉数。因病床满员，乃门诊治疗。患者拒服西药，遂中药治之。中医诊断：虫积腹痛；西医：胆道蛔虫病。治以辛开苦降、安蛔定痛，小陷胸汤加味。处方：

瓜蒌籽 15 克，法夏 10 克，黄连 6 克，枳实 12 克，川楝子 12 克，大黄 12 克，桃仁 10 克，花椒 20 粒。

傍晚服药，连进 3 次，凌晨解便甚多，伴有蛔虫，疼痛大减。次日能进稀粥。原方去法夏、花椒、大黄，加使君子、雷丸服之，下蛔虫百余条，患者及家人骇然。排虫之后疼痛释然而痊愈。

［按］小陷胸汤系汉·张仲景《伤寒论》方，主治正在心下，按之则痛，脉浮滑者，小陷胸汤主之（《伤寒论》第 138 条）。原用于痰热互结的心下痞硬，按之则痛为特征的小结胸病。徐先生不以常法椒梅四逆汤或乌梅丸类而用小陷胸汤治疗蛔虫性腹痛，可谓独辟蹊径，别具一格。盖方中半夏辛开，化痰（浊）蠲饮；黄连苦寒，清热燥湿；瓜蒌籽甘寒滑润，清热散结，通便涤痰。三药合用，痰热分消，结胸悉平。此患者苔黄且浊，舌红脉沉，痰（浊邪）热互结心下（上腹部），切中小陷胸证之病机，以之加味用于安蛔定痛，泄热通便，除痞降逆而获奇效。徐先生旁征博引，从清代名医叶香岩《外感温热病篇》中悟出了大多数胆道蛔虫病患者，都系湿热内聚，有黄浊苔的体征，从而可用小陷胸肠治疗的依据。叶天士说："再人之体，脘在腹上，其地处于中，按之痛，或自痛，或痞胀，当用苦泄，以及入腹近也。必验之于苦，或黄或浊，可与小陷胸汤，或泻心汤。"仲景、香岩、先彬君虽不能同日而语，但英雄所见略同。

十三、瘰疬（颈淋巴结核）治验一

程某某，男，22 岁，教师。1985 年 8 月 4 日初诊。

患者右侧颈部有粘连性瘰疬伴同侧枕后疼痛 5 年。日发数次，时轻时重，情绪及气候变化时症状加重。因正值弱冠之年，一直坚持工作，未予高度重视。近年渐觉体倦，神疲，睡眠尚可，食欲正常，二便自调。曾于当地医院多次检查，未予确诊，仅对症治疗，嘱服"止痛片"可暂时缓解，现已增量，且得效一时，故于暑假探亲之际转求中医治疗。

患者面色微苍，郁郁寡欢，倦怠乏力，舌质微红，边有齿痕，苔白，脉缓。查：颈右侧有 2 厘米×3 厘米大小粘连性肿块一枚，按之坚硬不移。此为痰瘀互结，滞于络脉所致，宜化瘀活血、消肿散结。处方：猫爪草 60 克，夏枯草 40 克，莪术 15 克。

二诊：上药 4 剂，病消过半，头痛大减，原方加浙贝母 10 克软坚化痰，续服 4 剂。

三诊：病肿全消，头痛亦除。但觉痛处不适，此为久病伤正，余邪未尽，改用和解少阳法，小柴胡汤加减。处方：

柴胡 6 克，沙参 15 克，法夏 10 克，郁金 10 克，浙贝母 10 克，猫爪草 30 克，甘草 5 克。4 剂。药后诸症消失，平复如初，随访未见复发。

［按］瘰疬，即现代医学淋巴结核，为结核分枝杆菌所致。中医认为与痰瘀互结有关，正如《石室秘录》所说："有痰块于颈，坚硬如石，久则变成瘰疬……盖此证多起于痰，痰块之生，所起于郁，未有不郁而生痰，无痰而成瘰疬者也。"徐先生重用猫爪草治疗瘰疬，不落俗套，并制成膏剂，内服同时局部外用，内外同治，每多奇效，有是证者不妨一试，勿轻视而忽而不用也。

十四、瘰疬（颈淋巴结核）治验二

唐某，男，12 岁，学生。1986 年 1 月 12 日初诊。

患者 3 年前因左侧颈部瘰疬失治，留下粗大瘢痕，因此带来心理上的极大创伤。3 月前距瘢痕 1 厘米处及右侧对应部位，突然先后出现瘰疬 3～5 枚，并迅速增大，大如樱桃，小似黄豆，触之滑动，肤色不变，患处隐痛，家人大骇，遂求徐先生治之。

症见：面色黄晦，形体消瘦，精神抑郁，舌淡苔白，舌下青筋显露，脉缓乏力。余症同上，证属痰瘀互结，气血不足，正虚邪实。治宜化痰行瘀，散结消肿，佐以益气养血，方用猫夏二陈汤主之。处方：

猫爪草60克，夏枯草20克，青皮10克，陈皮10克，法夏10克，茯苓12克，莪术15克，柴胡6克，党参12克，甘草3克，川芎10克。

每日1剂，4剂1疗程，连服两个疗程。

二诊：药后右侧肿核全部消散，左侧消散约1/2。原方去夏枯草加黄芪20克，川芎10克，续服两个疗程。

三诊：药后瘰疬全消，遂以归芍六君子汤调理半月以巩固疗效。观察两年，未再复发。

［按］瘰疬多见于儿童及青少年，该病未溃难消，已溃难敛，此愈彼复，反复难愈。颈部瘰疬，如珠成串，俗有"九子烂羊"之称。徐先生在《医宗金鉴》攻坚二陈汤用治胞生痰核的基础上引申其义，自拟猫夏二陈汤，用于治疗颈淋巴结核，从1982年始，6年间门诊观察100余例，效果良好。临床上体会到：该病缠绵难愈宜按疗程治疗；心情愉快、肝脾调和有助于该病的康复；忌辛辣厚味，以免助湿生痰；肿核消退，宜健脾助运以巩固疗效。

十五、脚气病（维生素B₁缺乏症）治验

唐某某，男，28岁。1942年6月初诊。

患者双脚软弱，胫肿，趾缝溢黄水3月。诊见形体清瘦，面黄少华，两脚及小腿肿大微红，足背近趾缝处各有数条裂痕，溢出黄水，久不收敛，着地即痛，行走不便。伴食欲不振，心烦不安，尿量减少（舌脉缺如），缠绵未愈，苦不堪言。徐先生诊之：脚气病中之"湿脚气"，以上海某名医之验方治之：

大红枣500克，生花生米（留红皮）500克，两味同煮，随意服食，食完为止。

二诊：嘱服红枣花生汤1剂后，肿消大半，黄色分泌物自止，疼痛消失，续服1剂，疾病痊愈。随访3月，未见复发。

［按］《外台秘要》谓"晋宋之前，名为缓风，古来无脚气名。"脚气之名，始于晋末，唐之《备急千金要方》《外台秘要》两书提出了"湿脚气""干脚气""脚气冲心"三种类型。其发病与感受风毒、暑湿、寒邪、居处卑湿、肥甘过度、肾精亏虚等多种因素休戚相关。本案归属"湿脚气"范畴，因湿而得。徐先生以食疗为法，健脾运湿，不药而愈，价廉功信，值得效法。据报道，徐老运用红枣花生汤曾治愈20余例，效果是确切的。尚须注意：食欲不振或时值炎夏，勿过食伤胃；不善甜食者，可加入适量黄豆芽同煮；若食后腹胀明显者，酌减花生米，加入适量黄豆芽，食后可酌服干酵母片。

十六、脂肪泻治验

何某某，女，22岁，小学教师。因反复进食油腻之品即腹泻2年，于1964年4月就诊。

患者2年前因食肉类及油腻食物后出现腹泻，量少，清稀如油，连泻数次，即止。因泻忌油脂，脂肪摄入量极少，乃至常感胃中嘈杂，又酷嗜肉食，然食后必泻，深感苦恼，遂求治于徐先彬先生。

症见：慢性病容，肤色萎黄，形容枯槁，发枯唇淡，体倦乏力，精神萎靡不振，舌淡，苔白，

脉象缓弱。诊为脂肪泻,采用以脏补脏的食疗法,用自拟猪胰汤治之。

治法:猪胰脏1条,洗净切碎,加生姜60克,冰糖适量,文火蒸熟,酌量食之,一次不行,再分次食之,以食后胃内舒适为宜。不喜甘味者,可去冰糖,改用食盐或酱油拌制,但不宜过咸。连服猪胰脏3条,腹泻止,尔后进食脂肪类食物,不再腹泻。随访18年未再复发。

〔按〕脂肪泻是一种慢性消化道疾病,主要特点是:进食肉类、食用油以及其他脂质类食物如花生米、芝麻、向日葵、核桃仁等,即发生腹泻。泻出物为油样清稀便或泡沫便,量少,有的伴腹痛,连续泻下3～5次,直至进食的脂质类食物排空方止。徐先生针对此病,从中医脏器疗法中"以肾补肾""以髓补髓""以肝养肝"的方法中悟出"以胰补脾"的思路,运用猪胰汤治脂肪泻,先后观察5例,除1例外均获痊愈,随访5～18年未见复发。汤中胰脏促进胰脂酶的分泌,生姜辛温,振奋胃肠,增加小肠吸收功能。吸收之运,分解之化,相互为用,后天之本转枢有节,泌清别浊,各司其职,其泻乃止。

第三节　徐祖辉医案

一、阳虚水泛治验

黄某某,男,63岁。因头面四肢及腹部高度水肿,于原达县地区职工医院求徐祖辉先生就诊(日期不详)。

患者全身浮肿,按之凹陷不易恢复,阴囊及阴茎均肿大,食欲不振,食后腹胀,咳嗽痰稀,精神委顿,形寒肢冷,尿少而清,面色㿠白,舌淡,苔白腻,脉象微细。拟诊为阳虚水泛所致之"阴水",宜温阳利水。处方:

制附子(先煎)12克,苍术15克,干姜5克,陈皮10克,槟榔12克,细辛5克,丑牛12克,茯苓皮15克,泽泻12克,生姜10克,水煎服,4剂。

二诊:上药4剂后,症状同前。徐先生思之,诊断无误,治之不瘥,系杯水车薪,药轻病重,药不胜病,非重剂不能捣其巢穴,遂循序渐进,酌情守方而增量视察之。附片用30克,干姜加倍,增其温阳之力,4剂。

三诊:上方4剂后,小便有所增加,乃将雄片(即制附片)加至50克,干姜加至20克,药味不变,4剂。

四诊:上方4剂后,全身水肿明显消退,病情迅速好转,乃原方进退10余剂,病告痊愈。

〔按〕本案病史不详,似属现代医学"慢性肾炎"范畴。肾阳亏虚,气化不利,湿遏脾土,肾失开阖,脾失运化,膀胱气化失司,三焦决渎失职,水泛肌肤,全身浮肿;面色㿠白、形寒肢冷、舌淡苔腻、脉象微细等均为阳虚之候。徐先生以真武汤化裁,守方之中视其病情调剂药量,使气化则湿化,阳复则水行,不轻易改弦易辙而收功。徐先生用药精练,稳、准、猛的特点,此案可窥见一斑。

二、阴阳毒(红斑狼疮)治验

龚某某,女,35岁,本院明工。因颜面皮肤鳞屑状红斑,请徐祖辉先生就诊(时间不详)。

患者面、鼻、前额等部位皮肤均有粘着鳞屑状的鲜红色斑片，伴有发热，关节疼痛，烦躁，口干喜饮，舌质红，苔黄腻，脉滑数，于某医院诊断为"系统性红斑狼疮"。西医治疗无效，转求服用中药。徐先生认为系热毒炽盛，湿邪郁遏，宜清热解毒、除湿通络。

处方：

生地 15 克，丹皮 10 克，土茯苓 150 克，全蝎 12 克（碾末兑服），赤芍 12 克，白花蛇舌草 30 克，蚕砂 10 克，黄柏 15 克，六一散 20 克（包煎）。

以此为基础方，随症加减，服 20 余剂而愈，5 年随访，未见复发。

［按］系统性红斑狼疮，作为一种自身免疫性、累及多脏器系统的不明原因的炎症性结缔组织病变，好发于 20～40 岁的中青年，女性居多，尤其是育龄妇女。根据其皮肤及黏膜损害的特征、发热、非畸形，性侵蚀性关节炎及实验室检查，西医诊断不难。中医对此难于以某一独立的病证与之对应，似属"阴阳毒""鬼脸疮""蝴蝶丹"等范畴，如汉·张仲景《金匮要略》所述："阳毒之为病，面赤斑斑如锦纹"。热为阳毒，湿为阴毒，湿热火毒（火为热之渐）袭表犯卫，燔炽营血，损伤皮肉筋脉，而诸症生焉。徐先生以土茯苓、白花蛇舌草清热解毒、除湿、利关节，生地、丹皮凉血解毒，赤芍、全蝎、晚蚕沙、黄柏、六一散活血、搜风、解毒、散结、除湿清热。十药合用，共奏清热凉血、解毒除湿、通络止痛之功。徐氏方中土茯苓用至 150 克，旨在量专力宏。土茯苓为菝葜块根，因其性味甘、淡、平，用量小则疗效微，《本草纲目》记载土茯苓能"健脾胃，强筋骨，去风湿，利关节，止泄泻，治拘挛骨痛，恶疮痈肿，解汞粉银朱毒，瘰疬疮肿"。徐氏用之治红斑狼疮，其效果不仅与辨证关系密切，而且与用量大小休戚相关。

三、胃下垂治验

钱某某，男，45 岁，干部。因脘腹坠胀、食欲不振.（时间不详）经某医院检查胃下垂 12 公分，经多家医院中、西药物治疗，4 年难愈，遂转求徐祖辉先生。

患者面色少华，形瘦身倦，舌淡，苔白滑多津。考前医用药（西药不详）多系补中益气汤加减，徐氏改用振奋中阳、疏理气机、升阳举陷为法。

处方：

制乌附片（先煎）15 克，干姜 10 克，太子参 20 克，苍术 15 克，枳实 10 克，槟榔片 10 克，砂仁 10 克，柴胡 10 克，升麻 10 克，甘草 6 克，水煎服。

以此方为基础，服药近百剂，症状消失，复查胃上升至正常体位。

［按］胃下垂，因中气下陷，补中益气为常法，治之无效。徐氏在此基础上加入温养脾胃之姜、附培补中阳，寓附子理中汤意。欲速而不达，服药百剂方使痼疾得愈。

第四节　陈福安医案

一、麻黄汤证治验

1969 年，新年伊始，春寒料峭。节后农村春耕生产便拉开了序幕。

身为"回乡知青"，我在老家务农。

闻及队上一位孤儿，病重卧床不起，十分可怜。

当年，劳动之余苦学中医，我正在死啃着一大堆中医古籍，学《内经》《神农本草经》，诵《伤寒论》《金匮要略》中的《长沙方歌》《金匮歌括》等等。

一种恻隐之心驱使着我，跃跃欲试，为其治病！

收工后，敲开了他那半掩着的破败木门。见其蜷缩在稻草铺就的木床上，盖着厚厚的破棉被。

症见：怕冷、发烧、气喘、身疼、无汗。扪其肌肤，"体若藩炭！"这不是《伤寒论》里表实证的"麻黄汤证"吗？！

书上讲，太阳表虚的桂枝汤证是恶风、有汗，脉浮缓，麻黄汤证是恶寒、发热、身疼、无汗，脉浮紧。不懂诊脉，仅凭其症状自告奋勇为之处方！

"你会开单子吗？"他表示诧异。

我告诉他，试一试吧！

清·陈修园的《长沙方歌》云："七十杏仁三两麻，一甘二桂效堪夸。喘而无汗头身痛，温服休教粥到牙。"他的症状与之完全吻合。于是，原原本本，照本宣科，开了一剂麻黄汤。剂量，汉代方中的一两我开为一钱，但七十杏仁多重呢？五钱吧！处方：

麻黄三钱，桂枝二钱，杏仁五钱，甘草一钱。

请其叔父上街购回，并代煎之。

次晨，发现他披着棉袄在室外散步了！

得悉药后通身大汗，烧退了，不疼了、不喘了、不觉寒热了，诸证若失！真是："体若藩炭，汗出而散"！

验其药渣，五钱杏仁共五十四粒。

询其药费，人民币仅九分钱！

因经济拮据，也不懂病后调理，未再剂。

［按］此系自学中医，我平生治病第一方。当年，并不懂中医的四诊八纲，亦不识得浮紧脉。按如今的规范化管理，是没有处方权的。但出于善心，大胆尝试。用麻黄汤发汗解表，宣肺平喘，"体若藩炭，汗出而散"（《素问.生气通天论》）居然对症！重症感冒，花费不足一毛钱告愈。此人至今健在，儿孙满堂，与我仍十分友好。

二、四逆散治疗胆道疾病验案

四逆散，也是《伤寒论》方，内含芍药甘草汤，可以解痉止痛，用途甚广。前述有《加味四逆散治疗慢性胃炎 52 例》报告。用其治疗胆石症，也有良效，兹举二例。

（一）胆石症治验

病员潘某某，女，46 岁，香港居民。

因体检发现胆囊结石 1 年，不愿手术，欲保守治疗。2013 年 2 月 4 日前来广华医院——香港中文大学中医药临床研究服务中心就诊。

除右上腹痞满不适，余无其他明显症状。纳、眠可，二便调，月经正常。

查：舌尖红，苔薄黄，脉弦缓。BP：113/63 毫米汞柱，P：65 次 / 分。

2012 年 7 月 13 日，于某检测中心肝胆超声波检查，提示发现数个细小胆石。

辨证：湿热瘀滞。

治法：清热、祛湿、化瘀。

处方（冲剂）：四逆散 15 克，鸡内金 9 克，郁金 9 克，海金砂 20 克，金钱草 30 克，大黄 9 克，丹参 20 克。3 剂。

冲剂逊于汤剂，嘱散剂缓图。

月经来潮时，去大黄加生地、黄芩、续断。腹痛时加玄胡、苏梗。

先后就诊 27 次，自觉症状完全消失。

2013 年 7 月 15 日，于同一检测中心、同一医生、同一套设备复查肝胆超声波。结论：胆囊未查见结石。

［按］胆囊结石超声诊断准确率可达 95% 以上。一因胆囊的形态清晰，可见到腔内的一个或多个强回声光团；二因该光团可随体位改变而沿重力方向移动；三因光团后方可见与光团直径相应的清晰的直线型浓黑声影。三大特征是其诊断的可靠依据。该患者的超声检测报告出自专业的检测机构，同时注意了四同：同一单位、同一医生、同一设备、同一病人。误差极小，结果可信。

鉴于：（1）胆囊解剖结构的原因——颈管相续几乎呈直角；（2）胆囊内胆石可随体位改变而沿重力方向移动，故囊内结石的排出较胆总管结石要困难一些；（3）据美国俄亥俄州上世纪一项临床研究报告，他们对 60 岁以上的 1 000 多位老人胆囊切除后与未切除的对照组进行了长达 10 年的观察，发现胆囊切除术后诱发升结肠癌的概率增加 6%；（4）加之胆总管内径一般可 6～8 毫米。考虑细小结石保守治疗有一定可行性。故接受了病人的请求。用经方四逆散加化瘀、散结、通腑之品，给结石以出路，从肠道排出体外。

中药冲剂固然方便，但加工过程难免影响有效成分，建议汤剂为宜。

（二）胆道蛔虫病治验

病员李某某，女，75 岁，成都某厂退休职工。右上腹胀痛不适半年，于 1999 年某月前来成都市中医医院求诊。

患者系某国营大厂退休职工。因右上腹胀痛不适曾于该厂职工医院就诊。以"胃病"治疗，效果不显。后经 B 超检查，发现胆总管内有一条索状物，导致了不完全性梗阻，疑是一条已死的蛔虫，建议手术治疗。

为进一步明确诊断，她经某大学附属医院复查 B 超，仍倾向于虫体梗阻，仍建议手术治疗。

但考虑老太年老体弱，不耐手术，乃转求中医。仍用加味四逆散解痉（扩张胆总管），行气、通下、佐以调和肝脾论治。四诊后自觉症状完全消失。再于前述两家医院复查，胆总管条索状物消失。

因系门诊病员，未存 B 超报告，列此仅供参考。

［按］"六腑以通为用"。四逆散中的芍药甘草汤，经实验研究，对横纹肌、括约肌均有解痉作用。再配以疏肝理气、通腑润下、健脾护胃之品，胆腑通，异物出，病员免除了手术之苦。中医西医，各有千秋。

三、功能性低热治验

徐某某，女，33 岁，上海某大学教师，2002 年春就诊。

患者因低热多年，神倦，难寐等症于上海中西医治疗，无明显好转。

作为骨干教师，学校破例准予国内其他地方治疗，报销医疗费（当时全国尚未实行跨区医疗保险）。她选择了誉为"中医之乡、中药之库"的四川成都。寄宿在郫县一位阿姨家（她父亲在上海工作时的一位同事）。先后在市内两家大医院门诊部进行中医治疗，历经月余，亦无起色，心灰意冷，准备打道回府。

该阿姨见状，提议不妨去成都市中医医院一试，（注：当时尚未成立成都中医名医馆）。于是2002年春便自郫县乘出租车前来市中医医院院门诊部。从荐医栏选挂了我的门诊号。

面容憔悴，衣着厚实，少言寡语，一位老太陪同就诊。

患者潮热，无汗，倦怠乏力，夜间心烦，难于入睡。食欲较差，二便尚可。体温正常，舌质淡红，少苔，其脉不浮不数。

诊断：西医：功能性低热。中医：虚劳，气虚发热。

治疗："形不足者，温之以气。"予以甘温除热，阴阳平补，方用李东垣补中益气汤配二至丸加减。

因每周仅周一、周五上午两次门诊，故处方三剂，属其药后复诊。

患者衣着简朴、行为拘谨、划价、取药等都是老太忙乎，初次给人印象是一对入城就诊的乡下母女。

二诊，药后症状变化不大，仅觉夜间平静一点，虽感身热，但可入睡。希望多开几剂，每周复诊一次。方得知住在郫县，往返辛苦，乃原方进退，五剂。

三诊，患者话语增多，普通话。自觉夜间仍感烦热，但精神有所改善。详细询问既往病史，方知是一位来自上海的病人。

出示的诸多医生处方，用药多为滋阴清热、滋阴潜阳、补气补血、或清热解郁疏肝之品。

上海的血常规报告提示：白细胞 $2.6 \sim 3.0 \times 10^9/$ 升左右，血红蛋白：$8 \sim 9$ 克 / 升。

话说病见起色，便有了信心。不忍麻烦郫县阿姨，乃在红星路沿线交通方便的磨子桥附近租了一套一室一厅的民房，住下来自己熬药，坚持治疗。租金每月 650 元。

处方仍以补中益气汤为主，加服复方阿胶浆。

连续治疗 3 个多月，血常规检查：白细胞增至 $4.0 \times 10^9/$ 升以上，血红蛋白升至 10 克 / 升以上。肤色转佳，精神好转，睡眠及发热明显减轻，嘱可返沪调理。但病员担心"复发"，不愿离开。

为方便病人，提供了医院办公室传真号，叮嘱回上海后每月检查一次血常规，传来报告，免费予以处方。

病员回上海后，经继续治疗，由全休假渐至转为半休假，最后恢复了全天上班。其家人十分感激，诙谐地称我是她疾病的"终结者"（影片名）。

2006 年，我仍在香港上班。四川评选十大名中医，我被初选列入 60 强，程序之一是在《四川在线评论》栏目，网上投票。2006 年 8 月 26 日 22：33：43 有条评论："陈医生：网络拥塞，我投不进票。1988 年以来，我在上海看过许多名医。直到 2002 年，在你这儿，我才真正得到了中医的同时，我亦感谢上天对我的厚爱。你是当之无愧的名中医！"后来得知是他们发出的。

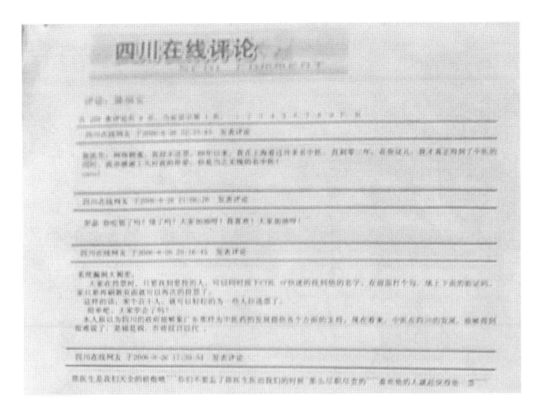

录自《四川在线评论》（2006 年 8 月 26 日 22:33:43 发表评论）

至今二十余年，该病未再复发。（注：因其他疾病，尔后不辞辛苦，曾多次往返香港及成都就诊）

［按］"它山之石可以攻玉，断流之水，可以鉴形。"功能性低热，病因较多，拜读前医之方，无不道理。但劳而无功，何也？对此患者，药不对症也。阴虚发热，临床常见，气虚发热者盖寡。患者春季就诊，虽春寒料峭，可见畏寒，但形神淡漠，形容憔悴，倦怠无力，脉来不浮不数，一派气虚乃至阳虚之象。谚云："前车之鉴，后事之师。"改用甘温除热法治之。慢病守方，终获良效。

四、老年夜游症治验

夜游症，又称睡行症或梦游症，指发生在睡眠期间的觉醒障碍，是一种神经性疾病。虽 好发于儿童，但老年人也难幸免。

曾遇一位年近八旬的长者，书法界的知名学者殷某某，患此病后甚为苦恼。先后于某大学附属医院三次住院。第三次犯病跌倒时，头皮被缝合了十三针！尔后，睡觉时便系上安全带，以防不测。

一个偶然的机会，他的老伴遇见几十年来未曾谋面的一位初中同学谈及此事。该同学任我院一位科主任。经介绍前来就诊。

痰蒙清窍，可致觉醒障碍，于是以痰论治，方用导痰汤为主方加减，开窍醒脑。

坚持服药后，其精神状态、睡眠质量等均有好转，夜晚睡觉去掉安全带，观察一段时间也未再发生意外，十分高兴。自此以后，未再复发。

殷老挥毫泼墨，以诗致谢，送我一条幅："妙手笔点草木兵，挥旌鏖战病魔群。留得人间福安在，多插杏枝一谢君。"

2003 年我出版《疑难杂病证治精华》时，登门拜访，欲将其条幅作为病友代表作，载入书中。老人家十分乐意，但谦虚地认为那幅字不太理想，执意即兴另写了一幅。后来，出版社仍选择了第一幅。认为其字更潇洒自如。

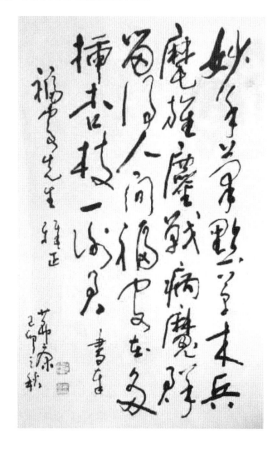

第一幅

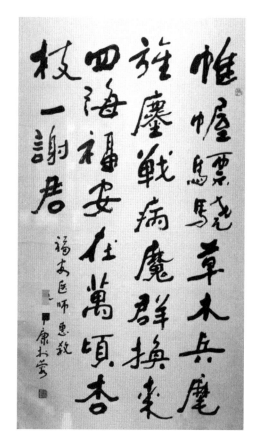

第二幅

［按］怪病多因痰作祟。

五、不寐症治验

20 世纪 90 年代中期，某年暑假。渠县三汇镇小学王某碧老师生病，经人介绍，不辞辛苦，到达州市求诊。

王老师有洁癖，拒食外制食物，前来就诊时自带煤油炉及餐具。不仅如此，方向感极差，穿街过巷，自备坐标纸注明方向。

其丈夫因故去世，对其精神打击很大，通宵达旦，难以安眠。就诊时，据其舌、脉等体征，认为痰热内扰，心神不宁。方用苏叶黄连温胆汤处之。

该方坚持服用，其病告愈。

后来其子因打球时颅脑受伤，去重庆检查返回后前来就诊，坚持中药治疗。康复后顺利地考上了大学。

因其家庭经济困难，母子前来就诊，单位均免费处方。

二十多年过去了，2017 年的一天，东华三院黄大仙医院——香港浸会大学中医药临床研究中心办公室接到一个内地来电，指名找我。方知来电者正是那位王老师！

电话得悉，她儿子大学毕业后现在深圳开公司，现一家三代其乐融融。言一直有个心愿未了，就是答谢我当年的恩德。认为没有我当年的关照，就没有他们的今天。并教育儿孙，要知恩报恩。因我 1998 年已调离成都，她一直打听未果，后来在我原单位一个职工处得悉我在港电话。两层意思：一是报恩，欲安排儿子接我去深圳作客；二是"献方"！居然将我给她的处方一直保存着，并曾将其处方抄给相同病人服用，也言有效，故认为是"秘方"，要"献"给我继续研究治疗更多的病人。

多么朴实、诚恳、可敬的老百姓啊！

我十分感慨！告诉她，治病救人，是医生的天职，不用答谢。该处方，常用方，谢谢好意，不用"献"了。

［按］明·冯梦龙《警世恒言》曰："救人一命，胜造七级浮屠"。

六、脱发验案二则

脱发的防治，可谓五花八门，此列二案。

（一）全秃

2002 年春暖花开时节，门诊来了一位 41 岁的男性患者，言其是为了两岁的女儿来治病的，我感诧异。

患者告诉我，自己已脱发多年，结婚前基本秃头，光头已习以为常。但结婚生子后为在爱女面前保持良好形象，于是全年都戴着帽子，不分春、夏、秋、冬，不分白天、黑夜。以致女儿两岁多了，还不知道爸爸是个秃子。

几天前，风和日丽时一家三口畅游了成都郊县蒲江的朝阳湖。朝阳湖，风光秀丽，但弯道较多。当其驾驶的小船驶过一个弯道时，不经意间，迎面一阵清风，将帽子掀掉了！女儿突然见是秃头的爸，一声惊叫，吓得大哭起来，顿时父母亦不知所措。回家后，患者决心要治一治了。

患者体健，形体偏胖，舌质偏红，脉弦滑。考虑血热生风，内外兼治。

内服药：生地黄、牡丹皮、当归、侧柏叶、女贞子、旱莲草、黑芝麻、白蒺藜等为主，酌加制何首乌、菟丝子。每日一剂，或一周五剂。

外用药：当归 30 克、侧柏叶 150 克、女贞子 50 克、墨旱莲 100 克。熬水 2 000 毫升，每次 1 000 毫升，夜间乘热浸毛巾敷头部，凉后加温。不用冲洗，待干后，布帽隔离。晨起再清水冲洗。另一半药液次日备用。坚持每晚熏洗一次。

患者很有决心，坚持近半年，长出了满头秀发，仪表更亮，十分欣慰。

（二）老年斑秃

2006 年，供职香港时，广华医院一位护士（曾是我的病人）介绍其母（原籍上海人）前来中医药临床研究中心诊治不寐症。改善后，又动员她治疗多年的脱发症。

其母先是拒绝，认为大把年纪了（60 多岁），治啥。我亦表示，年纪大了，脱发自然，不治亦可。

后来其母接受治疗后，归侧六味地黄丸、二至丸加减滋养肝肾，养血生发，外用洗（同全秃案），效果良好。女儿欣慰地提供了其母亲治疗前后的照片。

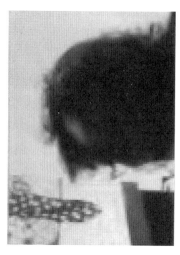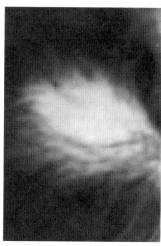

治疗前

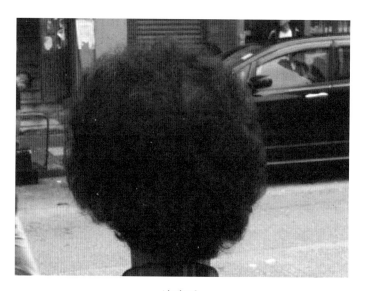

治疗后

[按] 斑秃系脱发之一。脱发，属皮肤专科，病因复杂。①与血有关。"发为血之余"（《内经》）。"血盛则发润，血衰则发衰"（明·李梴《医学入门》）。"血盛则荣于发，则须发美；若气血虚弱，经脉虚竭，不能荣发，故须发脱落"（王肯堂·《证治准绳》）。"发乃血之余。焦枯者血不足也；忽然脱落，头皮多痒，须眉并落者，乃血热生风，风木摇动之象也；病后、疮后、产后发落者，精血耗损，无以荣养所致也。"（清·《冯氏锦囊秘录》）王清任《医林改错》则指出："……不知皮里肉外，血淤阻塞血路，新血不能养发，故发脱落。无病脱落，亦是血淤。"可见血虚、血燥、血热、血淤均可令脱发。②与肾有关。"女子七岁，肾气盛，齿更发长；五七……面始焦，发始堕。""男子八岁，肾气实，发长齿更……五八，肾气衰，发堕齿稿……八八，则齿发去"。（《内经·上古天真论》）"肾者……，其华在发"（《素问·六节藏象论》）。③与肺相关。"肺者，其华在毛，"（华：外在表露之意，见《素问·六节藏象论》）。综上所述，毛发的生、长、荣、萎与精、气、血、脏腑均有关系，其中任何一个环节发生障碍，均能致使毛发病变，乃至脱落。

本例患者，年过六旬，肾始衰，发始堕。故以滋肾为主，佐以养血，内外兼治，始获良效。

第三章 妇科疾病

陈福安医案

一、节食致月经后期治验

爱美之心，人皆有之，纤体降脂，瘦身健美，无可厚非。不仅现代如此，早在两千多年前的中医古籍《黄帝内经》中便有了相关瘦身的记载。历史上将肥胖者分为"脂人""膏人""肉人"3种类型，并指出其病机是"肝虚，肾虚，脾虚，令人体重烦冤"。

当前林林总总的纤体瘦身方法中包括节食瘦身。但节食不当，易生它病。笔者临床上曾处治了一位因节食致继发性闭经的在校学生。

患者，吴某某，女，22岁，香港某高校学生，未婚。2005年7月7日于广华医院—香港中文大学中医药临床研究服务中心就诊。

主诉：月经紊乱半年，停经2月。

该生为求形体更美，半年前因节食减肥而致月经周期延长，经期缩短，经量减少。末次月经2005年4月5日，近2月，月经全无。无性经验史。曾服用其他中西药物，调经无效。因即将赴英国学习，故心理压力较大。体倦，心烦，大便二日一行。

既往有甲亢病史，2005年4月8日已停药。

一般情况：身高172厘米，体重60.9千克，BMI：20.6，BP：123/60毫米汞柱，P：18次/分。

舌体正常，舌质红，舌苔薄白，脉弦缓。

诊断：继发性闭经。

治则：疏肝理脾，养血调经。

方药：黑逍遥散加减（冲剂）

生地黄5克，柴胡4克，薄荷3克，郁金3克，全当归5克，白芍5克，白术4克，茯苓4克，泽兰4克，益母草4克，丹参4克，甘草4克。

三剂，一日一剂，饭后冲服。

2005年7月12日，二诊。

药进3剂，病情无变化。时感头痛、乏力、心悸、泛恶、大便微溏。血压偏低（94/50毫米汞柱），舌脉同前。上方去郁金，加黄芪5克，竹茹3克，川芎4克，三剂。

2005 年 7 月 14 日，三诊。

恶心、头痛好转，心悸减轻。大便不调，乳房微胀，带下量少。血压好转（107/56 毫米汞柱），苔薄，脉缓。病有转机，改粉剂为汤剂以加大药力。

处方：

柴胡 15 克，当归尾 15 克，赤芍 15 克，泽兰 12 克，益母草 15 克，郁金 15 克，香附 10 克，桑叶 15 克，黑芝麻 30 克，延胡 15 克，生地 30 克，薏苡仁 30 克，甘草 10 克。三剂。

2005 年 7 月 19 日，四诊。

头痛、呕逆止，心悸、倦怠明显好转，乳房及小腹微胀，白带增多，大便好转。改弦更张，益气活血，佐以止带。

处方：

党参 30 克，炙黄芪 30 克，熟地 30 克，当归 15 克，白芍 20 克，川芎 12 克，桃仁 10 克，红花 10 克，益母草 15 克，泽兰 15 克，香附 6 克，银杏 15 克，甘草 10 克，四剂。

2005 年 7 月 26 日，五诊。

7 月 21 日月经来潮，量少，色红，有块，无腹痛。心悸消失，大便好转，舌淡红，苔薄白，脉缓。

原方去桃仁，红花，加鸡血藤养血活血，二剂。

2005 年 7 月 28 日，六诊。

月经已净，余症基本消失。调补气血，以八珍汤加姜枣主之，二剂。

患者于 8 月上旬愉快地赴英留学。

嘱合理饮食，随备成药以巩固疗效。

二、类风湿性关节炎伴继发性闭经治验

患者，中文名李某某，女，37 岁，日本籍，文员，未婚。

2005 年 6 月 2 日于广华医院—香港中文大学中医药临床研究服务中心求诊。

主诉：大便结燥反复 10 年，四肢关节肿痛 7 年，停经 2 月。

患者 10 年前始见大便难，1 年前病情加重，每隔 1～2 周须灌肠通便。纳呆，腹胀痛。结肠镜检，未见异常。7 年前四肢小关节肿痛，渐至变形，气候变化时痛剧。西医检查确诊为"类风湿性关节炎"，曾服类固醇等药治疗，因副作用大，已停药 1 年半。月经紊乱，经量渐少，末次月经 2005 年 4 月 16 日。

曾先后辗转中国内地、中国香港、加拿大等地工作。平时工作压力大，精神倦怠，夜寐欠佳。1999 年曾于加拿大行子宫肌瘤切除术。

一般情况：形体尪羸，身高 165 厘米，体重 50.5 千克，BMI：18.5，BP：106/51 毫米汞柱，lmp：2005 年 4 月 16 日。舌尖红，裂纹，苔白腻，脉弦缓。

诊断：1. 便秘；2. 尪痹；3. 继发性闭经。

治疗：气血双补，润肠通便，消肿止痛，养营调经。

处方：

炙黄芪 30 克，当归 15 克，生地 20 克，玄参 30 克，麦冬 15 克，柏子仁 15 克，丹参 20 克，肿节风 20 克，鹿衔草 20 克，防己 12 克，柴胡 15 克，白芍 15 克，枳实 15 克，甘草 10 克，三剂。饭

后服药。

因工作繁忙，不定期复诊。

2005 年 8 月 9 日，十五诊。

加减服药两月，大便好转，上肢关节肿胀减轻，下肢痛减，纳眠可，但历经 4 个月仍无月经。

气血亏虚，加太子参或人参，鸡血藤，益母草等益气养血以滋化源。

2006 年 2 月 23 日，三十九诊。

患者坚持治疗，喜见效果，2006 年 2 月 7 日月经来潮，色红，量中，经期 5 天。原方寓圣愈汤意，击鼓再进。

2006 年 3 月 24 日月经再至。

4 月份因事离港。

2006 年 8 月 22 日，四十五诊。

前 3 月，月经完全恢复正常，lmp 分别是：2006 年 6 月 16 日，2006 年 7 月 18 日，2006 年 8 月 18 日，血色、经期如常，无痛经。

不久，喜结良缘。便秘，痹病均有所改善。

三、脱疽伴月经后期治验

患者，姚某某，女，26 岁，已婚，香港居民。

2006 年 11 月 1 日以"双下肢溃疡疼痛 3+ 月"于东华三院黄大仙医院—香港浸会大学王李名珍中医药临床研究服务中心求诊。

患者 3 月前始见双脚踝关节周围及脚背红肿热痛，局部皮损，渐至溃烂。曾于某医院住院治疗。西医拟诊"血管炎"。病员因病势较重，疼痛难忍，胃胀、嗳气，影响睡眠，乃转求中医，结合治疗。

虽属外科疾病，但"有诸内必形诸外"，应病人要求。予以接诊治疗。

痛苦病容，被动体位，轮椅推入，下肢疼痛，上腹不适。

一般情况：身高 157 厘米，体重 47.5 千克，BMI：19.3，P：81 次 / 分，R：16 次 / 分，BP：124/82 毫米汞柱，lmp：2006 年 10 月 8 日。

外科情况：双踝及以下绷带包裹，照片示多处溃疡灶，下肢色暗，双胫前后可见熟枣样病灶。

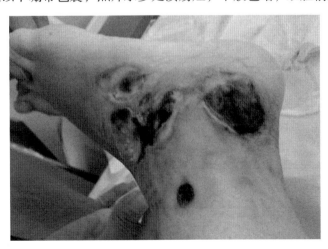

治疗前右踝处病灶

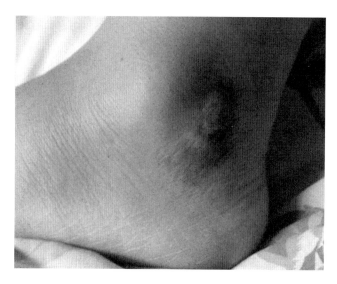

治疗前左踝处病灶

舌质暗红，舌面花剥，苔薄黄。脉弦缓。

否认糖尿病病史。

诊断：脱疽。

治法：中西并举，内外兼治。"急则治其标"，中药清热解毒，凉血活血，佐以益气养阴。

处方：加味四妙勇安汤。药用金银花、野菊花、玄参、当归、生地、丹皮、黄芪、沙参、玉竹等，三剂。

因溃疡面大，病情较重，嘱其配合药膳（赤小豆红枣饮），建议戒烟（重要诱因），下肢保暖，创面保持清洁，并继续配合西医外科，定时换药，清除坏死组织。

患者配合很好，药后胃胀、嗳气等消化道症状消失，溃疡处皮肤红活，分泌物明显减少，疼痛好转。

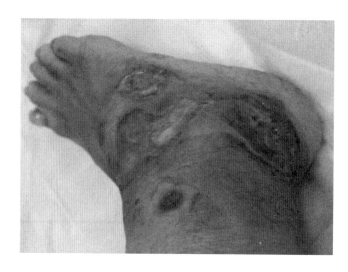

治疗后

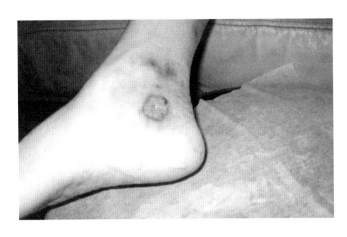

治疗后

但逾 40 天月经未至，颇感焦虑。除外早妊。原方加益母草、香附、赤小豆、大枣等养血活血，疏肝健脾。

2006 年 12 月 6 日，八诊。

患者 2006 年 12 月 3 日已能离开轮椅，下地漫步。溃疡面进一步缩小，分泌物日渐减少。药后月经来潮。诸证悉减。"缓则治其本"予以益气活血，温经通络之治，八珍汤加减。

2006 年 12 月 27 日，十四诊。

2006 年 12 月 26 日月经来潮，量少色暗红。肤色日渐红润，疼痛大减，精神转佳。因长期服用激素，有轻度库欣综合征体征，建议逐渐减量。

2007 年 1 月 31 日，二十一诊。

2007 年 1 月 28 日，经至，3 天净，量、色、质正常。

[按] "中焦受气取汁，变化而赤，是谓血。"患者吴某某，初因限食致化源不足；继因无经而情怀不遂；再加服它药不应更感焦急，气郁血亏，冲脉失养而致月经后期。故先用黑逍遥散疏肝理气，佐以养血，继以补气和血；待将至未至之际遣桃红四物以助之。既已来潮，再调以甘药以资化源，配以四君子汤加大枣，生姜。化源充足，则生生不息。

闭经，张景岳以"血枯""血隔"论虚实。血枯经绝，李东垣认为是："妇人……形羸气血俱虚，而致经水断绝不行。……肌肉消瘦，时见渴燥，血海枯竭"所至。并指出，"欲其不枯，无如养营；欲以通之，无如充之"。病员李某某，形体尪羸，气虚血淤，经脉痹阻致关节肿痛；血虚失润，无水舟停，致肠燥便秘；化源不足，气血亏虚，胞脉失养，血海空虚，无血可下，故经水断绝。便秘、痹痛、闭经，虽数病缠身，但同出一辙，其因一也，均属因虚致病。乃以益气养血为主，佐以调肝健脾，补肾豁痰为法，当归补血汤为基础方加味治疗。坚持数月，不仅"水活舟动"，大便改善；气行血行，骨痹痛减，而且营充血盈，中断 10 月之经水亦如期复至。

[按] "发于足趾名曰脱痈，(《太素》《甲乙经》作脱疽)"。包括现代医学的血栓闭塞性脉管炎（TAO）及糖尿病足（DF）等。病员姚某某系血栓闭塞性脉管炎。它与吸烟、内分泌紊乱、自体免疫异常、遗传因素、血液高凝状态等诸因素有关，尤其是吸烟，而本例患者便有吸烟史。中医认为系寒湿侵袭、肝气郁结、跌打损伤、热毒壅阻所致，属"虚瘀证"范畴。"夫脱疽者，外腐而内坏也"。失治、误治，预后往往较差，乃至肢残。陈实功强调孙真人曰："在肉则割，在指则切。""治之得早。""凡治此，不可一己医治，必与高明众议，听患者愿情割取，况此症首尾吉凶，变

驳难定，故不可轻易用之"。

对此患者，中西医并重，在西医"蚕食手术"，清除坏死组织的同时，配合中医辨证，标本兼治。先以清热解毒，活血祛瘀为主，四妙勇安汤加味，次寓当归补血汤意，益气养血，祛腐生肌，继予气血双补，健脾补中，八珍汤进退。表里同治，逐渐痊愈，避免了因病情加重不得已而切肢致残之苦。

"人之病未有不先伤其气血者……思虑过当，多致劳损……女则脉先闭。"本例月经后期，与肝郁气滞，思虑伤脾，加之因病至虚有关。在排除妊娠后加强养营调经之品，如东垣所言，使之"充之""通之"，月经从而恢复正常。值得一提的是，若非"虚瘀证"之脱疽在先，久用激素等，月经 2～3 月偶尔不至，可不作闭经病论治。

第三篇

肖氏家藏

——一代儒医历三朝　体恤贫民遗妙方

人物简介 肖健甫,字汉三,号素国老人(1874.11—1957.11),四川省渠县汇西乡人,晚清秀才。

1910年,汉三先生感夫人病故之痛,遂半路出家,弃儒业医,凡46载。长于妇科及内科杂病的诊治,从所存许多笔录中可窥见一斑。其体恤平民百姓,留下了许多宝贵的备用药物简便良方。如清·光绪年间的《家庭备用药物简便良方》及《验方选集》。

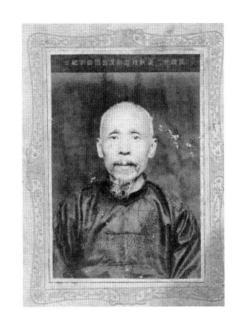

医学资料,除了保存好的线装古籍,其手稿亦弥足珍贵,造福于黎民百姓,故选录部分文字,包括清·光绪年间的《家庭备用药物简便良方》及《验方选集》两章予以介绍。其中,方剂部分,文字不作变动,保持原貌,以便理解。

素园老人手记:"《本草崇原》下品一册遭匪,被劫失。今据《本草三注》张隐庵之原文以补之。为后之学医者得所考焉。"《本草崇原》上、中、下三册,世间有原著流传,老先生手抄本便不在此记录了,兹附其《本草崇原》下品手迹一览。

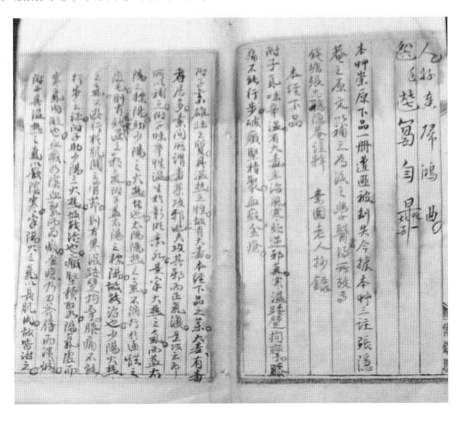

《本草崇原》下品手抄本

此外，素园老人本有明·武之望所著《济阴纲目》全套，仍一丝不苟地抄录了其中一些重要论述，诸如《论心脾为经血主统》《论三月一来为居经》《论调经大法》《论经水异色》《论月水不利》《论经病腹痛》《论经闭不行有三治补血泻火》《论经闭因肝劳血伤》《论室女经闭成劳因思虑伤心》等。文字端庄秀丽，堪称墨宝！

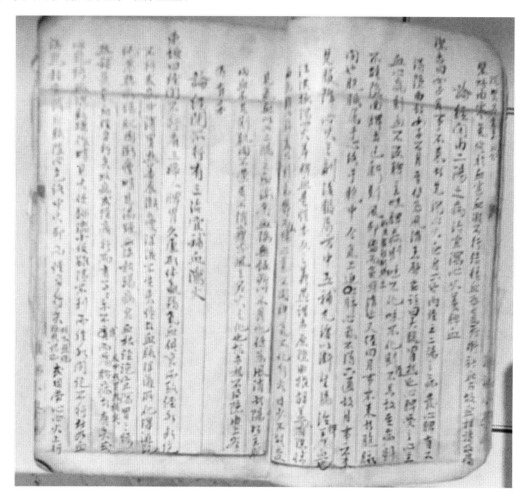

汉三先生抄录的《济阴纲目》手稿

度量衡，方中旧制，十六两为一市斤，即 500 克，每两即 31.25 克。每钱即 3 克许。一升，相当于 200 克。方寸比，约 2.74 克。

第一章 家庭备用良方

来源：吾乡晚清秀才肖汉三老人《家庭备用药物简便良方》［清·光绪三十一年（1905 年）秋七月藏本，一九六三年七月于其嫡孙家摘录了一鳞半爪］。此处选录了 21 个单、偏方，并附粗浅按语。未雨绸缪，平民百姓备之无妨。

方中所需药物有未能猝办者，乐善君子预为储蓄，亦甚慧而不费焉。爰列于下。

一、制黄瓜法

用黄瓜一条，剖对开。去肉，去籽，入明矾末填内。合住，线捆好，悬挂阴凉之处。待皮上起白霜，将瓜取下，以白霜研细，安于瓷瓶，封固。凡遇心痛急不可待者，即将瓜霜，点眼四角，自愈。

［按］此法颇有特色。黄瓜性凉，味甘。现代研究，所含黄花酶能促进机体新陈代谢，扩张皮肤毛细血管，促进血液循环。其中的类固醇成分，还可防止高脂血症。明矾，性寒，味涩、酸。除有解毒杀虫、燥湿止痒、止血止泻的功能外，还有祛除风痰之功，用于风痰所致的昏厥、癫痫、癫狂等疾病。而中医眼科中有个五轮学说，它首载于唐代葆光道人的《龙木论》中，将眼从外至内的眼睑、两眦、白睛、黑睛、瞳仁五部分，分别归属于脾、心、肺、肝、肾五脏，分属于肉、血、气、风、水五轮。其中的血轮，属心，部位在两眦，即大小眦（内外眼角），包括目窍（泪小点）、泪堂（泪囊）。心主血，故名血轮。又《灵枢·大惑论》谓"精之窠为眼……血之精为络。"此法，用黄瓜扩张毛细血管，明矾祛风豁痰，于心之血轮（眼角处）用药，以活血开窍，通络止痛，内病外治，抢救心痛欲死之急症，值得研究！

二、制荠菜法

每年农历三月初三日，取荠菜花连根，挂有风处阴干。遇有患痢者，取下，安瓦上焙成灰，用砂糖汤调服。

［按］农历三月三，西南地区多民族的传统节日，汉族称"上巳节"。相传是黄帝轩辕的诞辰，也是壮族始祖布洛陀的诞辰日。宋代欧阳修还有"清明上巳西湖好，满目繁华"的诗句。汉族有吃地（荠）菜煮鸡蛋的习俗。此日采集也许只是一个习俗。考荠菜，性平，味甘、淡，可清热凉血，利湿通淋，平肝明目，适应湿热下注的菌痢。

三、制荸荠法

每年立夏节前将荸荠晒干，用烧酒浸之。遇有患痢者，连服四枚，即效。

按：荸荠，又名乌芋，红慈姑等，性寒，味甘。

四、蜓蚰梅子

取蜓蚰入瓶，加乌梅肉压之，即化为水。遇患急喉风者，取滴喉间少许，见效。如无现成收好者，即取蜓蚰一条，将乌梅一个，去核，包蜓蚰在内，扎定，含口中，其水流至喉间即缓。

［按］蜓蚰，俗称鼻涕虫，味咸，寒，无毒。清热疏风，消肿解毒，破痰通经。用治中风逆僻，惊痫，喉痹，丹毒等。

五、制雄猪胆法

每年农历十二月初八日，取雄猪胆一个，装入白矾末，阴干，研末。次年农历十二月初八日，再取雄猪胆一个，将上年猪胆末装入。如是数次。凡遇喉癣，喉痈，单双蛾及肿痛，吐咽不下，命在须臾者，取末约二分，以纸管吹入，即缓。唯虚火喉症忌用。

［按］农历十二月初八，古代称"腊日"，俗称"腊八节"，也叫"佛成道日"。是释迦牟尼雪山成道日，故也是佛教的一个传统节日。每逢这天，佛门弟子和信众皆有"腊八舍粥"之善举，此日制药是否亦有"施药"善举之意呢？至于猪胆，乃味苦、性寒之品，有清热泻火、润燥解毒之功，可治咽喉肿痛，乳痈，痔疮等症，《伤寒论》《普济方》《圣惠方》等多有记载。白矾，即明矾提炼后的结晶，外用可解毒杀虫，燥湿止痒，内服可止血止泻，祛痰开窍。

六、腌藕节法

平时取新鲜藕节焙干，用盐腌好，装入罐内，封固。遇阴虚喉痛者嚼汁咽之。

七、萝卜缨

每到初冬，多买萝卜缨，将缨摊在瓦屋上。任他风霜雨雪吹打，不要取下。至立春前一日收下，挂于无太阳处，阴干数日。切碎，加盐，饭锅上蒸熟，当家常小菜食之，一家之人无喉患。若有喉风等症，以此菜煮汤服，甚效。并可治痢疾。

［按］萝卜缨，即萝卜的叶，一种常见食材。某些营养成分比萝卜还高。性味甘平，能消食理气，化痰止咳。

八、鲥鱼鳞

鲥鱼鳞新鲜时，用手刮下，不可见水，阴干，收储。遇有患疔疮者，以银针拔开疔头，取鳞一片贴上，以清凉膏盖之，俟一宿揭开，其疔毒连根拔出，后用丹药收口。此拔疔秘方也。

［按］鲥鱼鳞，即鲥鱼皮。

九、制南瓜法

用坛装之，埋土内。数月即化为水，愈陈愈好。遇有烫伤、火伤者，取水搽之。

［按］：南瓜，性温，味甘。具有补中益气，消炎止痛，解毒杀虫的功能。现代研究，南瓜可防癌治癌，保护胃黏膜，降压、降血糖，通便。还可美容，相传清代名臣张之洞曾建议慈禧太后多吃南瓜。南瓜经密封、埋土、化水，旨在解毒。

十、老南瓜蒂头

平时收藏，愈陈愈好。遇患无名肿毒者，取出一个，烧炭存性，研末，陈酒冲服一半；另一半，麻油调敷患处，四五次即愈。若生乳若犹效。幸勿轻视。

十一、香梗芋艿

香梗芋艿 5 千克，去皮切片，晒极燥，切勿烘炒。磨末，用米汤早晚送下。如不磨末，吃燥片亦可。专治颈项结核连珠瘰串。或不疼不痛，或疼痛溃烂。年近者，一料收功，年远者，两料亦愈。不必另加别药，屡试屡效。传授贫人，功莫大焉。

［按］香芋，是芋头的品种之一，区别不大。一般芋头个头大，肉白色，外皮褐色。香芋个头较小，皮深褐色，有咖啡色斑纹，个头大小不均。其块茎入药，可治乳腺炎、口疮、痈肿、疔疮、颈淋巴结核、烧烫伤、外伤出血等。叶还可治荨麻疹、疮疥。

十二、日食时面丸

逢日食时，自初亏起，用白干面（麦粉）1 千克，调水揉熟。向日和成丸，如桂圆大。俟日色复圆为止。即将面丸于是日晒干，收好。如遇噎膈，按一岁一丸，每晨空心时煮熟淡食。价廉功大，不可轻忽。当如法制造，则面丸外实内虚，尤为奇异。

［按］此方制作，饶有兴趣，正古人所谓"吸天地之灵气，取日月之精华"！

此语源于《道德经》之四十三章："天下之至柔，而修炼内功，则以气为引。吸天地之灵气纳于己身。"本意是：把自己与天地融为一体，把天地日月精华之气，从天（头）顶的百会穴进入体内，然后顺身体主要穴道流通，最后进入小腹丹田中化为全身的力量。此方，用面粉"吸日月之精华"，并从日食初亏开始制作直到日圆全过程，但时机选择，十分难得。

从科普的角度考虑，此法是难以复制的。日食，又叫日蚀。月球运动到太阳与地球之间，三者处于同一直线时，月球挡住了太阳射向地球的光，月球身后的黑影正好落在地球上，于是产生了日食现象。日食现象，不是每个地方都能看见的。即使能看见，同一地点也很难同时观察到日环食、全环食、日偏食、日全食。且全球平均 1.5 年才出现一次，同一地点而言，日全食出现频率一般为 300 年左右。

但不可讳言，前贤运用"天人合一"的理念，抓住千载难逢的机遇研制药物，其聪慧、其灵感、其大医恻隐之心，无不令人叹服！

十三、鳜鱼胆

鳜鱼，每逢冬天，取其胆，悬挂阴干处。遇有各骨卡喉，即取鱼胆一个，大者半个亦可，水煎温服。移时呕吐，骨即随出。如其不吐。用黄酒一小杯温服，必吐。再不吐，再用鱼胆煎服，必吐。如各骨在腹内刺痛，日久面目黄瘦者，服之。亦能吐竹木卡喉，服之亦效。存心济世者，宜收藏以备急也。

［按］鳜鱼胆味苦，性寒，无毒。《纲目》谓："治骨鲠不拘远近。"

十四、橘子

橘子装瓶内，俟其自烂。遇有汤烫火伤，以汁搽之，立刻止痛。

十五、秋葵花

秋葵花浸麻油中，或菜油中亦可。凡烫火溃烂者，敷之神效。

十六、大红月季花

将花瓣采下，阴干为末。遇骨折筋断者，一岁一厘，好酒调服。盖被睡一个时辰，浑身骨响而愈，乃骨接也，不必畏惧。

［按］月季花又名月月红，月月花。既鲜艳夺目，可供观赏，更是一味妇科良药。其味甘，性温，入肝经。具有活血调经，消肿止痛之功。

十七、茉莉花根

凡跌损，骨节脱臼，接骨者可用茉莉花根，以黄酒磨半寸服之，即不知痛。此根磨一寸服，则昏迷一日；磨二寸服，则昏迷二日。

［按］美丽的茉莉花，除了赏花，根还可入药。根味苦，性温，有毒。可麻醉，止痛。用治跌损筋骨、龋齿、头顶痛，亦可用于失眠。内服宜慎。

十八、荷花

不拘红白，焙燥研末。凡跌打，吐血不止者，用黄酒调服一钱。每日服三次，数日即愈。如无花用干荷叶亦可，其效如神。

［按］荷花又名莲花，芙蕖，水芙蓉，是被子植物中起源最早的植物之一，被誉为"活化石"。荷，性温，微苦涩，一身是宝。荷叶、荷蒂、莲子、荷梗、莲藕、莲须、藕节均可入药，且食药两用。其中，荷花可健脾益气，利水消肿，美白养颜，芳香化浊，消暑利湿，治疗跌打损伤、呕吐等症。荷花，不仅入药，莲花，美艳、高洁、淡雅，深受游人喜爱。更让文人墨客青睐，有关荷花诗、词、联不胜枚举，如杨万里诗"小荷才露尖尖角，早有蜻蜓立上头。"李商隐句"暗暗淡淡紫，融融冶冶黄。"李清照词"东篱把酒黄昏后，有暗香盈袖。" 对联："藕入泥中，玉管通地理；荷出水面，朱笔点天文。"

十九、新鲜苍耳草嫩心

阴干为末。凡妇人血风头晕，倒地欲死，不省人事者。取一钱，黄酒调服，神效无比。此物能通顶门，是以奏效甚速。

［按］苍耳，实，甘温；叶，苦辛；小毒。其味善通顶门连脑，能走督脉。服用时忌猪肉及风邪，否则会全身发赤丹。

二十、桃花瓣

凡大便闭结者，取一大撮，用滚水半碗冲服。新鲜者最好。或采来阴干备用，亦可。

[按]若采瓣为药，阳春三月，成都龙泉驿桃花漫山遍野，随手可得。而古往今来，人们对桃花的赏识不亚于菊花，仅桃花诗300首便可窥见一斑。如今的桃花，更多的是步入了旅游经济的行列。愚以为赏花季节，漫步桃花园中，融入诗的雅韵，开设背景音乐，更能陶冶性情，治疗诸如抑郁症之类的精神疾病！赞桃花，《诗经》曰"桃之夭夭，灼灼其华。"论人品，曹丕曰"夭夭桃园，无子空长。虚美多败，偏轮不行"。叙实事，王维云"春来遍是桃花水，不辨仙源何处寻。"抒情怀，李白慨叹"恩疏宠不及，桃李伤春风！"凡此种种，皆系桃花。寓治于乐，不失为一种对精神疾病的非药物疗法（可参见《抑郁症的特点及非药物疗法》一文）。

二十一、经霜丝瓜连蒂

烧灰存性为末，以糯米煎汤，调服二钱。每日数次，出痘必稀。

[按]古谓痘、麻、惊、疳为小儿四大证。丝瓜蒂清热解毒，化痰定惊。主治痘疮不起，咽喉肿痛，癫狂痫证。《学圃杂疏》载："治小儿惊。"

上述诸品，看似平淡，大多简便易行，民间百姓，不妨一试。

第二章 临床验方选集

　　汉三老先生有《抄选集证验方》手稿一册，不乏秘方，弥足珍贵。为免失传，兹节录部分内容计73方于后。其中：内科24方、妇科32方、皮肤五官9方、儿科4方、创伤1方，其他3方。

　　仍保持手稿原貌。为便于阅读，方剂有来源者，注明出处。同名者，附方于后。

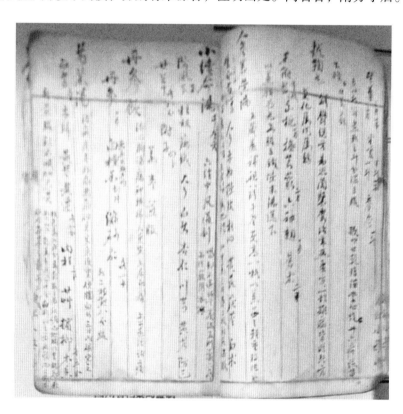

《抄选集证验方》手稿

第一节　内科方

1.疗足病风湿深入筋骨方

　　钻骨风、八角枫、骨碎补、黄桷树细根，熬水候浓时倾入脚盆。患者坐在小凳上，将脚平放盆上。用蓑衣盖脚上，勿使泄气，蒸之。如时久难耐，将蓑揭开，少顷又盖。不过两三次即愈，极有效。

注："蓑衣"系农民雨天用着避雨的外衣，棕毛制作。

2. 夏枯草汤

主治：瘰疬主方。

夏枯草一两、当归三钱、白术、茯苓、桔梗、陈皮、生地、柴胡、甘草、贝母、香附、白芍各一钱、白芷三钱、红花三钱。

煎服法：先用夏枯草水三碗煎至二碗滤清，同药煎至八分，食后服。将药渣同前夏枯草渣共再煎七八分，临卧时入酒半小盅和服。宜食淡味物件。

3. 延胡索散　治血气攻刺疼痛，及新旧虚实腹痛。

当归_{酒浸}、赤芍炒、延胡索、蒲黄_{隔纸炒}、乳香、没药各一钱。右为细末，每服三钱，温酒空腹服。用乳、没以通气血之滞。

附同名方：

（1）《世医得效方》卷四：延胡索、甘草。缓急止痛。治卒心痛，或经年不愈者。

（2）《普济方》卷一五六（引《海上方》）：玄胡、牛膝、当归、破故纸。补肝益肾，活血止痛。治肝肾不足，血凝气滞，腰腿疼痛。

4. 逍遥散 《太平惠民和剂局方》

治血虚烦热，口燥咽干，减食嗜卧，月水不调。又主营卫不合，咳嗽潮热，肢体羸瘦，渐致骨蒸。此重在脾胃及行肝胆气郁滞，故不用生地。

当归_{酒洗}、白芍、白术、白茯苓、柴胡、粉草（炙）。陈修园加煨姜、薄荷煎炒。右加生姜三片，麦门冬20粒，水煎服，不拘时。一方加丹皮、栀子，名加味逍遥散。嘈杂加黄连或芩连二陈汤。

5. 柴胡四物各半汤

治经病，寒热往来。四物合小柴胡汤。

6. 小柴胡合桃核承气汤

治热入血室，医误用补血调气药治之，遂成血结胸，宜此下之。

柴首半斤、黄芩三两、人参三两、半夏半升、甘草（炙）三两、生姜三两、大枣十二枚、桃核去皮尖五十个、桂枝二两、大黄四两、芒硝、二两。

7. 丹参饮 《时方歌括》

治心胸诸痛神验，妇人更宜。亦属血痛，亦可医治诸痛。

丹参一两、白檀香要真者极香的切片、缩砂仁各一两。

水二杯煎八分服。

8. 芍药汤　《素问病机气宜保命集》

治痢疾无外症恶症，但见里急后重，便脓血者。三日内俱宜之。

白芍、当归、黄芩、黄连、肉桂、甘草、槟榔、木香。水煎服。利不减，加大黄。

桂色赤入血分，赤痢取之为反佐，而地榆、川芎、槐花之类亦可加入。干姜辛热入气分，白痢取之为反佐，而苍术、砂仁、茯苓之类，亦可加入。

9. 滋肾丸又名通关丸　《兰氏秘藏》卷下

治小便点滴不通及治冲脉上逆喘呃等证。

黄柏、知母各一钱，肉桂一钱，共研末，水泛为丸，桐子大，阴干，每服三钱，淡盐汤下。

10. 一味固元汤　《医宗己任篇》卷三

治一切血症。除瘀血与伤寒外，其余俱属七情饥饱劳力等因，必见恶心，此汤主之。

人参、炙芪、甘草、煨姜、大枣、白芍。水煎服。血证最繁，以一方统治，胡念斋深服之。

11. 白茯苓丸、《太平圣惠方》治肾消。

白茯苓、覆盆子、黄连、瓜蒌根、萆薢、人参、熟地、元参各一两、石斛、蛇床子各七钱半、鸡胵肫具微炒。

共为末，炼蜜和捣三五百杵，丸如梧子大，每服卅丸食前磁石汤送下。喻嘉言治验加犀角一两，又以六味丸加犀角收功。

12. 二陈汤　《太平惠民和剂局方》

痰饮通剂，又治七疝。

半夏二钱、陈皮一钱、茯苓三钱、炙甘草八分。加姜，水煎服。加猪苓、泽泻、木通、白术、桂枝、小茴、金铃子，可以统治七疝，极验。

13. 五积散　《仙授理伤续断秘方》

陈修园曰，表里俱寒，外而头项强痛，内而肚腹亦痛，较桂枝症更重者，服此汤。

当归、麻黄、苍术、陈皮、厚朴、干姜、枳壳各八分，芍药八分，半夏、白芷各七分，桔梗、炙草、茯苓、肉桂、人参各五钱，川芎四钱。水二盅，姜三片，葱白三茎，煎八分，温服。去麻黄酒煮治痢后鹤膝风。

14. 温粉　《类证活人书》卷十三

伤寒发汗，汗过多者，用此粉扑之，则汗自止。

白芷、川芎、藁本各一两，米粉三两，为细末。

15. 鄂渚小金丹、《朱氏集验方》

治诸风半身不遂。

生草乌头，晚蚕沙，等分为末。取生地龙捣和为丸，如少，加醋和丸。梧子大，每服四五丸，白汤下甚妙。勿多服，恐麻人。

16. 健步散　《外科正宗》卷三

古名"千里健步散"。在交通不发达的古代，人们由于居住乙地，由丙地往丁地，大多数是靠一双脚步行。若路途遥远，长途跋涉，用此散治远行脚肿，甚效。

草乌、细辛、防风各等分为末，掺鞋底内。如草鞋，以水微湿掺之。用之可行千里。

17. 蔡御医方

疗舌忽胀满，口不能出声。千金用治重舌。

蒲黄、干姜等分为末，干搽即愈，或只用蒲黄末掺亦可。

18. 葛洪肘后方

治肠痔出血。又主瘀血内漏。

蒲黄为末，方寸匕，水服之，日三服。

19. 脱肛方

子母秘录，用蒲黄和猪脂敷，日三五度。

20. 秘传脱肛方

白胡桃二粒研末、百草霜不拘少许。

右二味研细末。用鸡子一枚煮熟，去壳，逢中劈破两片。取一块将药末挑少许于蛋黄上乘热揉脏头即效。

21. 千金蒲黄散《备急千金要方》

治阴下湿痒。

蒲黄为末，敷三四度即瘥。

22.《普济》治二便不通诸药不效。

紫花扁竹根，生水旁者佳，研汁一盏服，即通。

23. 养元粉　《景岳全书》卷五十一

大能实脾气，养胃气。

糯米一升，水浸一宿，沥干慢火炒熟、山药炒、芡实炒、莲米各二两、川椒去目及开口者出汗取末二三钱。

右为末，每日饥时以滚水一碗，入白糖三匙，化开药末一二两，调服之。或加使君山楂肉一二两更妙。

24. 夜多小便方

《千金异方》治膀胱冷，故小便至夜独多。

鸡肠五具制如食法。羊肾一具去脂并令干、赤石脂六两、龙骨三两、肉苁蓉四两、川连五两、桂心二两。

上药为末，每服方寸匕，日二服。五日中作羊肾炙一副，十日外作羊肾臛，香味如常，食饱与之。

25. 治气血诸积方　一切宿块、癥瘕亦验。

鱼秋串一两、拐枣根酒炒七次一两、红花五钱，煎水服。

26. 印堂至脑痛不可忍方

龟板六钱、鹿角片一两研末，安桂四钱，研末。

龟板杵极烂，和二末，用甜酒服。

第二节　妇科方

1. 香附丸

治妇人、女子经候不调，配四物更佳，有热者须加条芩。

香附子，撺，去皮，一斤，焙干。分作四份：好酒浸一份，盐水浸一份，童便浸一份，醋浸一份，各三日。香附子，血中之气药也，开郁行气而血自调，何病不瘥，妇人宜常服之。

右为细末，醋糊丸，如梧桐子大，每服七十丸。空心食前盐汤下。

［按］《妇科万金方》中四制香附丸，其中一份用山枝浸泡，不用盐水。《摄生众妙方》中四制香附丸，另加四物汤、白术、陈皮、泽兰、黄柏、甘草。汉三先生所录四制香附丸，与之或制法异，或组成不同。

2. 艾附暖宫丸

治妇人经血不调，小腹时痛，赤白带下，子宫寒者。

香附四制一斤，艾叶醋制炒四两，当归、川芎、白芍_{酒炒}、生地姜汁炒各一两，延胡索炒一两，甘草八钱。

为细末，醋糊丸，如梧桐子大，每服七八十丸，米汤酒任下。艾叶暖子宫，温下元之品，寒者宜之。

注：有同名者，另加吴茱萸、黄芪 续断 官桂。

3. 人参养血丸

治女人正气素弱，血气虚损，当补冲任，调经候，暖下元，生血气。

熟地五两，乌梅肉三两，当归二两，人参、川芎、赤芍、蒲黄炒各一两，止新血消瘀血。

右为细末炼蜜丸如梧子大，每服八十丸，温酒米饮任下。大有生气活血行瘀之功。

注：《太平惠民和剂局方》卷九之人参养血丸，方中有菖蒲，无蒲黄。

4. 当归饮（一名黄芩六和汤） 《医垒元戎》

抑阳助阴，调理任脉，若月水过多别无余症。

四物汤加黄芩、白术。久不止成血崩者，加阿胶、山枝炒、地榆、荆芥、甘草。再不止，更加捣茅根汁、磨墨同服。

5. 七沸汤 《准绳·女科》卷一。《女科百问》卷上，"七物汤"之异名。

治营卫虚，经水衍期，或多或少，腹痛，一云阴胜阳，月候少者用此。

当归、川芎、白芍、熟地、蓬术、川姜、木香各等份。

右每服四钱，水一盏半，煎至八分，分温服。

注：又《本草纲目》第五卷"热汤"引《伤寒蕴要》有"七沸汤"："初感风寒，头痛憎寒者，用水七碗，烧锅令赤，投水于内，取起再烧再投，如此七次，名沸汤。乘热饮一碗，以人被覆取汗，神效。"

6. 四物加葵花汤 方出《元戎》，名见《济阴纲目》。

治经水绝少。

葵花润燥之药，须用红者，一方加红花，血见愁。

7. 牛膝散

治月候不利，脐腹疼痛，或小腹引腰气攻胸膈。

牛膝酒洗一两，桂心、赤芍、桃仁_{去皮尖}、延胡索_炒、当归_{酒浸}、木香、牡丹皮各七钱半。

右为细末，每服三钱，空心温酒调下，或五六钱水煎亦可。

附同名方

《太平圣惠方》

牛膝、虎胫骨、赤芍、琥珀、桂心、当归、川芎、麒麟蝎、干漆、防风、木香、地龙、羌活、酸枣仁、干地黄 。

8. 止经汤 《妇科万金方》

治妇人困倦，多睡少食，经水时时淋漓，或成片或下赤白黄水，面色青黄，头眩目花，四肢酸疼，此症急宜调理，免致崩漏。据此症俱属脾胃元气不足，当用人参养荣、归脾、十全之类，而此亦稳当，如加参芪更佳。

四物汤各一钱，白术、黄芩、阿胶_炒、蒲黄_炒、柏叶_{盐水炒}各七分，香附一钱，砂仁、甘草各五分。加生姜三片，水煎空腹服。

9. 芩心丸《瑞竹堂经验方》

治妇人 49 岁以后天癸当住，每月却行，或过多不止。

黄芩心枝条二两，米泔浸七日，炙干，又浸又炙，如此七次。用米泔入阳明胃经，理胃气也。

右为末，醋丸如桐子大，每服七十丸，空心温酒下，日二服。

10. 琥珀散《普济本事方》

治妇人月经壅滞，每发心腹脐病，痛不可忍及治产后恶露不快，血上冲心，迷闷不省，气绝欲死者。用乌药、元胡最当，寻常血气病只一服，产后血冲心二服便下，常服尤佳。

京三棱、蓬莪术、赤芍药、刘寄奴、牡丹皮、熟地、真蒲黄_炒、当归、官桂、菊花各一两，本事云一方不用蒲黄 菊花，用乌药 元胡索亦佳。

右前五味用乌豆一升，生姜半斤切片，米醋四升，同煮至豆烂为度，焙干，入后五味同为细末，每服二钱，温酒调下，空心食前服。

《本事方释义》云："虽方中养血药少，行血瘀疏滞药多，要不过欲其去故生新，遂大有功于妇人矣。"

附同名方

（1）《医方集解》

滑石、琥珀、木通、萹蓄、木香、当归、郁金。

治气淋、血淋、膏淋、砂淋。

（2）《太平圣惠方》卷七十九

琥珀、硫黄、硇砂、没药、麒麟竭、斑蝥、水蛭、桂心、干漆、海马子、当归、虻虫、芫花、麝香。

主治产后脏腑夙有风冷，恶血下少，积成血瘕，月水不利者。

（3）《太平圣惠方》卷七十

琥珀、白术、当归、柴胡、延胡、红花子、牡丹皮、木香、桂心、桃仁、鳖甲、赤芍。

主治妇人血风劳气，少腹疼痛，经脉不调，渐加羸瘦。

（4）《圣济总录》卷一四三

琥珀屑、鹿角霜、赤小豆、槐花、枳壳、白芷。

主治肠风及一切血痢。

（5）《全国中药成药处方集》（沈阳方）

人参、白芍、煅磁石、琥珀、朱砂、远志、石菖蒲、牛黄。

主治怔忡，癫痫，心烦口渴，言语失次，哭笑无常，惊悸失眠。

（6）《御药院方》卷八

琥珀、海金砂、没药、蒲黄。

主治五淋涩痛，不便有脓出血。

（8）《活人心统》卷下

飞滑石、甘草、琥珀。

主治血淋涩痛。

11. 当归散

治妇人久积血气病痛，小便刺痛，四肢无力。许学士治妇人七七数尽，经不止者，亦用此方。

当归、赤芍、刘寄奴、枳壳炒、延胡索、没药，各等份。小便刺痛宜用青皮、牛膝，此用枳壳何也？

右为末，热酒调下二钱，不拘时服。

附同名方：

（1）《金匮要略》卷下

当归、川芎、芍药、黄芩、白术。

养血健脾，清热安胎。主治妊娠胎动不安。

（2）《三因极一病症方治》卷十四

当归、木香、赤茯苓、桂心、槟榔、赤芍、丹皮、木通、白术。

主治全身水肿，足胫尤甚，二便不畅，喘急气逆，腿股间冷，口干舌干，心腹坚胀。

（3）《小儿药证直诀》卷下

当归、木香、官桂、甘草、人参。

主治小儿变蒸，有寒无热，及虚寒腹痛。

（4）《医方类聚》卷二〇八引《养生必用》

当归、穿山甲①、蒲黄、辰砂、麝香。

主治痛经，经闭。

（5）《普济本事方》卷十

当归、川芎、芍药、黄芩、白术、山茱萸。

治妇人经候不匀，或三四月不行，或一月再至，腰腹疼痛，产后气血虚弱，恶露不停，憎寒发热。

（6）《活幼新书》卷下

当归、赤芍、大黄、川芎、麻黄、甘草。

调理气血，和解表里。

治小儿湿热内瘟，泻下白痢，烦躁不宁。

（7）《太平圣惠方》卷五十九

当归、乌梅、阿胶、干姜、白术、甘草、赤芍、附子、厚朴。

（8）《寿世保元》卷四

当归、赤芍、地黄、黄连、红花、石膏。

治血分有热，身发红疹。

（9）《奇效良方》卷六十四

当归、黄芪、北细辛、肉桂、陈皮、白姜、甘草。

主治小儿胎寒腹痛，面唇青，身温肢冷多啼。

（10）《医林纂要》卷九

当归、白芍、人参、甘草、桔梗、陈皮、半夏、茯苓。

主治小儿中寒夜啼。

---

① 穿山甲现已不用，可用同类药物代替。

（11）《圣惠》卷十八

当归、子芩、葵子、车前子、榆白皮。

主治热病小便不通，小肠中疼痛。

（12）《异授眼科》

当归、白芷、羌活、甘草、栀子、牛蒡子。

主治血眼，目有赤筋板睛，服三黄汤不退者。

（13）《圣惠》卷八十

当归、赤芍、刘寄奴、川芎、红花、桂心、延胡、没药。

主治产后恶血不散，攻击心腹疼痛。

（14）《御药院方》卷九

当归、牛膝、细辛、丁香、木香。

主治气血不调，风毒攻注，齿龈肿闷生疮，时有脓血，或成齿漏，久而不愈。

（15）《圣济总录》卷一〇三

当归、防己、龙胆。

主治赤眼疼痛，不可忍。

（16）《揣摩有得集》

当归、党参、白芍、炙甘草、桔梗、陈皮、蔻米。

主治小儿夜啼不乳，或心肝热。

（17）《千金方》卷二十五注文引《救急方》

当归、桂心、蜀椒、附子、泽兰、川芎、甘草。

主治落马坠车，诸伤腕折臂，脚痛不止。

（18）《圣惠》卷六十七

当归、蒲黄、芸薹子、生姜汁、好酒、生地黄、腻粉。

主治伤折。

（19）《卫生家宝产科备要》

肉桂、当归、芍药、干姜、地黄、蒲黄、甘草。

主治妇人产后血气、血刺、血晕、血崩，恶露不止。或虚，或肿，或见神鬼或如中风，或泻或痢，或如疟疾者。兼治产后一十八病。

（20）《医统》卷八十八

当归、官桂、川芎、白姜（炮）、香附子、木香、甘草。

主治小儿胎中受寒，面色青白，腹痛，啼哭不宁。

（21）《普济方》卷二一五引《余居士选奇方》

当归、白芷、川芎、蒲黄。

主治小便下血不止。

（22）《一盘珠》卷六

当归身一钱半，大川芎二钱半，白芍二钱半，白术三钱，破故纸一钱半，小茴一钱半，炙甘草五分，砂仁五分。

功能主治：安胎（妊娠2～3个月）主方。

用法：煨姜，黑枣为引，水煎服。

12. 生地黄丸

治师尼寡妇寒热如疟，欲男子不得者。左关脉必弦，出寸口鱼际。

生地二两，赤芍一两，柴胡、黄芩、秦艽各五钱。

右为末，炼蜜丸，如梧子大，每服三十丸，煎乌梅汤吞下。日三服。或以柴胡汤加生地煮汤送下，尤佳。

附同名方

（1）《杂病源流犀烛》卷二十二

生地黄、黄甘菊、防风、枳壳、决明子、石决明、白芍、茯神。

主治眉棱骨痛属肝虚者。

（2）《直指方》卷二十

人参、防风、当归、川芎、生地、干白蒺藜、全蝎。

功能明目活血，消去胬肉。

13. 四物合调胃承气汤

治一切经病热入血室，大便燥结。又名玉烛散，治胃热消渴，减食，消瘦，津液燥竭，以致血海干枯。又治妊娠大便硬，小便赤，气滞而脉沉数。

四物汤加大黄去皮酒浸四两，甘草炙二两，芒硝半斤，一方各等份。

14. 桂枝桃仁汤　《鸡峰普济方》

治经候前偶感风寒，腹痛不可忍。凡一切经病疼痛皆宜，即桂枝汤法也。

桂枝、白芍、生地各二钱，桃核去皮尖七钱，甘草炙一钱，生姜三片，大枣一枚，水煎温服。

15. 附子六和汤 《医垒元戎》

治妊娠伤寒，四肢拘急，身凉微汗，腹中痛。脉沉而迟，少阴病也。

四物汤四两，附子炮去皮脐，桂各半两。

16. 桂枝加附子汤　即阳旦汤。千金方亦即此。

治产后风虚汗出，小便短少，四肢拘急，难以屈伸。金匮治产后伤寒、中风

数十日不解，头微痛，恶寒，时时有热，心下闷，干呕，汗出唯多，阳旦证尔，可予阳旦汤。

桂枝汤加附子一枚。

17. 三合汤

治劳心，心火上行，以致胞脉闭塞，月事不来。此治劳心实热者也。如心虚而热收于内，与心虚而上衰者，不宜妄用。

当归、川芎、白芍、生地、大黄、朴硝、黄芩、栀子、连翘、薄荷、甘草各等份。

右锉，每服八钱，水煎服。

18. 五补丸

补诸虚，安五脏，补骨髓，养精神。凡胞脉闭，先服降心火之剂，后服此丸及卫生汤以治脾养血也。心包是多血之经，此胞脉当指心包而言。

熟地补天一之水，人参、牛膝酒浸焙干，白茯苓、地骨皮各等份。

右为细末，炼蜜为丸，如桐子大，每服三五十丸，空心温酒下。

附同名方：

（1）《丹溪心法》卷三

枸杞、锁阳、续断、蛇床子、两头尖（又名竹节香附，为多被金莲花的根茎）。补肾。

（2）《医方类聚》卷一五七引《吴氏集验方》

巴戟、牛膝等18味中药。补肾。

19.卫生汤、《医方类聚》卷二一五引《徐氏胎产方》

当归、白芍各二两，黄芪三两，甘草一两。

右为末，每服半两，水二盏，煎至一盏，空心温服。如虚加人参一两。

附同名方：

（1）《医学心悟》卷六

白芷、连翘、花粉、荆芥、甘草、牛蒡子、防风、乳香、没药、银花 贝母、归尾 皂角、大黄。

功能主治：清热解毒，活血止痛。治痈毒初起。

（2）《普济方》卷三八引《鲍氏方》

地骨皮、生地、甘草、白芍。

主治疳热，肌瘦盗汗。

（3）《医宗说约》卷六、

羌活、防风、白芷、穿山甲、石决明、沉香、红花、连翘、金银花、皂角刺、归尾、甘草、花粉、乳香、大黄。

主治痈疽发背，丹瘤瘰疬，恶毒疔疮，湿痰流注，一切疡证。

（4）《元和纪用经》

当归、余容（白者）（注：即白芍）、黄芪、甘草。

主治孕妇腹中病痛，冷气，心下气满，产后血晕，崩中下痢，带下不止。

（5）《医学入门》卷七、

人参、白术、茯苓、陈皮、甘草、山药、薏仁、泽泻、黄连。

主治泻痢，倦怠，食不进。

（6）《辨证录》卷四

人参、茯苓、玄参、花粉、麦冬、丹皮。

主治狂病。身热发狂，所言者无非淫乱之语，所喜者无非欢愉之事。

（7）《辨证录》卷二

人参、白术、白薇、甘草、榧子、槟榔、使君子、甘葛。

主治虫积腹痛，得食则减，遇饥则甚，面黄体瘦，日加困顿。

服药禁忌：服药后戒饮茶水，禁食半日。

（8）《医略六书》卷二十五

白术、升麻、人参、茯苓、川连、木香、山药、泽泻、扁豆、炙甘草。

主治脾虚下利脉弱者。

（9）《古今医鉴》卷五

陈皮、茯苓、甘草、人参、白术、山药、泽泻、薏仁。

主治脾虚气弱，不能泌别水谷。

（10）《诚书》卷六

青皮、防风、连翘、黄连、钩藤、知母、丹皮、甘草、鼠粘子、山楂肉。

主治卵疝，胎风。

20. 柏子仁丸 《妇人大全良方》

治血虚有火，月经耗损，渐至不通，日渐羸瘦而生潮热，及室女经闭成劳。

柏子仁炒另研，牛膝、卷柏各半两，泽兰叶、续断各二两，熟地三两酒浸半日石臼内捣成膏。

右为细末，炼蜜丸，如梧桐子大。空心米饮下 30 丸。

21. 泽兰汤、治症同前，妙在泽兰为君。

泽兰叶三两，当归酒洗、白芍炒各一两，甘草五钱。

右为粗末，每服五钱，水二盏煎至一盏，温服。

附柏子仁丸同名方

（1）《御药院方》卷六

山茱萸、柏子仁、远志、覆盆子、山药。

主治心肾不足，心悸，失眠，遗精。

（2）《医宗必读》卷叶

柏子仁、半夏曲、牡蛎、人参、白术、麻黄根、五味子、麦麸、枣肉为丸。

主治虚损心阳，心惕盗汗。《类证治裁》卷三，将本方改为汤剂，名柏子仁汤。、

以柏子仁丸命名的方剂很多，散见于《千金翼方》《备急千金要方》《普济方》《奇效良方》《女科秘要》《圣济总录》《全生指迷方》《鸡峰》《本事》《圣惠》诸书。

附泽兰汤同名方

（1）《备急千金要方》卷三

泽兰、当归、生地、甘草、生姜、芍药、大枣。

主治产后恶露不尽，腹痛不除，小腹气痛，痛引腰背，少气力。

（2）《医学心悟》卷三

泽兰、柏子仁、当归、白芍、熟地、牛膝、茺蔚子。

功能主治：活血调经。主治月经不调及室女经闭成损，鬓发焦枯，咳嗽发热。

（3）《产孕集》卷三

泽兰、香附、当归、川芎、芍药、乌药、人参、阿胶、黄芪、白术、红花、生姜，食前温进。

主治产后恶露将尽，气血更新，体虚者。

22. 万应丸 《本草纲目》卷三十五引《指南方》

治经水不来，绕脐疝痛。

干漆杵研炒烟尽：牛膝去芦酒浸一宿焙干各一两。

右为末，以地黄汁一升入二药末，银器内慢火熬可丸即可。即丸如梧桐子大。

每服二丸，空心米饮或酒下。妙在以生地汁熬破血药，大有见解。

附《杨氏家藏方》卷七 万应丸

白牵牛、槟榔、肉豆蔻（面裹煨）。

主治：久挟积滞，因伤生冷，遂作痢疾，或赤或白，经久不愈。赤痢，甘草汤下；白痢，干姜汤下；赤白痢，甘草干姜汤下。

23. 大黄膏 一名将军膏

治妇人干血气。干血气者,热也。故用大黄一味,解热通经。其加当归、香附者一荣血,一调气也,在人自择之。

川大黄四两为末,酽醋熬成膏,丸如鸡头子大,每服二丸酒化开,临卧服。大便利一二行,红脉自下,是调经之仙药也。一方加当归头,一方加香附二两,童便浸炒为末,入膏丸,桐子大,热酒下 40 丸。

原文录有大段陈修园按语,从略。

24. 子满方

妊娠通身肿满,是胎前挟水之与血相搏。

四物汤等分,白术、陈皮、茯苓、泽泻。

25. 子气方 《女科指掌》

妊娠气滞而足面肿,喘闷妨食,甚则脚趾出黄水。

四物汤一料去地黄、香附、紫苏、陈皮、天仙藤、紫草。

26. 子悬方

妊娠心腹胀满,浊气举胎上凌也。

四物汤去地黄、紫苏、陈皮、大腹皮、人参、甘草、生姜。

27. 子烦方、

妊娠心中懊侬,口燥心烦。

四物汤、麦冬、知母、竹叶、人参、甘草。

28. 子淋方、

孕妇小便涩少,乃肺燥而天气不降。四物汤、天门冬。

肾燥而地气不升,四物汤、细辛、木通、茯苓 人参 甘草。

29. 子嗽方

孕妇咳嗽,火盛克金。

四物汤、桑白皮、天门冬、紫菀、竹茹、甘草。

30. 子痫方

孕妇猝倒无知,目吊口噤,角弓反张。乃肝风内动,火势乘风而迅发。

四物汤、羚羊角、钩藤钩、竹沥、贝母、僵蚕。甚者间服风引汤,继以竹叶石膏汤、鸡子黄汤、黄连汤以救之。

31. 子喑方

妊娠八九月忽然不语,静候至分娩后则愈。

四物汤、茯苓、远志。

32. 白薇汤 《全生指迷方》卷三

人平居无苦疾,忽如死人,身不动摇,默默不知人,目闭不能开,口喑不能言,或微知人,或恶闻人声,但如眩冒,移时方寤。此由出汗过多,血少,气并于阳,独上而不下,气壅塞而不行,故方如死。气过血还,阴阳复通,移时方寤,名曰郁冒,一名血厥。妇人多有之。宜服。

白薇、当归各一两,人参、甘草各一钱。

右为粗末,每服五钱,水二盏,煎至一盏,去渣温服。徐灵胎曰:"此病甚多,而妇科皆不知,无不误治"。

第三节　皮、外、五官科方

1. 磁砂丸 《时方歌括》卷上

治神水宽大渐散，昏如雾露中行。渐睹空中有黑花，观物成三体，及内障神水淡绿色，淡白色。又治耳鸣及耳聋。柯韵伯云：治聋癫痫如神。

磁石二两、朱砂一两、神曲三两生。外更以神曲一两，水和作饼煮，浮入前药，炼蜜为丸。

歌曰：磁砂丸最媾阴阳，神曲能俾谷气昌；内障黑花聋并治，若医癫痫有奇长。

2. 碧云散 《兰室秘藏》

治目赤肿胀，羞明昏暗，隐涩疼痛，眵泪风痒，鼻塞头痛，脑酸外翳，拔睛诸病。

鹅不食草晒干二钱，青黛、川芎各一钱，为细末。噙水一口，每以米许入鼻内，泪出为度。一方去青黛。

附《医宗金鉴》碧云散

川芎、鹅不食草、细辛、辛夷、青黛共研细末。患者口含凉水，令人将药末吹入左右鼻内，取嚏为效。或以鼻嗅药，则效缓。

功能主治：辛温通窍，祛风散寒。主治鼻塞不通，眉棱骨痛。

3. 圣济乌髭膏

服之可黑髭乌发。

茜草一斤、生地黄三斤取汁，以水五大盏，煎茜绞汁，捋渣再煎三度。以汁同地黄汁微火煎如膏，以瓶盛之。每日空心温酒服半匙。一月髭发如漆色。忌莱菔五辛。

4.《外台秘要》治喉痹不通，浆水不入。

射干一片，含咽之。《医方大成》用扁竹新根擂汁咽之，或醋研汁噙，引涎出亦妙。射干别名乌扁、扁竹、剪刀草。

5.《外台秘要》治喉痹肿塞，喘息不通，须臾欲绝，神验方。

石络草一两，水一升，煎一大盏，细细咽之，少顷即通。

6.《圣惠方》治咽喉肿痛。

马勃一分，蛇蜕皮一条烧末绵裹一钱，含咽立瘥。

7.《御药院方》治酒渣鼻。

白蔹、白石脂、杏仁各半两，为末，鸡子清调涂，旦洗。

8. 臁疮效方

松毛，即松叶，不拘多少，烧存性，麻油搽。先用千里光熬水，洗后涂此药。每次均如此洗涂。久年臁疮不过七日愈。

9. 邵真人治下疳阴疮方

炉甘石火煅醋淬五次一两、儿茶三钱、为末。麻油调敷立愈。

第四节 儿科方

1. 肥儿糕

治小儿脾胃虚弱。消食杀虫。

党参一两，茯苓五钱，黄精五钱，扁豆一两，谷芽五钱，鸡内金一两，使君子肉五钱，芡实五钱，莲米五钱，淮山药五钱。用糯米炒，磨粉，和白糖打糕。

注：古书《青囊秘传》有同名的"肥儿糕"。但药物组成有别。

2. 水圣散

《危氏得效方》治大肠脱肛。

紫浮萍为末，干搽之。

又端午节收紫浮萍晒干，治汗斑癜风。每以四两煎水浴，并以萍掺之。

注：在《本草纲目》1892味药物中治疗脱肛的药物59种，治疗脱肛的方剂69首。

3. 治小儿天疱，一切诸疮。

用六神丸磨乳搽，奇效。六神丸药房制有现成者，购之最易。

4. 小儿头生白疕疮，俗称鸡屎堆奇效。

荆芥、白芷、北辛，共研细末调蜡油涂。

第五节 伤科方

治劳伤跌损方

潞党三两、砂仁三两、建莲实三两、老蔻四两、人参四两、当归四两、川芎三两、淮山药三两、广皮四两、茯苓三两、然铜四钱 土鳖三钱、沉香三钱、木香三钱、丁香三钱、木通三钱、威灵仙、茜草、广三七、扭子七、刺五加、六月寒、红牛膝、还魂草、朱砂七（后九味剂量缺如）。

右药泡酒服。

第六节 其他

1. 痔疮方

荔枝研末，用五倍子一个，敲一孔，将荔枝末贯入倍子内，以纸塞孔，入子母灰内炮。取出研末调麻油搽。

2. 备急蜘蛛伤方

羊桃叶捣敷之立效。似家桃而小，苦不堪食。

第四篇

民间拾遗

——星散民间中医药　经验之谈勿小觑

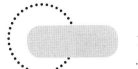

20 世纪七八十年代，缺医少药，可资借鉴的医籍奇缺。故广收博采，拜同行为师，收录了大量散在民间的医学资料，杂花相映，五彩缤纷。其中：

抄录了《神农本草经百种录》。

抄录了《疫温合集》。

拜重庆杨鑫荣老师学推拿后，自编了《简易推拿针灸法选集》。

整理了《汤头歌诀新录》《医理杂谈》《病理学》《药物学》《方剂》及临床《儿科》《妇科》等小册子。

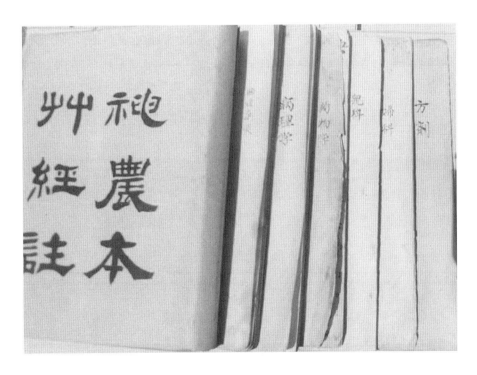

《神农本草经》及自编小册

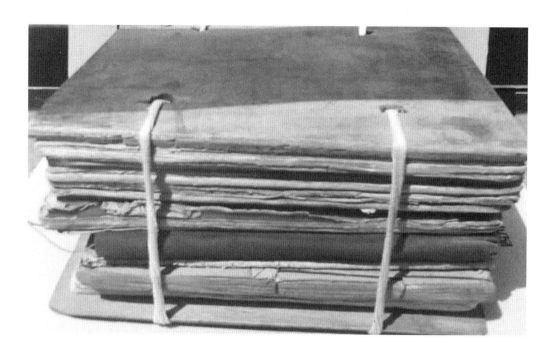

古书木夹（手抄本）

　　《神农本草经注》已有专著无须转录，肖汉三、肖曰贤家藏资料已有专篇，其余民间资料兹综合归纳于后，供同道临证参考。（其中《药对》部分系近年供职香港时所集。）

　　因系当年手抄本，难免笔误，请读者见谅。

第一节 杂病观舌法

诸病观舌，可知病之表里。

舌乃心苗色应南，病之表里观其间。

人之未病舌先病，阴阳浅深一眼看。

舌尖属心中脾胃[1]，边主肝胆根肾源。

验舌方知辨寒热，舌红有火理自然。

阴虚之极胭脂舌，实火便赤兼舌干[2]。

伤寒初起生白沫，次则白涎白滑寒。

传至阳明生白屑，白苔如粉热内潜。

火之热者黄多燥，脉实下之莫迟延。

黄滑有寒宜温表，白滑腹痛是阴寒。

口渴便秘下为先。

舌黑亦分有数种，细心察之心要安。

火极似水生芒刺，误服热药丧黄泉。

水极似火气色冷，回阳救急妙似仙。

肾气虚极舌胎黑[3]，滋阴润燥莫迟延。

精液枯极舌黑燥，回阳八味妙通玄。

瘟疫舌黑皮自脱，先下后清自然安。

总之验舌用手拭，燥则有火滑则寒。

燥则清之滑温散，虚补实攻与脉参。

病舌古有十五种，舌卷本属厥阴肝。

烦满谵妄邪热炽，急宜下之自然安。

四肢厥冷口不渴，直中阴经温补先。

舌强脾经热壅盛，速清风痰加黄连。

舌纵悉是痰与火，药用竹沥与胆南。

舌麻血虚或痰热，审脉拟方治其原[4]。

子舌舌下生小舌，亦是痰热使之然。

木舌舌肿不转动，刺出紫血即时安。

即用蒲黄蜂蜜润，玄参升麻犀角煎。

舌燥三焦热蕴喉，玄参花粉芩知连[5]。

舌粗心脾热所伏，舌痛心火清其源。

舌吐下收蒲黄末，朱砂冰片一同掺。

舌收忽出心热郁，槐花掺之黄连煎。

舌涩风火药宜清，青紫之舌命难痊。

舌痛亦是有虚实，虚则补心实清焉。

弄舌时常舐口外，脾经虚实使之然。

体虚困惫而弄舌，急速温补莫迟延。

亦有危症多属阴，舌生芒刺病缠绵。

方用温剂俟冷服，数日而退曾经焉。

但凡舌收热已重，薄荷熬汤洗为先。

或用乌梅熬水洗，或擦蜂糖润舌干。

此是看舌大概理，细心察视知病源。

学者细心而体会，药到病除是福田。

注：[1] 舌尖属心，亦属肺。[2] 便赤，指小便色黄。[3] 胎同苔，通假字。[4] 治其原：治疗原发疾病，舌体麻木自然消失。[5] 芩知连：黄芩、知母及黄连。

第二节　杂病望眼法

诸病定看目中，五脏虚实皆知。

看眼必须先洗手，恐秽目中有神光。

瞳神黑眼法于阴，白眼赤脉本属阳；

阴阳相合如日月，睛明皆由五脏光。

五脏六腑精华气，聚于眼中各有疆。

瞳子骨精皆由肾，黑眼筋精肝之光。

络眦血精心脉现，白眼气睛肺之芒。

约束肉精脾之本，五脏虚实现明堂。

先看瞳神色清浊，尤审大小细思量。

瞳仁散大肾虚的，瞳仁枯小肾火扬。

虚极坑陷生云翳，热极目珠痛非常。

大眦[1]红者心热实，小眦[2]淡红心虚惶。

黑眼高起肝郁热，淡红侵睛血虚张。

若是青睛[3]且陷，手足不仁肝气伤。

胆虚口苦心惊悸，睛边黄色胆之殃。

胞络虚肿软下赤，实肿红坚脾热张。

烂玄风眼脾胃热，祛风清热加凉[4]黄。

白睛影红肺气虚，白眼红甚风热张。

破血清热兼疏散，火重热溢于大肠。

热极生翳先散翳，翳散而后用清凉。

眵多而结肺之实，眵多不结肺虚防。

白睛黄红主湿热，黄疸眼角有阴阳。

黄如败草寒伏久，气积有迹眼中脏。

白睛青色脾肾虚，寒病将愈眼角黄。

眼泪冷者药兼温，眼泪热者药宜凉。

眼能近视阴气足，眼能远视有阳光。

上午痛甚阳有余，下午痛甚阴气伤；

如斯视问心默会，五脏虚实有主张。

[按]根据《五轮学说》，瞳子属肾为水轮，黑睛属肝为木轮，内外眦属心为火轮，白睛属肺为金轮，眼睑属脾为土轮。

注：[1]大眦：外眼角。[2]小眦：内眼角。[3]残缺。[4]存疑。

第三节 杂病四诊法

常读真人千金方，闻而知之医之良。

望而知病为中医，切而知病曰平常。

望闻问切为四诊，神圣工巧古书详。

见病先要望气色，面色光润病无妨。

色见生气如何认，赤如绵裹珠内脏。

白如鹅羽黑如漆，黄如丝罗里雄黄。

青如苍璧皆润色，纵有疾病服药康。

面黄目赤唇白黑，即或有恙亦无妨。

若见死气如何辨，黄如枳壳或土黄。

赤似赭石与齿血，白如白盐枯骨疆。

青如兰色草滋色，黑如灶烟若地苍。

面赤目青或目白，面黑目白数日亡。

面青目赤与目黑，疾病虽愈寿不长。

四季相色知旺相，春日青赤主吉祥。

夏日面色黄兼白，秋季白黑正相当。

冬日青黑方为吉，四季相生定吉昌。

若是肝病见面白，心病目黑俱为殃。

肺病面青肝病赤，肾病面黄主克伤。

五脏有热现于面，心病天庭赤色祥。
左肝右肺两颊见，肾热地额颏赤扬。
血虚面红如潮见，阴虚面赤是虚扬。
实火面赤唇舌燥，面青风寒主痛伤。
唇青阴极舌卷缩，夹阴腹痛温之良。
口唇白者阳分虚，口唇红肿胃火张。
肝肾虚极面青黑，脉虚滋补兼固阳。
面白气虚阳分弱，面黄有积腹痛详。
鼻干燥痛肺火泛，耳痛肝肾火炎张。
眼下青色停痰重，唇内粟子虫积殃。
鼻塞涕浊属风热，鼻流清涕肺伤寒。
鼻中黄色小便短，唇下疮应大便疮。
望色之理亦小补，闻声察色要相当。
肝色青兮其声呼，肺白哭声补气良。
心病面赤其声笑，脾病色黄歌声扬。
肾病面黑声呻吟，虚者言微实语张。
神昏健忘言不顾，实火怒骂火郁狂。
外感之言多壮厉，先轻后重语宣扬。
内伤语言多懒怯，先重后轻气不长。
鼻塞声重风伤重，痉病口噤背反张；
鼻鼾语塞知风湿，声哑孤惑唇有疮。
错误呢喃为热症，心下有声水停伤；
喉中漉声有痰滞，肠若雷鸣湿气张。
惊风不语心有热，啼如鸦声命必伤；
久病声嘶肺气绝，谵语号叫热势张。
称神说鬼蹦墙屋，胸中停痰使癫狂；
闻声知病审的端，问诊详细好拟方。
先问起病日新久，新病属实攻无妨；
久病必虚药兼补，曾食何物问端详。
肉食山楂或草果，面食莱菔大蒜良；
米食谷虫或谷芽，宿食香附与槟榔。
曾有房欲怒劳否，怒则伤肝欲损阳；
初起即痛为外感，腹痛泄泻为内伤。
外感头痛无休息，手背烧热风寒当；
内伤头痛或时止，手心烦热血虚张。
便结口渴知内热，便结不渴宜润肠；
小便清兮内无热，内有热兮小便黄。
渴而喜饮内有火，渴不喜饮虚热张；

畏风必定是伤风，畏寒必然寒所伤。
心喜饮凉知有火，心喜热物药宜阳；
不思饮食因伤食，有寒油腻不思常。
妇人定问经先后，先为血热后寒当；
有孕手按无块结，有结按之血块张。
咽痛红肿三阳热，咽痛不红阴阳伤；
脐腹疼痛少阴证，小腹疼痛厥阴寒。
气虚畏寒血虚热，阳虚陷阴肠鸣锵；
阳胜外热阴内热，内外皆热喘渴张。
阳虚自汗气不足，阴虚盗汗滋阴良；
掌中热者腹中热，掌中寒者腹寒凉。
胃中有热腹易饥，胃中有寒腹胀伤；
肠中有寒多飧泄，腹痛而吐寒在肠。
汗出背痛为肺病，目下微肿水停膀；
口苦胆虚并心热，口碱肾热滋水良。
口辛肺热脾上乘，口酸肝实血虚张；
口淡胃热或元亏，口甘脾热药清凉。
阳虚头昏体畏寒，肥人头昏痰滞伤；
手陷起迟知水肿，手陷随起气肿彰。
朝消暮肿是血虚，暮消朝肿气虚防；
脱肛不痛肺脾虚，脱肛肿痛宜寒凉。
腹满实痛为不足，腹满有余痛更长；
痛在泻前为食积，痛在泻后虚元阳。
血在粪前多属实，血在粪后血虚防；
水泻寒痛无休息，火痛时止宜清凉。
痰泻或多亦或少，食泻一去腹安康；
痢疾切忌汗、下、温，药宜清里兼宽肠。
胎前宜凉舒兼补，胎后先服生化汤；
面青舌红子可救，面赤舌青子恐伤。
真阴将脱小便绝，真阳将脱面红张；
阳证脱者目前鬼，阴证脱者目无光。
阳气内虚心惊悸，阴气内虚心烦伤；
胆虚不眠胆热寐，胃寒则呕胃热胀。
寒甚痛兮火胜肿，风麻湿木气血疆；
望、闻、问三细斟酌，方参切脉辨阴阳。

第四节　看脉识病法

心脉洪大血涌结，胸中烦渴头痛裂；
口苦舌干通身痛，慌是心家有积热。
心脉微细主心虚，心中恍惚气出声；
头脑昏沉多困倦，梦魂常在水中行。
肝脉洪大不调血，背痛气急疼两胁；
两眼昏沉多流泪，行路虚跳常防跌。
肝脉微细四肢酸，胆冷经枯气血寒；
心气如常微微痛，此系肝虚要补肝。
肾脉洪在主腰疼，背痛头腰小腹膨；
膀胱出热小便赤，女人得之肝胆病。
肾脉微细下伤精，耳内懔懔风雨声；
心口气急双足软，睡中常有盗汗生。
女子得此细脉症，红崩白带早随身。
肺脉洪大心口急，往来发热四肢疼；
咳嗽气喘心烦躁，饮食吃来呕逆生。
肺脉微细肺家寒，闷闷忧忧口舌干；
手脚冷寒多咳嗽，吐出清水与白痰。
脾脉洪大心膨胀，饮食不思常困倦；
头疼肚痛吐清水，饮食伤风因此观。
脾脉微细两眉愁，膨胀吐泻口舌焦；
腹中疼痛多呕逆，四肢冷汗遇良霄。
命脉洪大心烦热，潮渴三焦气血结；
四肢倦怠少精神，头痛发热气不歇。
命脉微细号平和，肾气有虚小便多；
手足寒冷心中跳，口中无味不调和。

第五节　四脉提纲诀

洪、虚、散、芤、濡、微、革，七脉俱在浮中得；
若夫伏、牢、细、弱、实，五脉又在沉中别。
缓、涩、结、代、迟之形，滑、紧、促、动、数之列；
唯有弦脉与长短，三部不在四部设。

第六节　见病用药歌

补气箭芪[1]与人参，党参洋乡北条乡，
山药白术蜜升麻，米粥桂圆白茯神。
下气苏子并沉香，枳壳槟榔铁锈浆[2]；
杏仁蒌姜莱菔子，枳实白芥与丁香。
冷气疼痛要官桂，肉桂吴萸胡椒配；
小茴丁香砂仁炒，元胡灵脂诸气退。
顺气陈皮和青皮，乌药香橡橼豆蔻宜；
香附砂仁与柿蒂，藿香木香同腹皮。
破气青皮槟榔合，三棱蓬术与厚朴；
枳壳枳实赤茯苓，紫菀白及开胸药。
补血当归熟地黄，生地白芍首乌良。
俱用酒制炮切片，河车[3]不用又何妨；
凉血生地粉丹皮，丹参蒲黄与地榆。
龟胶血余荆芥炒，青蒿鳖甲地骨皮；
止血归首和茅根，荆芥烧灰藕节茎。
发灰[4]大蓟灶心土[5]，阿胶蒲黄茜草根。
破血归尾桃仁佳，苏木泽兰与红花；
蓬术醋炒赤茯苓，姜黄刘寄干漆渣。
健脾白术淮山药，芡实扁豆苡仁合；
条乡茯苓与炙草，广皮莲米功最确。
暖胃白蔻与砂仁，藿香丁香厚朴陈；
煨姜干姜并紫蔻，红蔻草蔻效如神。
调脾开胃用藿香，半夏陈皮加炮姜；
茯苓参术炙甘草，白蔻砂仁与木香。
虚咳补肺紫菀佳，阿胶五味款冬花；
人参淮药茯苓草，天冬薏苡蜜升麻。
实咳泻肺用桔梗，枳壳黄芩天花粉；
薄荷荆芥杏仁霜，前胡紫苏马兜铃。
诸般咳嗽天麦冬，半夏苏梗西防风；
沙乡杏仁金沸草，广皮茯苓正川芎。
肺实喘急苏子佳，杏仁兜铃旋覆花；
肺虚喘急当补气，肾虚金匮[6]或阳八[7]。
消痰半夏及南星，橘皮茯苓薄荷增；
川贝瓜蒌金沸草，竹沥海石与黄芩。

退诸火热用黄芩，心热连翘黄连君；
肝热柴胡并赤芍，脾热明粉同熟军。
肺热桔梗桑白皮，肾热黄柏知母灵；
胆热胆草合竹茹，胃热石膏花粉增。
大肠槐花通大海，小肠木通车前仁；
膀胱滑石同萹蓄，三焦有热连翘增。
热重铃羊与犀角，火结硝黄效如神。
虚热知母天门冬，参芪地草骨皮同；
玄参鳖甲女贞子，粉丹茯苓与麦冬。
骨蒸劳热用青蒿，生地骨皮鳖甲烧；
胡黄连与银柴胡，知母粉丹最为高。
发汗麻黄与薄荷，苍术荆芥葱白合；
升麻白芷与香薷[8]，紫苏生姜同粉葛。
收汗黄芪麻黄根，桑叶白芍酸枣仁；
龙骨牡蛎用火煅，浮麦葵扇文哈陈。
消食山楂萝卜籽，神曲麦芽枳壳使；
青皮香附消宿食，厚朴枳实草蔻子。
宽胸桔梗与枳壳，紫朴香附苍术合；
陈皮木香与腹皮，胸膈豁然便安乐。
膨胀腹皮与丑牛，枳壳槟榔厚朴求；
枳皮败瓢[9]冬瓜皮，莱菔陈皮萝卜头[10]。
止渴甘葛与麦冬，花粉石膏乌梅宗；
滑石五味并西瓜，竹叶犀角皆得中。
解郁川芎与苍术，香附白芍六神曲；
赤芍槟榔与腹皮，台乌赤苓皆除郁。
大便不通用大黄，朴硝巴豆杏仁霜；
老人血枯郁李仁，松子当归火麻仁。
小便不通要猪苓，泽泻木通赤茯苓；
槟榔滑石同甘草，连翘石韦车前仁。
气虚下陷小便闭，补中益气加猪苓；
塞闭不通何为效，火药煎汤效如神。
水肿不消腹皮佳，猪苓泽泻与芫花；
木通牵牛并大戟，薏苡商陆都用他。
呕吐不止用丁香，西砂元胡与炮姜；
草蔻紫蔻与红蔻，良姜木香苏藿香。
止泻诃子与砂仁，肉蔻扁豆白茯苓；
白术前仁并龙骨，五味粟壳效如神。
痢疾木香同黄连，地榆槐花当归全；

枳壳白芍与紫朴，桃仁青皮服之痊。

疟疾苍术和槟榔，常山草果同生姜；
柴胡灵仙与知母，青皮半夏枳壳良。

疫热僵虫桔姜黄，蝉蜕大力荆薄防；
连翘熟军木通草，马勃苇根共煎汤。

避瘟草果与槟榔，苍术木通草大黄；
紫朴姜虫香附炒，苏叶黄芩并雄黄。

头痛川芎羌活芷，蔓京陈茶天麻使；
川乌辛夷皆可用，藁本细辛苍耳子。

头风眩痛旋覆花，细辛苏荷与天麻；
白菊辛夷合荆沥，独活僵虫功无差。

腹痛白芍小茴香，苍术雷丸官桂良；
吴萸元胡合豆蔻，木香沉香与良姜。

心痛良姜五灵脂，桃仁橘皮干姜使；
广香檀香与肉桂，甘松元胡黄荆子。

腰痛杜仲菟丝子，续断寄生补骨脂；
沙苑蒺藜与独活，巴戟肉桂破故纸。

膝痛木瓜与牛膝，故纸苡仁石斛宜；
杜仲杜衡虎胫骨[1]，熟地肉桂末酒吃。

喉痛桔梗甘草汤，豆根射干僵虫良；
连翘荆防芩莲合，马勃天丁共熬汤。

目痛羌活与防风，白芍黄芩正川芎；
去翳木贼合蝉蜕，祛风荆芥薄荷宗。

退赤归尾桃仁泥，蒙花菟丝能明瞳；
身体风痛羌独活，防风秦艽须用着。

威灵仙同桑寄生，南藤桐皮海上药；
齿痛白芷及细辛，升麻蒺藜并壳精。

薄荷炒栀石膏等，僵虫生地与黄芩；
耳聋全蝎石菖蒲，木通泡草骨碎补。

气虚耳聋当补气，肾虚滋阴方为主；
去风荆芥与防风，天麻薄荷正川芎；
蒺藜蝉蜕羌独活，苍耳僵虫最有功。

去寒黑姜与肉桂，附片吴萸胡椒配；
阴虚熟地当归入，阳虚参术功为最。

去湿苍术与秦艽，防己白术茵陈蒿；
木瓜萆解薏苡仁，天麻菖蒲白茯苓。

补肾芡实熟地黄，淮山枸杞与锁阳；

---

① 虎胫骨现已不用，可用其他药物代替。

鹿茸杜仲苁蓉肉，枣皮菟丝胡桃强。
壮阳枸杞蛇床子，纳脐韭子补骨脂；
雀卵鹿肾淫羊藿，肉桂虎骨阳起石。
补阴熟地菟丝子，天冬龟板女贞使；
首乌鲍鱼乌贼鱼，生地鳖甲姜豆子。
安魂定志用茯神，远志龙齿酸枣仁；
人参淮山龙眼肉，益智朱砂柏子仁。
强筋壮骨虎胫骨，杜仲菟丝枸杞入；
熟地胡麻骨碎补，续断故纸胡桃肉。
梦遗滑精菟丝子，远志巴戟破故纸；
龙骨莲须牡蛎煅，益智芡实韭菜子。
补益虚损用人参，黄芪山药酸枣仁；
当归续断茯苓案，熟地鹿茸白术增。
跌打损伤没乳香，赤芍苏木田七强；
桃仁红花骨碎补，归尾川芎土鳖良。
排脓消肿用川芎，白芷贝母西防风；
山甲归芪赤芍药，银花牛蒡皆有功。
瘰子气瘰[12]夏枯草，天葵银花与海藻；
黄芪昆布胆南星，沉香木香生甘草。
贝母蒙花地瓜根，喉痛加上黄柏炒。
乳痈一痛用银花，公英贝母穿山甲；
栝蒌川芎陈皮合，木通白芷甘草加。
阳虚参附芪术半，阴虚归地桂附加[13]；
阴证漫肿至夜疼，药用鹿胶当归身，
麻黄干姜白芥研，甘草酒引效如神。
肠风下血用槐花，地榆臭椿乌梅加；
木贼黄连枳壳草，归芍荆芥苦丁茶。
痔漏流血用地榆，槐角苦参臭椿皮；
刺猬柿饼无花果，败棕血余烧灰宜。
先流黄水宜健脾，参术文哈归地芪；
热淋荆芥海金沙，石韦栀子通草佳。
衄血生地与蒲黄，荆芥炒黑百草霜；
侧柏茅根红酸草，大蓟小蓟桑皮强。
通经牛膝加红花，桃仁木通丹皮加；
香附蓬术京三棱，灵脂赤芍皆用它。
调经香附元胡索，故纸小茴益母属；
血虚四物汤同煎，气虚参桂与芪术。
安胎白术与黄芩，艾叶阿胶桑寄生；

杜仲菟丝续断合，当归酒芍缩砂仁。

有热荆芥生贝母，枳壳连翘荷叶增。

产后血晕用黑姜，当归川芎桃仁良；

益母甘草五灵脂，荆芥红花与地黄。

带症参展白术合，牡蛎芡实与龙骨；

巴戟蕲艾鹿角霜，粉脂头引水煎服。

虫积使君与槟榔，乌梅苦乡鹤虱强；

榧子雷丸与贯众，苍术白鳝花椒良。

[按]此节文字转抄时间在1972年前后，源于合作医疗时期的赤脚医生们手中，年久失于考证。作为科普文字，读来朗朗上口。对一般百姓，可增加一些医学常识。作为医务人员，尤其是中医，特别是对于初学者，因涉及内、外、妇、骨伤等多科病证的用药，故亦不失为一段重要的以病归类、参考用药的有益资料。当然，难免有按图索骥之嫌，因为中医辨证论治，必须丝丝入扣，理、法、方、药必须一致，一症多病，一病多症，错综复杂，非临证不惑，审微穷奥，难以奏效"如神"。

注：[1]箭茂：黄芪。[2]铁锈浆：生铁落渍水。[3]河车：分紫河车，草河车，此处当为紫河车，即胎盘。[4]发灰：即烧炭存性的头发，又称"血余炭"。[5]灶心土：即伏龙肝，乡下烧柴禾的土灶中的泥土，用时将其澄清液熬药。[6]金匮：指金匮肾气丸。[7]阳八：指桂附地黄丸，俗称"阳八味"。[8]原文此处为"川芎"，因其辛温缘故，但该药归肝经，具有止痛、活血、行气之功，未见其发汗功能，思"夏之香薷尤如冬之麻黄"，故改为"香薷"，仅供参考。[9]败瓢：为何物？不详。[10]萝卜头：即指留作种子（莱菔子）后的老萝卜根，又称"老人头""地骷髅"，善治水肿。[11]壳精：不详。[12]痒子气瘰：观上文，当属"瘰疬""颈淋巴结核"，文中海藻反甘草，安全计，不宜同用。[13]此处原文为"桂附"，阴虚用桂附，欠妥，疑为有误。[14]红酸草：草药，田字草，又名酸浆草，色红。

第七节　解郁代表药

黄连解热郁，

苍术解湿郁，

白芥解痰郁，

川芎解血郁，

木贼解风郁，

元胡解气郁，

羌活解经郁，

枳实解积郁，

抚芎解虫郁，

磁目解头目郁，

砂仁解酒郁，

> 莱菔解面郁，
>
> 丑牛解食郁，
>
> 山楂解肉积郁，
>
> 槟榔解瘴郁，
>
> 干姜解寒郁，
>
> 青皮解肝郁，
>
> 郁金解肺郁，
>
> 灵脂解心郁，
>
> 木香解脾郁，
>
> 香附、乌药解诸气郁。

　　［按］郁者，结也，不通，不畅之意。上述 21 郁证用药比较精当，文中"磁目"不详；"面郁"指麦类食品所伤；"经郁"，泛指经络郁滞。

第八节　民间验方拾翠

一、呼吸系统疾病

（一）肺结核验方一

　　当归、川芎、茯苓、法夏、陈皮、青皮、桑白皮、杏仁、川贝、五味子、甘草各 6 克，水煎，冰糖 6 克兑服，每日 1 剂。主治肺结核咳嗽、咯痰、胸痛，伴喘者。

（二）肺结核验方二

　　川百合、大熟地、玄参、川贝母、麦冬、炒白芍、蒸百部、北沙参、白薇、白及，适量水煎服。主治空洞型肺结核、咳嗽、咯血、潮热、盗汗，近似百合固金汤加减。

　　［按］方一中用当归止咳，近人鲜见，而早在《本经》就有记载，谓"主咳逆上气……"《本草纲目》谓："……治痈疽，排脓止痛……"近人亦极少用之此种功能。当咳嗽、痰多、胸痛、便秘时用之疗效可佳，勿谓不归肺与大肠经而忽视之。方二滋阴润肺、补肾宁嗽，适用于空洞型肺结核肺肾阴虚型。

（三）肺痈验方

　　芦根、冬瓜子、净薏仁、桔梗、瓜蒌仁、粉丹皮、赤芍、连翘、银花、陈皮、半夏、甘草，适量，水煎服，主要用于肺脓肿成痈期，清热解毒、肃肺化痰。

（四）渗出性胸膜炎验方

　　甜葶苈、大枣、车前仁、白芥子、贝母、杏仁、净薏仁、广郁金、桑白皮，适量，水煎服。胸痛甚加玄胡。

（五）急性咽喉炎（风火喉痛）验方

　　桔梗 6 克，甘草 6 克，牛蒡子炒研 6 克，荆芥炒 3 克，浙贝母 6 克，薄荷叶 1.5 克，生姜 3 片，水煎服。

（六）伤食咳嗽

生白萝卜蘸蜂糖，食之，灵验。

［按］萝卜能助消化、生津开胃、润肺化痰、祛风涤热、平喘止咳、顺气消食、御风寒、养血润肤，百病皆宜。生吃白萝卜对气管炎有良效。

（七）脱发症验方

生代赭石碾末，每日早晚各服 3 克。

［按］代赭石，味苦，性寒。发者，血之余。多种原因致使血热、血瘀、血虚，皆可引起脱发。代赭石除具平肝潜阳、降逆止噫之功外，还具有凉血止血的作用，其所治脱发，当属因血热所致的证候为宜。代赭石的有效成分除镇静作用外，并能促进红细胞及血红蛋白的新生。本品不宜久服，以免积蓄砷中毒。

二、消化系统疾病

（一）顽固性呕吐验方

将砂仁包入生姜内，入火煨之，去生姜，取砂仁碾末。取大黄，用生姜水炒，以姜制大黄熬水，兑服砂仁末少许，立效。

（二）胃溃疡验方

乌贼骨 40 克，象贝母 20 克，生甘草 20 克，真龙骨 20 克，碾末。每次服 3～6 克，每日服 3～4 次。气痛甚加青木香 15 克；有瘀血证候兑服失笑散，酌加桃仁、红花、赤芍；虚寒服黄芪建中汤；有热加龙胆草、酒大黄适量。

［按］本方为乌贝散加味，制酸止痛，疗效确切。

（三）肠风下血方一

鲜生地、地榆炭、粉丹皮、仙鹤草、蒲黄炭、荆芥炭、防风、茯苓、生白术、鲜芦根，适量，水煎服。

［按］肠风下血，属中医便血的范畴，出血部位在肠道。如《本事方》所述："下清血色鲜者，肠风也。血浊而色黯者，脏毒也。肛门射如血线者，虫痔也。"将便血分为肠风、脏毒、痔疾三种。本方大队凉血止血药，对肠风下血必然有效。

（四）肠风下血方二

当归首、槐花、马齿苋、冰糖，炖猪大肠，去渣，食服大肠，饮汤。

（五）食管癌验方

涩李子、杭菊花，泡酒，1 周后饮酒少许，慢咽。

［按］此方在川东北乡下流传较广。李子，又称李实、嘉庆子，是一种落叶乔木树的果实，性平、味酸甜，具有清热、生津、泻肝、利水、活血之功，适用于肝硬化腹水病人、发热病人及教师、艺员声音嘶哑或失音者食用。取李子汁和酒共饮之，谓"驻色酒"，预防痊夏病，有报道。用之浸

酒，配杭菊治食管癌，机理尚不十分清楚。

（六）单纯性阑尾炎验方

蒲公英 10 克，紫花地丁 15 克，马齿苋 30 克，黄芩 10 克，丹参 10 克，水煎服。

（七）吐血验方

槐花 10 克，百草霜 3 克，碾末和匀，茅根汤送服。

（八）脾虚食疗方

脾虚有妙方，锅巴莲肉汤！

锅巴莲肉汤，是开江县已故名中医唐科香先生生前常用方。多年来，一直局限于他的部分门生使用，外界同道知之甚少，乃至有失传之虞。为造福百姓，徐先生特公开发表如下，医家、病家勿小视而弃之。

[处方] 焦锅巴 250 克（以炕老黄为度），莲米（去心）120 克，粟壳 30 克，甘草 15 克，鸡内金 30 克，白扁豆 120 克。

[制法] 上药晒干，或文火炕干，共碾极细，每用 15 克（成人），鲜米汤调匀，干湿适度，置饭上同蒸熟，酌加白糖服食，每日 2～3 次，以服完 1 剂为 1 个疗程。可根据情况，继续服用，小儿或病情较重，可酌情增减用量。

[按] 本方莲米、白扁豆、甘草健脾益气，鸡内金、锅巴健脾化食，粟壳固肠敛气，且锅巴系米谷所制，香脆可口，不仅便于服用，更能增进食欲。纵观全方，药性平和，具有健脾化食、敛气固肠之功，最适宜于脾虚便溏、食后腹胀、倦怠乏力、少气懒言之虚证，缓缓调补，必见奇效。

粟壳一味，目前已列入禁品范畴，可用诃子、白豆蔻或补骨脂等代之。

（九）蒲公英白及散

[主治] 胃脘痛（胃溃疡、慢性胃炎）。

[组成] 蒲公英 100 克，乌贼骨 80 克，浙贝母 50 克，白及 80 克，玄胡 80 克，鸡内金 80 克，大黄（醋炒）30 克，砂仁 50 克，柴胡 50 克，白芍 50 克，枳实 80 克，甘草 20 克。

[加工及服法] 研细过筛，每次 10 克，每日 2 次，饭后开水送服。

[加减法] 寒凝气滞者酌加高良姜、制香附、吴茱萸；胃中灼热者酌加黄连、醋炒大黄、栀子、蒲公英加量；血瘀伤络，大便色黑即肠道出血者，加九香虫、虎杖、地榆、五灵脂；嗳气吞酸者，酌加生三仙（神曲、麦芽、山楂）、鸡内金；脾胃阴虚者，酌加北沙参、麦冬、淮山药、白扁豆、薏苡仁、石斛；胃中胀满者，酌加草果、槟榔、青皮、厚朴；胃酸多者，酌加乌贼骨、瓦楞子；胃酸缺乏者，酌加乌梅、五味子、山楂；饥饿性疼痛者，加党参、黄芪、砂仁、白术、八月瓜；胃有溃疡者，酌加黄芪、芙蓉花、白及、浙贝母、蒲公英。

[按] 观本方系乌贝散、四逆散、小承气等方的复方，具有清热泻火、缓急止痛、消食和中、醒脾和胃、制酸止血之功。"若留胃中，莫过于散"，过筛为散，饭后送服，不仅延长了在胃停留的时间，而且具有保护胃黏膜的作用，故有益于慢性胃炎所致的上腹胀满不适及胃溃疡所致的胃脘疼痛、胃酸过多，乃至合并出血的证候，并视其实、热、虚、瘀以及合并十二指肠溃疡所引起的饥饿痛而酌情增损药物，既是古方新用，亦寓经验用药，具有一定的临床意义。

（十）食管饮

[药物组成]丹参15克，赤芍10克，郁金12克，川黄连10克，姜半夏6克，瓜蒌仁（去油）12克，降香6克，槟榔10克，山豆根15克，甘草6克，水煎服。

[功效]凉血化瘀、清热解毒、降逆豁痰。

[主治]急性食管炎。症见吞咽不适，胸骨后咽部或食管下段针刺样或烧灼样疼痛，尤以进热食或其他刺激性食物为甚，病情较重者可伴呕血，或呕逆，或胸痛，舌红苔黄，脉滑数。

[按]杨建忠先生系南江县原沙河区人民医院老中医，治疗食管疾病在当地颇有影响，上方轻描淡写，但加减甚为灵活，特录之以供选用。

三、泌尿系统疾病

（一）阴阳平补方（打老儿丸）

熟地60克，淮山药45克，牛膝（酒浸）30克，枸杞（酒浸）45克，山茱萸50克，茯神45克，杜仲（姜汁炒断丝）30克，远志（去心）30克，五味子（炒）30克，楮实子（酒浸）30克，小茴香（炒）30克，巴戟天（酒浸）30克，肉苁蓉（酒浸）30克，石菖蒲15克，川续断30克，加枣肉炼蜜为丸。盐汤或酒下。

[按]此为水火平调、脾肾双补之方。"少火生气"，先天真阳熏蒸后天脾土，若精气衰微，则后天失养。方中肉苁蓉、巴戟天入肾经血分，填精益髓、温肾强筋。茴香入肾经气分，助命门相火，火旺则土强而脾健。熟地、枸杞补血，滋阴；亢害承制，水足则得以制火，而不亢不害，水火既济。杜仲、牛膝强腰膝以助肾。茯苓、淮山药渗湿以助脾。山茱萸、五味子滋肺肾以固精。远志、菖蒲通心气以交肾。大枣补气养血、润肺健脾。楮石助阳补虚、充肌壮骨。咸则入肾，酒辛温散，盐汤或酒送服，有引经、引血之功，实为脾肾双补、精血并滋的补虚良方。注意湿热内蕴，或阴虚内热甚者不宜。

（二）睾丸水肿（睾丸炎）验方

荔枝核、橘核、木通、海藻、川木香、川朴、昆布、玄胡、桃仁、金铃炭，适量，水煎服。

（三）起阴阳方

人参6克，白术30克，巴戟天30克，黄芪15克，北五味6克，熟地30克，远志3克，上桂3克，柏子仁6克，山茱萸10克，水煎服。主治阳具不举、肾虚不能久站者。

（四）火土既济丹

人参15克，白术30克，山茱萸30克，菟丝子30克，淮山药15克，肉桂3克，巴戟天30克，水煎服，连服10剂。主治：精少、清稀，早泄。

（五）急性肾小球肾炎验方

商陆根10克，瘦猪肉60克，炖服，连服数日，治肾炎水肿，效果良好。

（六）膀胱结石验方

瞿麦12克，海金沙12克，金钱草30克，滑石10克，甘草5克，水煎服。

（七）尿路结石验方

海金沙 30 克，白茅根 20 克，滑石 20 克，金钱草 60 克，车前草 10 克，水煎服。

（八）肾虚腰痛方

杜仲 30 克，丹参 30 克，川芎 15 克，桂心 8 克，细辛 5 克，浸酒 500 克，酌量饮之。治肾虚腰痛兼风寒痹阻者。其亦名"杜仲酒"。

（九）白浊验方

金樱子、芡实等分，碾末，为丸。每次 6 克，米汤送服。主治男子白浊或遗精。其名曰水陆丹。

（十）阳萎、半身不遂验方

淫羊藿酒：淫羊藿 500 克，醇酒 1000 克，浸泡 1 月，每次 20 毫升，日服 2 次。

亦可用淫羊藿 30 克，仙茅 15 克，水煎服。

（十一）十味消肿方

〔组成〕苍术 15 克，白芍 15 克，大腹皮 15 克，陈皮 10 克，桑白皮 15 克，淮山药 15 克，前仁 12 克，赤小豆 15 克，生姜皮 10 克，麦芽 12 克，水煎服，忌盐。

〔加减法〕

1 肿偏于下，脚肿明显或兼疼痛者，加五加皮 12 克，防己 12 克，木瓜 12 克，泽泻 12 克。

2 肿偏于上，面部肿甚或兼喘咳者，加葶苈子 10 克，桔梗 10 克，杏仁 10 克。

3 偏于表证或皮肤浮肿，兼头痛、身疼者，加麻黄 6 克，羌活 12 克。

4 邪实中滞，便结、腹胀者，加丑牛 12 克，大黄 9 克。

5 偏寒者，恶寒，舌淡，苔滑，脉紧，加桂枝 9 克，附片 9 克（先煎），原方去前仁、桑白皮、麦冬。

6 兼热者，症见溲赤，舌红，苔黄，脉数，加黄柏 9 克，知母 12 克。

7 兼食滞者，症见腹满，嗳气，不欲食，加厚朴 9 克，神曲 12 克。

8 素体虚弱，或肿消而正虚者，症见面白，少食，体倦乏力，小便多，脉弱者，去前仁、桑白皮，加潞党参 15 克，白术 10 克，黄芪 40 克。

〔按〕上方出自 1960 年"三年自然灾害"期间，用治营养不良性水肿，愈者无数。大面积预防时，用白萝卜 25 千克，黄豆 2.5 千克，红糖 1.5 千克，先煮萝卜，后加入黄豆浆或豆渣、红糖，为 25 人一日量。待肿消后以下方善后：党参、苍术、白术、甘草、淮山、当归、白扁豆、神曲、陈皮，随证加减，水煎服。至于"忌盐"一说，结合现代医学，主要是减轻水钠潴留，实际上以清淡为宜，不必禁用。

四、运动系统疾病

（一）外伤内服药

苏木 3 克，煅自然铜 6 克，乳香（去油）6 克，没药（去油）6 克，血竭 6 克，麝香 0.3 克，红花 3 克，丁香 1.5 克，香木鳖 3 克，共碾细末，每服 0.2 克，黄酒送服。

（二）外伤薄贴方

活土鳖 3 克，自然铜 3 克，乳香 3 克，没药 3 克，骨碎补 3 克，血竭 3 克，当归 3 克，儿茶 3 克，麝香 1.5 克，为末，调敷患处。

（三）跌损外洗方

当归 12 克，续断 6 克，乳香 9 克，没药 9 克，血竭 6 克，红花 6 克，五加皮 9 克，防风 9 克，川芎 6 克，羌活 9 克，透骨草 12 克，伸筋草 10 克，木瓜 6 克，延胡 6 克，急性子 6 克，片姜黄 6 克，共碾粗末，布盛浓煎，熏洗患处。

（四）续筋接骨酒药方

当归 10 克，川芎 10 克，赤芍 10 克，淮山药 10 克，补骨脂 10 克，杜仲 10 克，自然铜（童便锻）10 克，土鳖虫 6 克，红花 3 克，北细辛 6 克，陈皮 10 克，制香附 10 克，续断 10 克，制马钱子 15 克，制乳香 6 克，制没药 6 克，甘草 3 克，见血飞 15 克，五加皮 15 克，石泽兰 6 克，红活麻 6 克，犬骨 30 克，毛犬（狗脊）18 克，菟丝子 6 克，三七 6 克。

上述诸药，泡酒 2 000 克，1 月后饮用，每次 20 毫升。自燃铜、马钱子有毒，不可过量。

（五）跌打损伤散

大黄、当归各等份，碾末，混匀，每服 6 克，每日 2 次，黄酒调服。

五、神经与精神系统疾病

（一）牙痛经验方

当归 10 克，防风 10 克，升麻 10 克，青皮 10 克，丹皮 10 克，滑石 10 克，生地 10 克，北细辛 3 克。

左上牙痛（属胆），加羌活、龙胆草各 10 克。

左下牙痛（属肝），加柴胡、栀子各 10 克。

右上牙痛（胃肠），加枳壳、大黄各 10 克。

右下牙痛（属肺），加黄芩、桔梗各 10 克。

上切牙痛（属心），加黄连、麦冬各 10 克。

下切牙痛（属肾），加黄柏、知母各 10 克。

（二）风火牙痛方

露蜂房、荆芥、白芷、陈艾、细辛、白蒺藜、蜀椒、葱、醋各适量，煎水，漱口，不予咽。

（三）腰痛经验方

杜仲 30 克，白术 20 克，车前仁 10 克，羌活 3 克。

阴虚：酌加熟地、龟板、枸杞、女贞子。

阳虚：酌加巴戟天、补骨脂、制附子、肉桂。

寒湿腰痛：加乌头、合甘姜苓术汤。

气滞：加威灵仙、天台乌药。

血瘀：酌加桃仁、红花。

痛甚：加乳香、没药。

虚热：酌加知母、黄柏。

寒甚：加麻黄、细辛、独活。

筋骨痿软乏力：酌加狗脊、桑寄生、续断、淫羊藿、骨碎补。

［按］腰为肾之外府，风、寒、湿、热等外邪入侵，肾阴、阳不足，及腰部软组织损伤所致的气滞、血瘀均可致腰痛，此方面面俱到，外因、内因、不内外因均列指导性用药，具有一定的指导意义。

（四）脚转筋（腓肠肌痉挛）验方

伸筋草适量，同天花玉米炖猪蹄服，效果极佳。

（五）牙痛含漱方

山豆根 15 克，煎水，分数次含于口中，数分钟后吐出，稍停再含漱。

（六）补脑汤

徐先彬先生根据《黄帝内经》"髓海不足，则脑转耳鸣"的启示，采用以脏补脏、以形补形的方法，研制出了主治现代医学之神经衰弱而又久治无效的慢性疾病的食疗方（药膳），命名"补脑汤"。

［主治］头晕耳鸣，腰酸腿软，记忆力明显减退，或遗精早泄，或视物不明。

［方法］猪脑髓 1 付，核桃 2 枚（去壳取仁），蒸熟食用。初起每日 1 次，半月后，间隔 1～2 天 1 次，可长期服食。

［加减］视物不清者加枸杞 6 克；遗精频繁者加补骨脂 3 克（捣细）；倦怠乏力者加人参 2 克（或党参 3 克）；头晕甚者加天麻 3 克，同蒸食用。

［按］治疗期间，同样需要调养性情，并参加力所能及的体育锻炼。实践证明，坚持服用，效果颇佳。

六、理化因素所致疾病

（一）解乌头毒方

乌头中毒，用银花 60 克，绿豆 60 克，生甘草 15 克，生姜 10 克，水煎，兑白糖送服。

（二）解白果毒方

白果，即银杏，有小毒，过量中毒时急用生甘草 60 克，煎水送服。

（三）解鱼蟹毒方

1. 苏叶 10 克，熬水送服。

2. 鲜白扁豆荚 30 个，捣汁，水煎之，送服。

3. 大蒜头熬水送服。

（四）解酒方

白豆蔻熬水送服，治饮酒过量、酒醉不省人事。

（五）鱼骨梗喉方

威灵仙 30 克，砂仁 10 克，水煎含服。

七、结缔组织疾病

（一）外洗治疣方

木贼草、制香附各 30 克，水 1500 毫升，煮沸后置入盆中，待水温适宜时，浸泡洗涤患处 30 分钟。每日早晚各 1 次，直至表皮脱落为止。

（二）瘰疬验方一

生牡蛎 18 克，浙贝母 10 克，陈皮 10 克，制香附 12 克，夏枯草 18 克，猫爪草 30 克，水煎服，每日 3 次，饭后送服。

（三）瘰疬验方二

夏枯草 30 克，天竺黄 6 克，陈皮 6 克，海藻 12 克，昆布 6 克，浙贝母 10 克，蒲公英 20 克，白芷 5 克，柴胡 12 克，生牡蛎 30 克，玄参 30 克，水煎服。具有清热化痰、软坚散结之功，主治颈部淋巴结结核。

（四）腮腺炎外用方

赤小豆一味，碾细末，鸡蛋清调敷患处；亦可用于疮肿未溃者。

八、皮肤病

（一）荨麻疹验方

荆芥穗 6 克，防风 6 克，白芷 5 克，沙参 12 克，茯苓 6 克，陈皮 6 克，生甘草 6 克，浮萍 6 克，僵蚕 5 克，蝉衣 5 克，紫草 6 克，银花 10 克，水煎服。

（二）斑秃验方

1. 内服药

熟地 6 克，菟丝子 6 克，当归 30 克，川芎 30 克，杭菊花 30 克，木瓜 25 克，天麻 25 克，羌活 25 克，炼蜜为丸，每服 9 克，日服 2 次。

2. 外洗方

防风、荆芥、蔓荆子、祁艾、菊花各 10 克，薄荷、藿香、甘松各 6 克，袋装煎熬，去渣，以煎液洗头，早晚各 1 次。

［按］斑秃，也叫圆形脱发，民间俗称"鬼剃头"，中医名"油风"。其多为突然发病，不痛不痒，不知不觉，突然发生一片或数片秃发斑，青年人多见。西医认为本病与自身免疫及精神因素等有关。中医多认为系血热生风、风盛血燥、血瘀阻络、肝肾不足所致。观此内服、外洗方，用于血热、

血瘀、祛风化燥的药物兼而有之，坚持使用，应有一定疗效。

（三）黄水疮验方

牛黄 1 克，黄柏 15 克，大黄 15 克，儿茶 15 克，雄黄 10 克，黄连 6 克，青黛 10 克，枯矾 10 克，月石 6 克，人中白 10 克，冰片少许，共为细末，香油调涂疮面；分泌物多者，以药粉撒于疮面即可。

［按］黄水疮，相当于"脓疱疮"，以皮肤生脓疱、结痂、流黄水、浸淫成片、瘙痒为主要临床表现，好发于儿童，夏秋季多见，多由湿热所致。

（四）止痒熏洗方

艾叶 30 克，蜀椒 30 克，川楝子 30 克，熬水每晚趁热熏洗患处，连续 3 次，奇效。主治疮毒、粪毒奇痒及男女二阴瘙痒。

（五）脓疱疮外洗方

苦参 30 克，煎汤熏洗患处，清热、燥湿、止痒。

（六）梅毒方

土茯苓 30 克，金银花 15 克，白鲜皮 10 克，威灵仙 10 克，甘草 6 克，水煎服。

第二章 儿科疾病

儿科，又称"哑科"，前人总结出了丰富的诊疗经验。本章从 20 世纪 70 年代手抄本中整理出指纹诊察表、病状观纹歌及小儿病验方三部分，兹分述于后。

第一节 小儿指纹诊察表

一、指纹

浮、沉、淡、滞、红、紫、青、青紫、黑；对应诊断：表、里、虚、实、寒、热、风、重、危。

二、指纹纹形主证

鱼刺形——初惊

水字形——肺惊

刀字形——食惊

垂针形——泻利

乱纹形——虫痛

弓环形——疳积

去蛇形——内实外虚

来蛇形——外实内虚

蛇中卷形——内外俱虚

圆珠形——死候

第二节 小儿病状观纹歌

小儿有病令人怜，全凭医生仔细观；

令人抱出光明处，先将面部用心看。

额属心兮鼻属脾，左肝右肺两腮前；

颏乃肾经为主宰，五经辨色要心虔。

白者气虚黄有积，赤者为热青为寒；
鼻塞声重伤风重，眼下青色主饮痰。
口唇赤白亦阴阳，赤者胃热白寒焉；
虫积唇内生棠点，疳气鼻燥体热干。
有痛啼哭总不止，有积襁褓不耐烦；
抱出贪凉欲赴冷，此是内热使之然。
若是当风即畏缩，必是伤风与阴寒。
鼻冷痘疹耳冷热，遍身发热是风寒；
手脚心热口发渴，纹沉食积是真诠。
若是下午手心热，阴虚盗汗夜生烦；
倘若手指稍稍冷，便是惊风一例看。
只有中间一指热，小儿一定是伤寒；
中指微微独自冷，定然麻痘两相缠。
痘或有警麻定咬，麻则清肺痘温先；
复先指纹记歌诀，浮沉气色审的端。
要看指纹风气命，三关内推细心研；
三关部位寅卯辰，病之吉凶在此间。
初起风关病无碍，气关纹现恐缠绵；
乍于命位诚危急，射甲通关命难全。
指纹何故浮外面，邪在皮肤病易蠲；
腠理不通为表证，急行疏解汗之先。
忽而关纹沉沉状，已知入里病盘旋；
莫将风药轻相试，须相阳明里证看。
身安定现红黄色，红艳本来是伤寒；
淡红隐隐虚寒是，莫将深红作热看。
关纹见紫热之兆，青色为风是的端；
伤食紫青痰气逆，三关青黑恐难安。
指纹淡淡是何故，气质薄弱禀先天；
脾胃本虚中气微，切忌攻伐损婴元。
关纹滞涩本因积，邪遏阴营卫气连；
食郁中焦风热炽，不行推荡病何安。
腹痛纹入掌中里，弯内自然是风寒。
纹向外弯痰食热，水形脾胃两伤焉；
复诊掌后关中脉，浮沉退数审的端。
七至八至为数热，四至五至为迟寒；
浮脉主表病在外，沉脉主里病内潜。
数脉六至腑有热，迟脉三至主脏寒；
浮而有力风与寒，无力中虚宜培元。

沉而有力痰积食，沉而无力气滞间；

迟而有力乃为痛，迟而无力是虚寒。

数而有力本实热，无力疮疡本熬煎；

此是切脉真口诀，静心审的要心专。

依后看色看眼法，闻声问证皆一斑；

婴儿气薄忌克伐，有积体虚皆固元。

热清虚补风疏散，久泻当结培先天；

少者怀之遵圣意，唯顾赤子寿百年。

第三节 小儿验方拾翠

（一）百日咳验方

麻黄、杏仁、白茅根、胆南星、川贝母、化红、天门冬、黄连、前胡、半夏、瓜蒌仁、葶苈子、生石膏、炙甘草，适量水煎服，每日3次。

（二）小儿疳疾验方

全蟾剖腹，去内脏，将莱菔子、砂仁适量，包其腹中，封固，外用泥包裹，煅烧成形，碾末，兑服消疳散。

消疳散：胡黄连、川连、芦荟、使君子、槟榔片、木香、青皮、枳壳、焦三仙、甘草。

第三章 妇科疾病及其他

一、调经种玉丸（肖汉三先生遗方）

凡妇人无子，多因七情所伤，致经血不调，或先或后，或多或少，色淡如水，或紫如血块，或崩漏带下，或脘腹疼痛，或子宫虚冷，宜服此药。

当归（酒洗）、川芎、吴茱萸（炒）各12克，熟地、制香附（炒）各18克，白茯苓、陈皮、牡丹皮、延胡索各10克。上方分作4剂，每剂加生姜3片，水500毫升，熬至300毫升，空腹温服，渣再煎临卧服。

待经至之日起服用，每日1剂，药尽经止。

［按］不孕症，病因复杂，观此方寒温并用、气血双调，凡遇此症，不妨服用，有益无害矣。

二、妊娠呕吐

苏叶6克，黄连2克，泡开水，当茶饮，效果极佳。

三、乳痈内服方

全瓜蒌、金银花、蒲公英各30克，水煎服。

四、乳痈外用方

1. 黄柏碾末，调鸡蛋清，局部外敷。
2. 黄柏碾末，浓茶或麻油调敷患处，或配苦参10克，煎水外洗，主治热毒疮肿。

五、白带方

白鸡冠花15克，乌贼骨12克，白扁豆花10克，水煎服。

六、崩漏方

玉米须炖五花肉，酌量食服。亦治呕血，配小蓟炖肉，效果更佳。

七、产后缺乳方

通草6克，川芎5克，山甲珠6克，甘草3克，猪蹄1对，清炖，食猪蹄饮汤。外用葱熬汤频洗乳房。

八、产后无乳（乳汁不通）方

木通 75 克，猪蹄 1 对，煮食猪蹄，喝汤。

九、催乳方一

冬瓜皮适量，加鲜鲫鱼，炖服。

十、催乳方二

20 世纪 30 年代后期，《幸福杂志》刊登了一张催乳方，当时阅者较多，但很少有人注目。其实这是一张花钱少、效果好、便于服用的高效方。

20 世纪八九十年代，计划生育作为我国一项基本国策，优生优育、晚婚晚育已深入民心，一对夫妇只生一个孩子的号召已成现实，解决好哺乳期缺乳问题，具有十分重要的现实意义，兹将《幸福杂志》原方融入临证经验组成一方，公之于众，以惠泽后生。

［药物组成］炙黄芪 30 克，党参 20 克，当归 15 克，川芎 10 克，白芷 10 克，红花 6 克，通草 10 克，王不留行 15 克。

［煎服法］水煎，每日 1 剂，分 3 次食前温服，3 剂为 1 个疗程，一般 1 ～ 2 个疗程即效。

服药期间，注意营养，保持心情舒畅。产后缺乳，主要原因有二：一为气血虚，二为脉络阻。本方益气补血、活血通络之功能兼而有之，故多获良效。有下列情况之一者则无效或效微：

1 婚前长期束胸，致乳腺发育极差者，此情况若干年前农村多见。

2 情怀不遂，喜怒无常，性格乖张者。

3 多种原因所致的禀赋不足，气血本虚，且恢复缓慢者。

4 产后 1 个月以上乳汁全无者。

十一、退乳方

炒麦芽 120 克，碾末，每次 15 克，每日 4 次，开水送服。

第四章 药性歌诀

此诀共收集 262 味药品，朗朗上口，余以为与《药性赋》有异曲同工之妙。

其性味、归经及主治方面，有的品种与教材《中药学》不尽一致，但仍不失临床参考价值。有的药品因毒副作用，目前已停用者，如马兜铃、山豆根；少用者，如童便；禁猎品，如虎骨、麝香、犀角、穿山甲等，仍遵原本，予以保留。有的则因生活习性的改变，对药用食物的认知，古今观点不同，故未删除。如"犬肉温，虽壮阳，食秽有毒切莫尝"，如今的犬多为宠物，已不食秽，非宠物者，早为席上珍，尤其冬至节，一肉难求。它如鸡肉、兔肉、猪肉、牛肉，鸭肉、鹅肉均有利弊，仍保留原貌，一并录之。

第一节 寒性（101味）

元参苦，清浮火，消肿骨蒸滋肾可。

桔梗苦，疗咽痛，清肺开胸为功用。

生地黄，性微寒，清心血热骨蒸痊。

白芍药，性微酸，养血腹痛并平肝。

赤芍药，苦辛寒，破血消风痛能安。

知母苦，入肾经，清热止咳疗骨蒸。

连翘寒，清三焦，除毒散气诸热消。

桑白皮，味甘苦，入肺清热咳嗽除。

山栀子，味苦寒，心肺郁热服之安。

生甘草，味甘寒，和药泻火解毒仙。

葛根安，清热虐，发表止渴功最确。

天门冬，味苦寒，热咳肺痈喘能安。

柴胡苦，泻肝火，寒热往来疟疾可。

枳壳苦，宽肠胃，开结化痰胀满退。

荆芥辛，清头目，表汗祛风血热除。

木通寒，利小肠，热淋通经导滞强。

薄荷辛，清头目，祛风化痰功倍速。

大黄寒，破积坚，消瘀通畅退热仙。

芒硝寒，实热散，脾热积聚疏通便。

升麻寒，风邪除，升提下陷牙痛逐。

前胡寒，止咳痰，寒热头痛痞能安。

苦参苦，疗疮疥，下血肠风并眉癞。

胆草寒，肝热效，口苦目赤湿肿妙。

地榆寒，血热用，血痢经崩金创痛。

独活苦，走诸经，除湿祛风腰膝宁。

葶苈辛，泻肺经，利水消毒痰癥清。

萹蓄苦，通小肠，热淋治蛲利膀胱。

黄柏苦，入肾经，除火湿热与骨蒸。

川黄连，味苦寒，泻心清热止痢先。

瞿麦甘，性苦寒，膀胱热淋小便难。

滑石寒，能利窍，小肠热痹燥渴效。

石膏寒，泻胃火，发热头痛大热可。

车前子，味甘寒，小肠肝经风热痊。

石决明，清肝病，祛障明目肝虚禁。

蒺藜苦，入肝经，去翳除风利牙疼。

牡丹皮，味苦寒，凉血滋火泻肾元。

槐花寒，苦入心，赤泻痔漏肠风请。

血竭寒，能破血，跌仆消瘀止痛切。

僵蚕咸，除惊痫，祛风湿痰喉痹安。

朱砂甘，镇心神，祛邪安魄又定魂。

白及苦，能敛肺，肿毒疮疡功加倍。

白蔹寒，治惊痫，散结消肿痈能痊。

牛黄寒，去热痰，清心凉血神能安。

川楝苦，治疝气，杀虫除湿小肠利。

贝母寒，止嗽痰，肺痈肺痿除郁烦。

猪苓淡，利水淋，除湿消肿肾虚禁。

常山寒，截疟痰，寒热水胀也能安。

甘遂寒，破癥痰，结胸水肿也能痊。

牵牛寒，苦利水，消积除积下胎鬼。

三棱苦，能破积，气血滞痛虚不宜。

桃仁寒，能润肠，通经破血目赤良。

茵陈苦，退黄疸，除湿利水热能免。

兜铃寒，熏痔漏，定喘消痰清热嗽。

乌梅酸，收敛肺，止渴生津泻痢退。

草决明，除肝热，目痛收泪止鼻血。

鳖甲咸，疗骨蒸，血虚癥瘕热疟清。

益母寒，清血滞，调经跌扑痈肿治。
青黛寒，平肝木，惊痫疳痢诸热毒。
山豆根，疗咽痛，蛇虫咬伤急救用。
牡蛎寒，止虚汗，涩精崩带老痰散。
麝香辛，通关窍，伐鬼定惊解毒妙。
竹茹寒，清胃热，寒热呕哕并止咳。
竹叶甘，退热烦，止咳清火亦利痰。
醋性酸，消肿毒，产后血晕功倍速。
童便凉，除瘀血，虚劳骨蒸热嗽捷。
龙胆苦，胆虚妙，目赤湿肿肝热效。
大戟寒，消水道，腹胀癥坚利便妙。
芫花苦，能泻湿，消肿利水用醋炙。
蜂房苦，止牙痛，惊痫肿毒瘰疬用。
瓜蒌寒，止渴烦，结胸止嗽能化痰。
龟板咸，滋补肾，逐瘀续筋医颅囟。
泽兰苦，能破血，跌扑痈肿功最切。
苍耳苦，除头风，疥癣瘙痒湿痹攻。
青蒿寒，除骨蒸，盗汗虚烦热能清。
大小蓟，破? 血，消肿崩漏衄咯灭。
贯众苦，清邪热，破痈发斑杀虫切。
射干苦，清喉痹，痈毒通经逐瘀宜。
马鞭苦，能通经，破血痞块小便清。
侧柏苦，清血热，吐衄崩痢须眉黑。
槐角苦，除湿疮，五痔血痢正相当。
陀僧寒，治诸疮，白癜痔痢用之康。
穿甲寒，专通经，风湿诸疮发乳灵。
蚯蚓寒，止热狂，湿病火淋是妙方。
蜘蛛寒，敷蛇伤，敷蛇涂疔搽脱肛。
蟾蜍凉，杀疳积，瘟疫疮毒功用齐。
田螺寒，利二便，消肿热痛最灵验。
水蛭寒，消瘀坚，凡伤生命休用焉。
石蟹咸，目肿要，蛊胀催生蟹羽效。
海螵蛸，咸走血，血崩血痹止泪切。
赭石寒，治崩带，疳痢胃热逐鬼怪。
瓜蒌苦，功吐痰，消肿黄疸俱能痊。
天竺黄，治急惊，解毒风痰心热清。
蒲公英，化热毒，乳痈疔疮效之速。
螃蟹咸，能散血，解漆壮筋并除热。

柿子寒，润心肺，止咳涩肠功为最。

梨味苦，解酒毒，止咳消痰清热速。

马齿苋，寒清痢，杀虫青盲并除翳。

绿豆寒，解百毒，止渴除热功最速。

盐味咸，能吐痰，入肾软坚多损颜。

豆豉寒，除风痰，伤寒头痛驱瘴岚。

白头翁，性甘寒，清热诸痢疫毒痊。

第二节 热性（25味）

苍术辛，性兼温，除湿散发风热清。

麻黄辛，入肺经，风寒无汗头痛清。

北细辛，性热辛，祛风头痛入少阴。

白芷辛，性热温，祛风解毒治头疼。

黑附子，味辛热，厥阴回阳性急烈。

桂枝辛，行四肢，止汗舒筋风寒施。

吴茱萸，性辛热，疝气寒逆腹痛厄。

干姜热，逐风寒，心腹诸痛唯能安。

良姜热，能温中，下气心痛霍乱松。

草果辛，消饱胀，截疟祛？除疫瘴。

胡椒热，逐冷痛，温中下气为功用。

川乌热，搜骨风，湿痹疼痛积能攻。

石菖蒲，味辛热，开心通窍除风邪。

白附子，利风痰，头面血痹痛能安。

南星热，治风痰，消肿风搐也能痊。

草乌辛，风湿去，有毒攻毒顽痰利。

全蝎辛，祛风痰，口眼㖞斜惊搐痊。

牙皂辛，开关窍，吐痰敷肿除风妙。

川花椒，味辛热，明目杀虫祛冷邪。

酒性热，通血脉，少则和血多失德。

荜茇辛，温泻痢，疠癖阴疝能下气。

巴豆温，除胃寒，破积通肠并消痰。

檀香辛，治霍乱，开胃腹痛驱邪散。

安息香，止心痛，除邪消蛊为功用。

硫黄热，除疥疮，祛邪逐痛能温肠。

第三节　温性（57味）

人参甘，大补元，安神生津养卫元。

党参甘，阳中阴，补气培神壮诸筋。

条参温，阴中阳，益气利窍健脾强。

洋参苦，阴中阳，清热生津固气强。

尾参苦，阴中阴，润肺滋阴益气灵。

高丽参，固气良，安神固脏回元阳。

沙参甘，味微苦，益肺除热虚能补。

明参平，味微甘，清痰开胃补气先。

黄芪甘，温补气，收汗固表托毒利。

当归身，性甘温，养血补肝并宁心。

川芎辛，温肝经，头痛能止郁滞清。

熟地黄，性甘温，滋肾补血尤填精。

菟丝子，味甘辛，补肾明目梦遗精。

益智温，能安神，遗溺滑精呕逆宁。

肉苁蓉，味咸酸，峻补精血火旺芟。

制半夏，除湿痰，和胃头痛呕哕安。

桑螵蛸，甘补肾，去风明目治淋症。

甘枸杞，入肾经，明目固髓又填精。

白术性，苦而温，健脾除湿止泻灵。

远志温，善补心，益智定悸效如神。

巴戟甘，大补肾，壮阳填精梦遗灵。

小茴温，能除疝，腹痛调中暖胃先。

炙甘草，性本温，入脾助胃并通经。

肉桂温，补肾经，逐寒止呕治腹疼。

藿香温，能止呕，霍乱风寒开胃首。

扁豆温，补脾胃，止泻清暑霍乱退。

沉香温，能降气，暖胃除邪通天地。

威灵仙，风湿宜，痰疟腰膝除冷痹。

明天麻，功补肾，去风明目治头昏。

砂仁温，调和胃，止呕安胎行气锐。

肉蔻温，除脾寒，虚泻不止是灵丹。

杜仲温，补肾经，腰膝酸疼又固精。

阿胶温，疗肺虚，嗽脓血虚羸弱愈。

紫菀辛，痰喘宁，肺痿吐脓久咳平。

虎骨辛，壮筋骨，定痛追风固肾速。

人乳甘，补先天，明目赢瘦是仙丹。

大茴辛，香开胃，止呕膀胱疝气退。

元胡温，心腹痛，通经活血跌扑用。

淫羊辛，功起阳，补肾益骨志力强。

合欢甘，能和血，安脏行血心安悦。

金樱甘，能涩精，梦遗杀虫固肾经。

狗脊甘，祛湿风，腰背膝痛俱有功。

骨碎补，疗风湿，折伤骨疼破血宜。

女贞苦，滋虚热，黑发壮力祛风切。

黄精苦，安脏腑，五劳七伤皆能补。

故纸温，固精良，益肾补骨腰膝强。

雀卵温，扶阳痿，性同枸杞壮精髓。

鹿茸温，大滋阴，益气强精治血崩。

鹿角胶，补虚弱，安胎损伤崩带确。

阳起石，温肾气，阴痿不起是良剂。

牛肉温，可补脾，仁人君子不多吃。

猪肉甘，熟补虚，动风生痰多不宜。

犬肉温，虽壮阳，食秽有毒切莫尝。

羊肉温，能壮阳，虚冷益气健力强。

鸡肉甘，温补中，生虫助火并动风。

兔肉温，能健脾，有孕之妇禁勿食。

红枣甘，调和药，益气养脾须用着。

第四节　平性（79味）

白茯苓，味甘淡，渗湿化痰利小便。

白菊花，苦而甘，清心利头且平肝。

陈皮温，功顺气，宽膈消痰和胃宜。

五灵脂，专行气，心腹疼痛除热痢。

百合甘，清心热，止痰润肺最相得。

秦艽寒，行诸筋，肢节风痛湿热清。

火麻甘，能润肠，下乳催生滋五脏。

续断辛，接筋骨，腰膝折伤病跌扑。

枣仁酸，敛汗烦，心虚多眠生？啖。

木瓜酸，除湿气，霍乱转筋足膝利。

腹皮温，下隔气，安胃健脾浮肿去。

槟榔辛，破滞气，逐水杀虫祛痰利。

没药温，能止痛，跌打损伤破血用。

杏仁苦，除风痰，大肠气闭嗽能安。

紫苏辛，散风寒，发表下气咳可痊。

青皮苦，能攻气，消食平肝为良剂。

蛇蜕皮，除云翳，祛风化毒止疮疠。

乌药辛，除诸痛，去风顺气为功用。

何首乌，味甘苦，乌须黑发精神补。

蝉蜕平，消风惊，清热退翳入肝经。

藁本温，祛风寒，头痛巅顶亦能安。

使君子，入胃经，消疳杀虫滞能清。

牛膝苦，除湿利，补血强足孕妇忌。

红花味，甘苦辛，破血通瘀疗血晕。

天麻辛，止头眩，风痰瘫痪并惊痫。

雄黄辛，能辟邪，解毒蛇伤痛即歇。

乳香辛，止痛先，疮疡心腹诸痛安。

香附米，味苦辛，开郁止痛并调经。

当归尾，性下血，破血目赤功最切。

羌活性，辛苦温，祛风头痛散肝经。

防风性，味甘辛，能疗诸风除头昏。

木贼草，甘入肺，退翳除风并止泪。

旋覆花，甘入肺，清热明目头风退。

广木香，味苦温，气痛冷滞畅脾经。

柏子仁，甘补心，敛汗扶阳除悸惊。

延胡温，除心痛，通经活血跌扑用。

薏苡甘，除湿痹，疏筋肺痿又强脾。

山楂甘，消肉食，健脾除痰行气滞。

神曲甘，能开胃，消食调中痰郁退。

麦芽温，宿食消，心腹膨胀散血高。

苏子辛，能降气，止嗽除痰润肺宜。

五倍苦，功收汗，痔漏脱肛眼眩烂。

龙骨甘，能涩精，梦遗崩带并心惊。

葱白辛，能发汗，伤寒头痛诸邪散。

丹参苦，可调经，宿血能去新血生。

五加寒，除风痹，健步坚筋强精力。

紫参苦，通九窍，唾血益气血闭妙。

柯子苦，止泻良，敛肺降气并涩肠。

苏木甘，破积血，产后月经医扑跌。

姜黄辛，止心痛，破血消痈腹结用。

郁金苦，能破血，生肌血淋开郁结。

金银花，寒入肺，解毒痈疽功为最。

款花甘，理肺气，消痰肺痈喘咳利。

桑寄生，腰膝痛，祛风除湿安胎用。

雷丸苦，解虫毒，杀虫癫痫胃热逐。

茅根甘，清肺热，通关逐瘀止吐血。

枇杷叶，苦理肺，去毛止咳解酒醉。

钩藤寒，除惊风，手足抽搐最有功。

旱莲甘，清血热，乌须黑发赤痢截。

郁李酸，功行血，润燥消肿利关格。

伏龙肝，温治疫，安胎止血止呕速。

王不留行，能调经，除风乳痹并催生。

狼毒辛，治恶疮，破积癥瘕除毒强。

百部甘，疳虫逐，久嗽骨蒸痨瘵除。

黄荆子，甘除风，行血理气痰热松。

粟壳涩，止久痢，寒咳初痢最宜忌。

赤石脂，温固肠，生肌止泻最为良。

通草甘，利膀胱，消痈散肿治乳房。

人头发，名血余，补阴吐衄血昏宜。

桑椹甘，解金石，乌须滋阴烦热失。

鸭肉寒，虚劳利，消水清热肺虚忌。

鹅肉甘，补脏虚，发疮痼疾当忌之。

石榴酸，止滑精，久痢涩肠染须青。

陈米甘，调脾胃，解渴消食止泻痢。

莱菔辛，饱胀消，喘咳面毒破积高。

白果甘，苦而温，敛喘浊滞益肺经。

榧子甘，疗五痔，杀虫涩肠勿多嗜。

艾叶温，能驱邪，安胎血崩腹痛切。

蜂蜜甘，用炼熟，益气润喉能解毒。

第五章 其他歌诀

第一节 五脏六腑虚实寒热要药歌

虽然人们对中医经络实质的研究尚无定论，但经络传导客观存在，它是针灸学的理论基础。不过，本节所谓之"经"，含"脏"之意。

心经
心经虚用归茯神，参芪淮山志枣仁。
实则消之莱菔子，香附枳壳元胡使。
有热麦冬连翘入，芩连犀角炒栀子。
寒痛良姜肉桂末，附子干姜同桂子。

肝经
肝经虚者熟地黄，当归枣仁阿胶良。
生地巴戟菟丝子，首乌鹿胶共八方。
肝气疼痛用青皮，乌药赤芍桃仁泥。
积用干漆苏木合，元胡红花也相宜。
有火生地芍柴胡，栀子鳖甲与地榆。
寒用肉桂雄片入，良姜干姜寒能逐。

脾经
脾经虚者用参术，黄芪莲米芡实入。
薏仁淮山扁豆炒，陈皮茯苓红枣肉。
有积枳实槟榔末，山楂麦芽谷芽合。
枳壳莪术香附炒，老米莱菔和神曲。
寒用干姜附子桂，热用花粉黄芩入。
热重羚羊生大黄，桑皮石膏寒石末。

肺经

肺虚参芪蜜升麻，淮山莲米芡实加。

实用枳壳莱菔炒，郁金槟榔皆用它。

寒用姜附桂麻黄，热宜黄芩与桑皮。

明粉石膏槐花米，桔梗花粉熟军宜。

肾经

肾虚菟丝熟地黄，巴戟枸杞鹿茸强。

杜仲益智覆盆子，枣皮鹿胶俱为良。

肾囊坚痛用莪术，橘核青皮香附入。

台乌小茴赤芍药，木香陈皮并元胡。

有寒加入桂附姜，吴萸胡巴故纸良。

热则囊肿见红色，黄柏知母木通泽。

海参生地龟甲炙，丹皮白芍亦用得。

六腑

胆经虚者泻为补，黄连白芍水竹茹。

黄芩木通龙胆草，胆虚服之效最速。

胃虚砂仁紫？肉，丁香白蔻姜白术。

实用枳壳香附炒，莱菔麦芽山楂曲。

寒加姜桂胡椒附，热用三黄花粉斛。

大肠虚者参术芪，淮山龙骨莲米宜。

有积莱菔香附枳，槟榔木香磨水吃。

寒加桂附吴萸姜，热用三黄硝地榆。

小肠虚者用枸杞，菟丝桑蛸益智仁。

有积萹蓄与瞿麦，橘核元胡枳壳陈。

寒用桂附吴萸姜，热加知柏熟大黄。

滑石木通车前草，通草石韦泽泻良。

膀胱虚者巴戟天，菟丝熟地枸杞添。

实则橘核莪术瞿，寒加桂附芦巴煎。

有热宜用川楝子，滑石芒硝与车前。

三焦虚用参芪术，芡实薏仁益智入。

实用青皮枳灵脂，寒加桂附干姜使。

有热连翘炒栀子，石膏木通皆能司。

第二节　引经报使歌

小肠膀胱属太阳，藁本羌活是本乡。

三焦胆与肝包络，少阳厥阴柴胡强。

大肠阳明并足胃，葛根白芷升麻当。

太阴肺脉中焦起，白芷升麻葱白当。

脾经少（稍）与肺部异，升麻兼之白芍详。

少阴心经细辛主，肾经独活加桂良。

通经用此药为使，岂能有病到膏肓。

即十二经引经药，颇具临床意义：

太阳	膀胱	羌活
	小肠	藁本
少阳	胆	柴胡
	三焦	柴胡
阳明	胃	葛根
	大肠	白芷
少阴	肾	独活
	心	细辛
厥阴	肝	柴胡
	心包络	柴胡
太阴	脾	升麻
	肺	桔梗

第三节 六经表里虚实用药歌

此节遵《伤寒论》六经辨证，从表里虚实论伤寒方，其歌诀可与陈修园《长沙方歌》互参。上节论述脏腑虚实寒热用药，二者有别。

太阳表实头项痛，其人身热又项强；

发热恶寒无汗出，脉浮紧甚用麻黄。

桂枝杏仁白芍草，羌葱为引共煎汤。

太阳表虚身多弱，发热恶寒证见之；

其人头痛兼汗出，脉浮缓兮用桂枝。

芍药生姜大枣草，太阳中风方可施。

若是腹痛中气弱，当归饴糖生黄芪。

方名建中除血寒，补正除邪不宜迟。

太阳里实脉微寒，口欲饮水心不烦；

小便数兮五苓散，猪苓泽泻与茯苓；

桂枝白术水煎服，管教一剂便安然。

太阳里虚人面白，四肢倦怠又无热；

身中战栗脉沉细，无力四逆桂枝啜。

干姜雄片同甘草，加参通脉汤名别。
阳明表实本身热，目痛鼻干睡不眠；
脉浮长大而无力，生姜枝子豆汤煎。
或加白芍与甘草，管教一剂即安然。
阳明表虚呕逆多，恶寒胸满脉浮长；
渴欲饮水不思咽，甘草干姜四逆汤。
雄片等分姜枣饮，用水煎服即健康。
阳明里实胸烦满，渴喜饮冷大便坚；
其脉沉长而有力，白虎承气二汤兼。
石膏知母粳米草，硝朴大黄枳壳煎。
阳明里虚面微黄，胸满而烦呕逆当；
不思饮食口味淡，脉沉无力四逆汤。
干姜雄片甘草少，煎汤服之最为良。
少阳表实有何凭？口苦咽干目眩形；
脉浮弦兮而有力，小柴胡汤一服平。
沙参柴胡同甘草，半夏制过加黄芩。
少阳表虚寒热临，浮弦无力迟脉形；
口渴咽干微汗出，小柴胡汤去黄芩。
少阳里实大便坚，小便自利谵语焉；
口苦咽干现此证，胁下硬痛脉沉弦；
小柴胡汤加胡粉，通肠利便即时安。
少阳里虚如何理？里虚亦同表虚治；
小柴去芩桂枝添，再加沙参无不利。
太阴表实脉沉缓，有力吐利必腹满；
四肢逆冷何为灵？理中汤用脉必转。
明参焦术草均姜，验病用药可增减。
太阴表虚人面黄，胸满喘促心烦当；
四肢倦怠脉沉缓，无力而用四逆汤。
太阴里实心下硬，满而心痛大便坚；
六脉沉实而有力，治用三物丸即痊。
贝母桔梗巴霜少，捣和为丸服之安。
太阴里虚人心烦，饮食不进甚作难；
四肢酸疼沉迟脉，四逆桂枝服之安。
少阴表实身发热，恶寒腰痛沉紧脉；
麻黄附子细辛汤，服之汗出病自灭。
少阴表虚微恶寒，沉数无力脉细参；
麻黄附子甘草饮，缓汗和解腰痛痊。
少阴里实人倦极，欲吐不吐大渴急；

渴不喜饮用何方？沉数有力用四逆。

干姜附子甘草煎，用药随症可增益。

少阴里虚自汗出，欲寐不寐身无主；

躁烦口渴用何方？沉微无力用真武。

附子白术芍茯苓，生姜为引暖水土。

厥阴表实人消渴，气上冲心不安乐；

脉沉弦兮有力形，当归四逆汤用着。

厥阴表虚脉沉弦，其人饥不欲食焉；

食即吐蛔脉无力，须当急用乌梅丸。

均姜附子归参梅，花椒北辛柏黄连。

厥阴里实口吐涎，四肢逆冷脉微焉；

烦躁欲死头痛极，吴茱萸汤一服安。

人参干姜吴茱萸，用水同煎服之痊。

厥阴里虚脉沉微，烦渴吐利病势危。

手足厥冷勿忧虑，小建中汤热自回。

第四节　浮沉迟数四字提纲诀

中医诊脉，"心中了了，指下难明。"此诀对二十七脉以浮、沉、迟、数为纲分类。

洪、虚、散、芤、濡、微、革，

七脉俱在浮中得。

若夫伏、牢、细、弱、实，

五脉又在沉中别。

缓、涩、结、代，迟之行。

滑、紧、促、动，数之列。

唯有弦脉与长、短，

三部不在四部设。

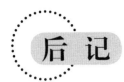

后 记

　　《疑难杂病证治宝鉴》一书，在四川省人民政府文史研究馆特约馆员尹杰霖先生热情推荐、精心指导，硕士研究生陈卓玥等专业人员的积极参编，达州市中医药管理局的大力支持下，终于定稿，经由四川科学技术出版社出版发行了。

　　原白沙工农区（县级区）人民医院名老中医聂树直《胸痛计算机诊疗专家系统程序》由笔者、聂老助手廖洪平医生负责医理设计，中国科学院成都计算所朱学增、孙慧英工程师负责程序设计。经临床验证后，1990 年 2 月通过成果鉴定，被区人民政府授予科技进步一等奖。遗憾的是如今其宝贵资料缺如，未收入本书，实在遗憾。

　　当年，各县（市）、区推荐的名老中医的不少助手师承授受，也颇得其传，有的还被提任该县中医医院院长。当年地区中医医院先后抽调了我、黄玲玲、方孝普、吕鸣，李帮蓉，专门设立了电脑室。在总结本院名医经验的基础上，举办了全地区名老中医助手培训班，受命抓好全地区的此项工作。在此，对各位同仁一并致谢！

　　"问渠那得清如许？为有源头活水来。"

　　达州市中医药管理局将《疑难杂病证治宝鉴》一书纳入《达医达药济天下丛书》之一，实 为继承、发扬祖国医学遗产，振兴达州中医药事业之创举。它必将载入史册，流芳后世，继续造福于 社会，造福于黎民！

陈福安

2024 年孟秋于成都